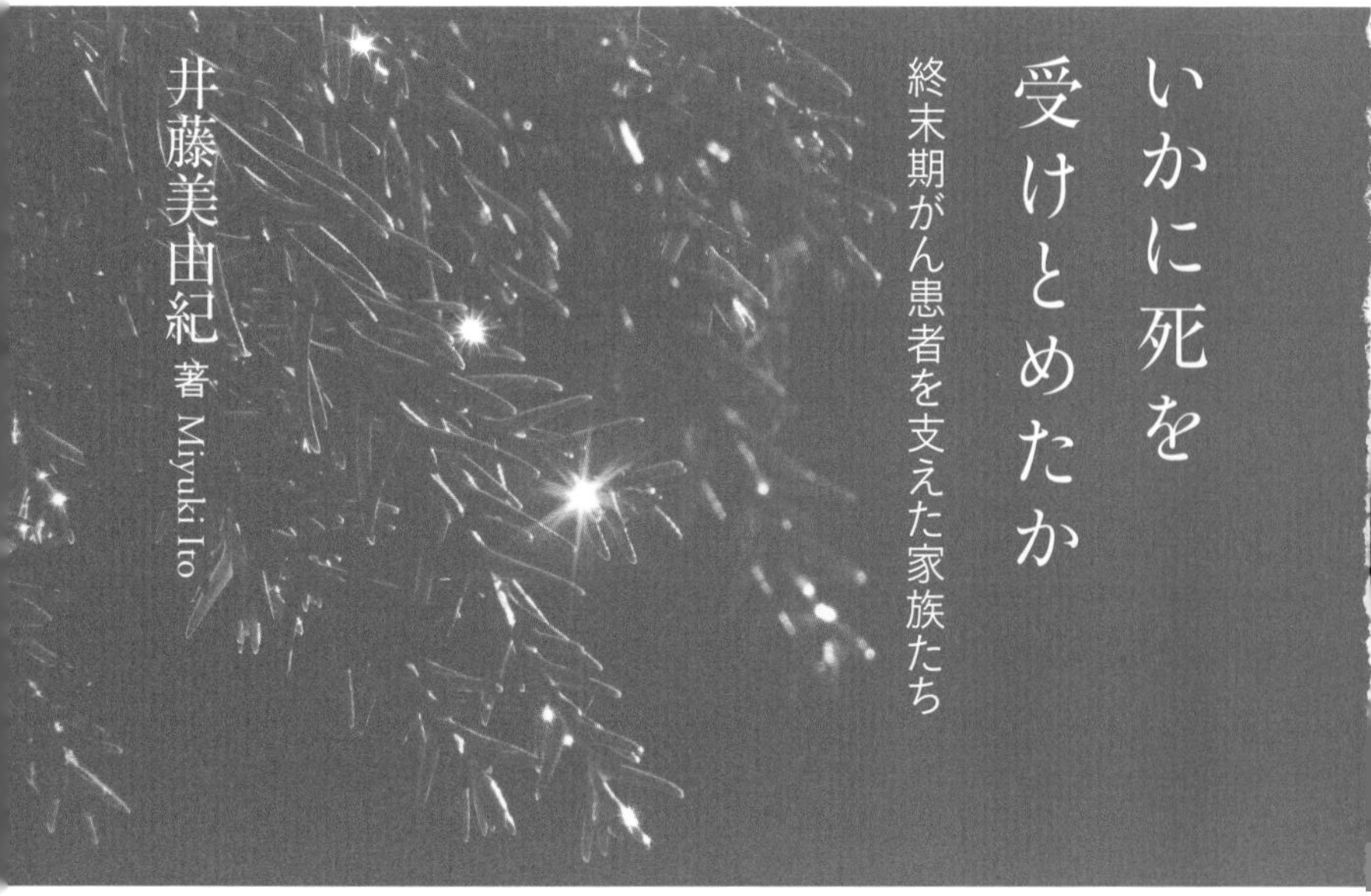

いかに死を受けとめたか

終末期がん患者を支えた家族たち

井藤美由紀 著
Miyuki Ito

ナカニシヤ出版

はじめに――私的序章――

「死」に襲われる

それは、ある日突然、始まった。いや、本当はずっと以前から、その徴候は様々な形で表われていたような気もする。しかし、「そんなはずはない」と思ったのか願ったのか、私はそれを理性で打ち消し、後ろ髪引かれる思いを振り切って、新たな一歩を大きく踏み出した。その途端、それは最悪の形で姿を現わした。

「A先生が、食道がんで休職することになった」。

「もう手術できない状態らしい。一週間前、本人に会った時は、「実感がわかない」と淡々と話していたが、ここ数日、入院もせず姿を隠してしまった」。

それを聞いた途端、何ともいえない悪寒が背筋をつたい、私の中で何かが崩れたのがわかった。その場はひとまず冷静に対処したが、ひとりになると抑えようもなく荒れ狂う感情の波に、寝込むことでしか対応できなかった。しかし同時に頭は妙に冷静で、常識的に考えて、自分が受けている衝撃の激しさの説明がつかないことに混乱し、混乱しながら冷静に、「いったい私に何が起こっているのか?」、「私は、何をすればよいのか?」、「私に何ができるのか?」と考えていた。

「死」と向き合う

「臨床とは死の床に臨むという意味です」。

A先生から教えられたことの中で、最も印象に残っている言葉だ。この言葉を聴いたとき、高校生を念頭に置いて臨床心理学を勉強していた私は、「そんな怖いこと、私には無理だ」と思った。A先生の思い描いておられるセラピスト像は、あまりにも遠いところにあり、どうやっても手が届きそうに思えなかった。

散々悩み考えて、いずれはA先生の元に戻りたいと思いながら、そのことを誰にも言わずに、私は他大学に進学することにした。ところが、進学が決まった矢先に、A先生自身が死の床に就くことになったのである。青天の霹靂だった。A先生の元に戻ることを前提に先送りしたはずの問題が、こともあろうに先生を人質にとって、凄い迫力で襲いかかってきたように思えた。

私は、それまでに経験したことのない混乱に陥りながらも、直観的に「これは、逃げてはいけないのだ」と思った。A先生に襲いかかろうとしており、私にも激しい衝撃を与えている「死」という、不気味で得体のしれないものと真正面から対峙するために、「死」を研究することに決めた。

いかに死を受けとめたか
——終末期がん患者を支えた家族たち——

＊

目次

いかに死を受けとめたか

——終末期がん患者を支えた家族たち——

第一章　がん患者の遺族に出会うまでの軌跡

1　その時、何が起こっていたのか？

A先生の「死」を、目前に迫った現実として突きつけられたことから始まった、私の心身の急激な変化は悲嘆反応と呼ばれるものだった。

悲嘆反応とは、大きな喪失体験によって引き起こされる正常反応で、「様々な心理的・身体的症状を含む情動的反応」である（Stroebe and Seroebe 1987, 7）。たとえば、眠れない、食べられないといった睡眠・食欲等に表われる生理的機能の変化や、喉が詰まったり、胸が締めつけられるといった身体症状として表われる変化がある。悲しみや怒りといった情動が激しさを増す裏で、不安感や罪悪感に苛まれるといった情緒面に生じる混乱もある。喪う対象のことで頭の中が一杯になるため、日常生活に必要な集中力が散漫になり、注意力や記憶力が低下するといった認知面の変化もある。「何のために生きているのかわからない」といった、人生の意味の問い直しが始まると、うつ病に似た精神状態になることも多い。

ただ、悲嘆反応には悲しみや怒りのような、おそらく普遍的な反応だと思われる特徴的な反応もいくつかあるが、絶対的な反応というものはない。悲嘆反応の程度や悲嘆反応を経験する期間も個人差が大きく、時間の経過と共に個人が経験する悲嘆反応の様相も変化することが知られている。

(1) 臨床分野における初期の悲嘆研究

死別後の悲嘆について最初にまとまった考察をしたのは、精神科医のフロイトで、一九一七年に発表した"Mourning and Melancholia"[1]（悲哀とメランコリー）は、死別研究の中で最も影響力のある論文の一つである。フロイトは、対象喪失[2]に伴う悲哀の心理過程を「悲哀の仕事」（mourning work）と呼び、次のように定義した。すなわち悲哀の仕事とは、「対象が現実には喪失されているのに、内的世界の中ではいぜんとしてその対象に対する思慕の感覚が続いているために体験される心的苦痛が悲哀であり、この失った対象に対する思慕の感覚を最終的に断念するべく心の整理を続けていく作業が悲哀の仕事」である。そして彼はこの論文のなかで、正常な悲嘆においては、人は最初喪失を否認し、次に失われた対象への愛着を強め、さらにその後で死者に心を奪われるようになり、やがて最終的には生活に再適応し、別な関心に心を注いで生きるようになるとし、また「悲嘆から立ち直るためには「悲哀の仕事」を行わなければならない[3]」とも主張した。だが、まだこの時点では、死別後の悲嘆はメランコリー概念を洗練

表１－１　死別に対する悲嘆反応（坂口幸弘作成）

感情的反応	抑うつ，絶望，悲しみ，落胆，苦悩 不安，恐怖，畏怖， 罪悪感，罪責感，自責の念 怒り，敵意，いらだち 無快感（楽しみの喪失） 孤独感 思慕，切望，あこがれ ショック，無感覚
認知的反応	故人を想うことへの没頭，侵入的反すう 故人の現存感 抑圧，否認 自尊心の低下 自己非難 無力感，絶望感 非現実感 記憶力や集中力の低下
行動的反応	動揺，緊張，落ち着かない 疲労 過活動 探索行動 涙を流す，むせび泣く，泣き叫ぶ 社会的引きこもり
生理的・身体的反応	食欲不振 睡眠障害 活力の喪失，消耗 身体的愁訴 故人の症状に類似した身体愁訴 免疫機能や内分泌機能の変化 病気への罹りやすさ

（出所）坂口（二〇一〇，二七）。

させるための比較考察の対象にすぎず、医療の対象としては認識されていなかった。

その二十年後、神経症の患者の中に、症状形成の背後に未完結な喪の仕事が隠れているケースがしばしばみられることを指摘し、悲嘆感情の表出が欠如している場合は、精神病的悲哀の徴候を疑えると論じた論文が発表された（Deutsch 1937）。この論文は、後々まで強い影響を残した。

死別後の悲嘆が、医療職の介入を必要とする対象として、広く認識されるようになったのは、一九四四年にリンデマンが、急性悲嘆反応に関する論文を発表してからである（Lindemann 1944）。彼は、偶然、五百名近い死者を出した大規模火災事故の現場に居合わせたことから、この事故の被害者遺族を含む約百名の遺族に臨床的介入を目的とする面接を実施し、その会話記録を分析して、彼らの経験した一連の悲嘆反応の過程を急性悲嘆反応としてまとめた。彼は、急性悲嘆反応が時に医学的介入が必要な危機的状態を呈することを示すとともに、悲嘆反応の過程が円滑に進むかどうかは、本人が適切な grief work（悲嘆の仕事）をしたかどうかにかかっていると論じた。臨床分野における死別研究は、こうして社会的関心が集まるような衝撃的で暴力的な「死」に直面した人の心身の状態を理解し、より適切な臨床的介入をするための知識と方法を検討するところから始まったのである。

その後、リンデマンの示した急性悲嘆反応の過程は、悲嘆過程一般を理論化してゆく研究の基盤となった。また悲嘆過程の理論化によって、より明確になった grief work を中核に据えたグリーフ・カウンセリングは、死別後の悲嘆に陥った人を援助するための唯一の方法という位置づけで、二十世紀後半に欧米を中心に広く普及した。

（2）近年の悲嘆研究の動向

臨床分野では、一九八〇年代までリンデマンの提唱したgrief workしか、悲嘆反応に陥った人が故人のいない現実に再適応する方法は認められていなかった。リンデマンはフロイトの理論を踏襲していたため、「故人への愛着を断ち切り、新しい人生を始める」ために、悲嘆に陥った個人は必ずgrief workをしなければならないとも考えられていた。また、死別によって引き起こされる感情は表出されるべきであり、抑圧してはいけないというのが共通見解であった。悲嘆反応には正常な過程があると想定されており、悲嘆反応の遅滞や正常な過程の回避は、病的な徴候として捉えられた。

ところが、一九八〇年代に入ると、この考え方に疑問が投げかけられ始め[4]、九〇年代に入る頃には、この理論には実証的な根拠がないという報告が相次いだ[5]。

今では、二十世紀後半に増加した、フロイト‐リンデマンの考え方の延長線上で死別体験を研究・分析した文献の数々は、「初期の精神分析的な喪の過程の形成と、個人主義を強調する時代精神」等を反映した「近代的な概念化」の産物として、批判的な視線にさらされている（ニーマイアー 二〇〇七）。また、悲嘆反応の表現の仕方や、新たな日常に再適応する方法には文化差があることが広く認識され、欧米とは異なる宗教文化的基盤をもつ日本で、悲嘆反応に陥った人がどのようにして再適応過程を辿るのかが、識者の関心を集めた。

日本は、欧米先進国並みに近代医学が発達しているにもかかわらず、grief workは普及しなかった。しかし、仏壇祭祀など暮らしの中に息づく喪の儀式が、死別後の悲嘆を落ち着かせる役割をしていることを、一九六九年にヤマモトらが発表していた（Yamamoto et al. 1969）。「死者への愛着を断ち切る」のではなく、「死者との絆を保ちながら、関係性を変化させてゆく」日本の従来のやり方は、欧米の近代的死生観を基盤にしたgrief workの発想を、根本から覆すものだった。日本は、欧米とは異なった考え方で、死別後の悲嘆を平穏にやり過ごす方法を心得ている地域として、一部の研究者の関心を集めること
となり[6]、その方法はクラスらによって「絆の継続モデル」として理論化された（Klass et al. 1996）。

2　本書で論じる「死」

このように、臨床分野で蓄積されてきた死別研究の知見をゼミで発表したところ、進学先が臨床分野ではなかったことも関係しているかと思われるが、「死んだらせいせいするってことも、あるじゃない？」という意見が投げかけられた。

じつは、当時私は、師弟関係でこのような悲嘆反応が起こったこと自体に衝撃を受け混乱していた。私は、祖父母のいる家庭に生まれ育ったのだが、十歳で祖父を亡くした時も、二十歳で祖母を亡くした時も、寂しさは感じたが、抑えようもない激しい怒りを伴った悲嘆感情はわき上がって来なかったからである。かつて経験したことのない自分自身の反応に混乱しながら、とりあえず公の場では「家族が死に直面した時」、悲嘆反応が起こると発表していたのだ。

「死んだらせいせいするってことも、あるじゃない？」という意見をあえて「家族だからといって、死なれて悲しいわけじゃない」と言い換えると、「やっぱりそうか」という気がした。つまり、死別によって引き起こされる悲嘆反応は、家族という社会的関係に規定して考えられる問題ではなく、問題は

関係性の中味なのではないかと思ったのである。

考えてみれば、死自体は日常にありふれている。マスメディアは毎日のように誰かの死を報道している。私たちはその一つひとつの死、すべてに心身を揺り動かされるわけではない。私が研究対象とする死を定義づける必要が出てきた。

死をどのような立場で経験するかを人称によって区別し、哲学的思考をめぐらせた最初の人物は、ジャンケレヴィッチである（ジャンケレヴィッチ 一九七八）。ジャンケレヴィッチは、「第三人称の死」を、「死一般、抽象的で無名の死」だと述べ、「他の対象と同様な一対象、人が医学、生物学、社会、人口統計の観点に立って記述し、ないしは分析する一対象であり」、「悲劇性をもたぬ客観性の極致を代表するもの」だと説明する（ジャンケレヴィッチ 一九七八、二二五）。そして、「第三人称が平静の原理なら、第一人称は疑いもなく苦悶の源泉」であるとした。すなわち、第一人称である私は「この問題に対して距離を保つことができ」（ジャンケレヴィッチ 一九七八、二二五）ないとし、「悲しいかな！ 死んでゆく者は一人で死に、各人、自分自身で死なねばならぬこの個人的な死に一人で対決する」（ジャンケレヴィッチ 一九七八、二二八）のだと述べている。このように第三人称と第一人称の死の特徴を対照的に描き出した上で、「第二人称の死」を、「第三人称の無名性と第一人称の悲劇の主体性との間」にあるもので、「近親の死」のように、「われわれの死とほとんど同じだけ胸を引き裂くもの」だと説明している（ジャンケレヴィッチ 一九七八、二二九）。

ジャンケレヴィッチが提示したこのような死の捉え方は、柳田邦男が『犠牲――わが息子・脳死の11日』の中で紹介したことから、広く知られるようになった。ちなみに柳田は、「二人称の死」を私の死、

「二人称の死」は連れ合い、親子、兄弟姉妹、恋人など、人生と生活を分かち合った肉親（あるいは恋人）の死、「三人称の死」は第三者の立場から冷静に見ることのできる死としている（柳田 一九九五）。

私が論じたい死は、「二人称の死」に近い。しかし、ジャンケレヴィッチや柳田のように社会的関係に依拠して区別すると、覆い隠されてしまう関係があるということが問題だった。そこで、ジャンケレヴィッチや柳田に倣い、死を人称で区切って考えるという構造は踏襲するが、「二人称の死」については、社会的関係ではなく個人の心身に生じる変化、つまり悲嘆反応の有無を類別の根拠にして、定義しなおした（井藤 二〇〇四）。

すなわち、私が研究対象とする死は、特定の個人との死別、および死別の予期によって、日常生活が脅かされるほど心身に深刻な影響を及ぼす悲嘆反応が生じた者の経験する死である。私は、このような死を、「死」と表記することに決めた。

今後、私が死（「」をつけない死）と表記する場合、それは、ジャンケレヴィッチや柳田が「三人称の死」と分類した死――「死一般」、「他の対象と同様な一対象、人が医学、生物学、社会、人口統計の観点に立って記述し、ないしは分析する一対象であり」、「悲劇性をもたぬ客観性の極致を代表するもの」、「第三者の立場から冷静に見ることのできる死」――のことである。

また、ジャンケレヴィッチや柳田が「一人称の死」として分類した死については、「死にゆく当事者の体験する死」と定義する。ジャンケレヴィッチは、「悲劇の主体性」に言及しているが、私は、周囲の人々に感謝し、笑顔で大往生を遂げる人の死もまた「一人称の死」であると捉えている。したがって、経験主体が置き換え不可能であるというジャンケレヴィッチの考え方は踏襲するが、経験主体の悲嘆反応の程度は問わない。

「二人称の死」は、経験主体が死亡した時点で、研究対象としての生命も終える。しかし、「死」は、特定の個人との死別をもって終わるわけではない。死別後も、主体（「死」を体験する者）が対象の死を現実のものとして受け入れ、心の深いところで、対象との関係性を構築し直すことによって、以前とは異なる地平に新たな日常性を獲得できたと感じられるまで続くと考える。

私の論じたい「死」は、ジャンケレヴィッチと柳田が論じ定義した「二人称の死」を、以上のように再定義しなおしたものである。

3　日本の大都市圏で進行していた問題

私は、「どうしたら「死」を受けとめられるのか」という問いに対する答えを見出すために、以前にもフィールドワークでお世話になった、三重県の離島に住むBさんを頼って行った。その時、A先生は闘病中だったが、私がA先生のために直接何かをするという選択肢はなかった。A先生の与り知らぬところで、A先生に迫り来る死を受けいれられず、「どうしたらいいのかわかりません」と言う私を前にして、Bさんは長い間ただ黙っておられた。黙っておられたが、そこに当惑や拒絶感はなく、むしろ同じ荷物を背負っている者として対峙してくださっていることを、ひしひしと感じていた。結局、Bさん夫婦を中心とする六十代の夫婦三組の後ろ盾を得て、私は島で暮らせることになった。

奥さんたちが掃除をしておいて下さった、長屋の空き部屋に連れて行ってもらうと、そこには炊飯器とお米が用意されていた。油性の黒いマジックで㊛と書かれたプラスチックの洗面器もあった。㊛はBさんの家の屋号、アンセイをマークにしたものである。「これを持って、毎日銭湯に通いなさい」と言われ、私はその通りにした。

果たして、銭湯では、洗面器を見た人から「あんた、アンセイの子か?」とよく声をかけられた。「アンセイのやっかいになっているのか?」という意味である。私が、「はい」と答えると、「あの人の姉さんは、うちの二番目の兄の嫁さんや」という調子で、親戚関係が非常に密なところなので、誰かは関係あることがわかり、ひとまず仲間に入れてもらえた。一方、アンセイにも、私と会って話したという情報はすぐに伝わるようだった。どうして島に来たのかということも含めて、私の噂はあっという間に広がった。おかげで、たとえば墓地で初対面の人に声をかけたとしても、おざなりでなく相手をしてもらえた。家に招き入れてもらい、話を聴かせてもらった挙句、獲れたての魚をいただいたこともあった。干物やちりめんじゃこの差し入れをもらったこともあった。

昔からの習慣を大切にするこの島の漁師たちは、ことあるごとに神を祭り、無事と豊漁を祈る。都会よりもずっと死は恐れ忌まれている。それにもかかわらず、「死」を受けとめられず、迷い込んだ余所者の私を拒絶せず、むしろ好意的な関心を寄せて見守って下さる方たちがいた。

二週間程たった頃、忘れられない出来事があった。玄関先で、島生まれ島育ちの三十代前半の女性と世間話をしていた時のことである。彼女が「人が亡くなるって、悲しいことやんかぁ」とポロッと口にした。その瞬間、私は思わず息をのみ込んだ。ずっともやもやしていた霧が、パーッと晴れたような気がした。

それまで私は、「死んだらせいせいするってことも、あるじゃない」という言葉を肯定するような雰囲気の中で、周囲との感覚のズレに苦悶していた。そのズレが何から来るのかということを、その時はじめて意識化できたのだ。私の周りでは、「死」は「やっかいなもの」でしかなく、「悲しみを引き起すもの」だという感覚が欠けていたのだと気づいた。

もしかすると東京や大阪などの大都市圏では、若い世代になればなるほど、「人が亡くなるのは悲しいことだ」という感覚が身についていないのではないか。子どもの頃から一度も身近な人を亡くしたことがなく、大事な人に死なれた人の姿を見聞きした経験もないまま育ってきたのだとしたら、それは仕方のないことなのかもしれない。しかし、そうだとすると、これは、何かものすごく大変なことが起こっているのではないかと思った。

結論からいえば、どうすれば「死」を受けとめられるのかという、当初の問いに対する答えとして、島の方たちから教えてもらったのは、ここでは一人の人の「死」を、地域の人たちみんなで受けとめてきたという事実であった（井藤 二〇〇八）。その離島の住民は大半が漁師で、相互扶助と相互規制が拮抗する緊密な人間関係を基盤とした、自己完結的な地域コミュニティが成立していた。彼らは、父祖の代から暮らす地で、同郷の年配の人たちの経験談を聴きながら育ち、時期が来れば自らも同年輩の仲間たちと、その地の習慣を踏襲することで、地域社会が育んできた様々な知を身の内に取り入れ、脈々と受け継いできていた。

しかし、私の暮らす大都市圏には、離島でみられたような地縁・血縁関係に依拠した地域コミュニティがなかった。人と人とのつながり方が、離島のそれとは根本的に違う。若い世代ともなればなおさらであろう。離島で学んだ知恵を活かしたくとも、その知恵の種をまくためには、土壌を耕すところから始めねばならないという現実があった。

4 「死」をめぐる世情の変化

私が「死」の研究に着手した二〇〇一年当時、個人のレベルでは「死」に向き合うことに対する違和感、および拒絶反応が顕著にみられた。しかし、その後十年を待たずして、世情は大きく変化したように見受けられる。

たとえば、二〇〇六年の紅白歌合戦で披露され、瞬く間に大ヒットとなった『千の風になって』も、二〇〇七年にカンヌ映画祭でグランプリを受賞した『殯《もがり》の森』も、二〇〇八年に国内外で高く評価され、大きな話題となった映画『おくりびと』も、すべて「死」をどう受けとめればよいのかを、現実的かつ具体的に提示した作品である。「死」への関心の高まりをここにみることは、あながち間違いではあるまい。

そういった風潮と呼応するかのように、二〇〇八年、東京都では日本グリーフケア協会が発足し、二〇〇九年には、兵庫県に日本グリーフケア研究所が設立された。両者に共通することは、グリーフケアの専門家養成講座を開講していることであり、実に多くの人々が、グリーフケアについての専門知識を求めて集まって来るということである。(7) グリーフケアの専門家養成といっても、実際に専門家として働く人は少ない。大半は、自分自身の悲嘆を癒すための知識と人を必要としているのである。

もともと日本では、死別の悲しみのさなかにあっても、公の場では感情を抑えて振る舞うことを好ましく思う文化的風土があった[8]。病院のなかに「死」が隔離されてしまうまでは、悲嘆感情を表出するまでもなく、周囲の人たちから容易に共感的理解や支援が得られたからであろう。だがそのために、「死」と無縁で生きてきた人たちが大半を占めるようになった地域やコミュニティでは、悲嘆の渦中にあっても周囲の人たちに認識されず、よしんば認識されても共感的理解は得がたく、人知れず孤立感や疎外感に苦悩する「公認されない悲嘆」(Disenfranchised grief) を味わう人々が増加していたのであろう[9]。二〇〇〇年代も後半になると、日本の大都市圏では、死別後の悲嘆を抱えたまま身動きが取れなくなっていた人々の潜在的ニーズを、グリーフケアについての専門知識を提供するという形で満たす組織が出現し受け入れられたのである。

アカデミズムの世界でも、大きな変化が起こっていた。二〇〇二年、東京大学大学院人文社会学系研究科を拠点として、二十一世紀COEプログラム「生命の文化・価値をめぐる「死生学」の構築」が活動を開始した[10]。拠点リーダーの島薗進は、このプログラムが、「伝統的な死生の文化が後退し、近代的な専門家の知が支配するかに見える場所で、新たに「いのちに向き合う」知や実践、「死に向き合う」知や実践が求められるようになっている」という認識を前提に構想されたと述べている (島薗 二〇〇三、三二)。

この「死生学」の構築プロジェクトは、人文社会学系の研究者たちに、現代の死生の現場で生じている実際的な問題に目を向けさせる端緒を開いた。人文社会学系の研究者たちが、自らの学問史的思想史的位置から考察することで、死生の現場の実践を支える基礎的知識を提供することを目指すと表明し、何度も学知と経験知が出会う機会を提供したからである。また、このプロジェクトには、国内外のアカデミズムの主流を担う多数の研究者たちが参加した。やがて、これまで自明のものとしてきた学問的思考の枠組みを、反省的に考察していることを表明する研究者も出てきた[11]。「死生学」の構築プロジェクトは、このような活動によって高い評価を得た[12]。それによっていっそう、「神学的、求道的な規範性」とは一線を画した形の、死生の現場への実践的関心を伴う人文社会学系の研究は、時代のニーズに応える研究として認知されることとなったのである。

5　出会いと別れがもたらした新たな展開

(1)　タナトロジー研究会との出会い

二〇〇四年、東京大学大学院の研究生となり、「死生学」を勉強していた私は、九月に開催された第十二回日本ホスピス・在宅ケア研究会で、自分の志向している研究を体現している人たちがいることを知った。タナトロジー研究会の人たちである。彼らは、分科会会場で「今、看取りを考える」と題したシンポジウムを開いたのだが、その企画趣意に、この会の目的と基本姿勢が記されていた。

人は誰しも、生まれ落ち、やがて老い、病を得て死んでいく。その限りで「死」は、医療者だけの問題ではない。このような共通認識のもと、次代を拓く新しい「看取りの文化」を共に創造すべく、二〇〇三年三月に「タナトロジー研究会」は発足した。(中略)「看取りの文化」を新たに創造するためには、実際に人の死を看取っている現場スタッフの経験に耳を傾けつつ、哲学、社会学、宗教学、心理学といった人文諸科学の学的成果を視野に収める必要がある。こうした理念のもと研究会には、在宅ホスピスの新たなモデル作りに取り組む岡部医院（宮城県名取市）のスタッフ、そしてまた大学の若手研究者が結集し、具体的な事例を囲んで活発な議論を繰り広げている。(13)

偶然、知人がタナトロジー研究会のメンバーだったので、その場で紹介してもらった私は、翌月にはさっそく定例会に出席するために宮城県まで足を運んだ。そこには、自らの経験に裏打ちされた信念を、聴いている人に、温かく包み込むような口調で語りかける一人の医師と、その医師の思いにまっすぐに反応し、熱い気持ちに駆り立てられ、われ先に語ろうとする活気に満ちた若者たちの姿があった。

医師の名は、岡部健。一九九七年に在宅ホスピス岡部医院を開業し、開業後十年を待たずして、日本最大の在宅ホスピスケア・ネットワークを作り上げた緩和ケア医である。タナトロジー研究会は、この岡部の固い信念が、岡部医院のスタッフと東北大学の若手研究者たちを動かし、形となった活動組織であった。(14)彼らが、在宅ホスピスの現場で医療関係者たちが直面する問題と、人文社会科学系の若手研究者たちの追究する学知のコラボレーションを志向しながら、先行く人のない道を手探りで歩み始めて間もない時期に、私はこの活動組織と出会ったのである。

(2) 父の死

タナトロジー研究会と出会えたことで、私の研究は新たな展開を迎える可能性に開かれたように思われた。しかし、実際にはその後二年半程、私は研究から距離をとることになった。[15] 色々な事情が重なった結果そうなったのだが、父が体調を崩してから死去するまでの諸事情と、その後の母のグリーフが、とりわけ大きく影響した。

父は、二〇〇六年九月十九日に死去した。

私が最初に父の異変に気づいたのは、京都大学に編入学して間もない二〇〇六年四月の下旬だった。病気知らずで、一人で遠出することが好きだった父が、一日中同じ椅子に腰かけたまま過ごすようになっていた。そういえば一月に風邪をひいて以来、調子が戻らないと言っていた。気持ちを引き立てようと、外に誘い出そうとしても本気で嫌がった。当時、妹が初めての出産で実家に戻ってきていた。妹と母は、新しく授かった命の方に夢中で、父の異変に気づかなかった。六月末、父は妹が無事出産した後、やっと病院に診察の予約を入れた。

数週間後、検査結果に異常はなかった。しかし、現実には床に臥す日が続いていた。食は細くなり、ある日を境に食べなくなった。その前後から、連日点滴を受けに通院するようになっていた。痛みが走るため、身体を起こすだけでも大仕事になった。体重は激減した。「お盆が明けたら入院して下さい。責任をもって診ます」と言っていた主治医が、お盆明けの診察で、他の病院を紹介すると言ってきた。私には「逃げた」としか思えなかった。

だが、不思議なことに、父自身も母も、私ほど危機感をもたなかった。私にとって「死」は身近な問題であり心配が募ったが、父は私のことを「心配性だ」と言い、母は「不吉なことばかり考えていると、罰が当たる」と私を睨みつけた。

八月二十六日、大腸がん検査を受けるため、紹介されたクリニックに父を送って行った。父は痩せ衰え、一人で歩くこともままならなくなっていた。私は、父に付き添って診察室に入り、医師に「父には検査を受けるために必要な体力がありません。これ以上、家で看られませんので、入院させて下さい」と頼んだ。父の様子を観察した医師と看護師は、すぐに緊急入院の手配をした。搬送先の病院で、父は車椅子に乗せられ、複数の科で診察を受けた。私は、父の前で看護師から「こんなになるまで、どうして放っておいたのか」と叱責された。入院手続きを済ませて父の病室に行くと、ベッドにポツンと座っていた父が私を見て、「ありがとう。これからはもう、何でも美由紀の言うとおりにする」と言った。「もう戻られへんところまで、来てしもたん違うかと思てなぁ」とも言った。

遠方に出張していた母に連絡すると、予定を切り上げて戻ってきた。病室で弱気になっている父を見て、初めて事態の深刻さを理解した。私は母に仕事をすべてキャンセルさせ、できる限り父に付き添わせた。父の症状は目まぐるしく変化し、主治医は手を尽くして原因をつきとめようとしたが、最後まで原因はわからなかった。父と母は、寄り添うようにして不安に耐え、励まし合っていた。私と妹も付き添いや見舞いに行ったが、父は母でなければ安心できないようだった。父は様々な状況を想定して、母に伝えるべきことを伝え、母だけに看取られて亡くなった。

父の死後、母と私は、母方の叔父・叔母たちに支えてもらいながら、父の死去によって生じた雑務をこなした。母の悲嘆は深く、心身にも社会生活にも多大な影響を及ぼしたが、私の専門性がそこで生きた。研究は中断せざるを得ない状況に陥ったが、期せずして、家族の立場で「死」を受けとめる経験をし、グリーフについての知識と私自身の経験を、母のために役立てることができた。結果的に私は、それまでより一歩踏み込んだ立ち位置から、「死」をテーマにした研究を進められるようになったと、感じられるようになった。

(3) セルフ・グリーフケア

父の「死」によって一時はすっかりふさぎ込み、支えの必要な状態が続いた母であったが、徐々に、それなりに落ち着いてくると、私は内心にくすぶり続けている思いを無視できなくなった。それは、父の体調の異変に危機感をもたず、むしろ危機感を抱くことに拒絶反応を示し続けた母に対する、言うに言えないネガティヴな思いであった。

じつは、母の生母は、三十六歳の若さで、当時中学校三年生だった母を筆頭に四人の子どもを残して亡くなった。母以外の子どもたち三人は、戦後に祖父が復員してから毎年のように生まれたので母だけ年が離れており、末の叔母はまだ小学校一年生だった。そのため、祖母が亡くなってから三年後に祖父が再婚するまで、母は家計を預かり家事を引き受け、一家の主婦のような役割を担うことになった。生来の社交性と優等生気質で、母はがむしゃらにその勤めを果たしたようだ。

ただ、今にして思えば、そこに大きな落とし穴があったのではないかと思われる。母は、父の明らかな体調異変を、どれほど私が指摘しても頑なに認識しようとしなかった。直視すれば危機感を感じずにはいられないほどの異変を否認し、目に涙をため、どんな理屈も通用しない本能的で激しい怒りを私にぶつけて来る母は、まるで反抗期の幼児のようだった。臨床心理学の勉強をしていた私は、母の反応をトラウマ(心的外傷)によるものだろうと考えた。[16] 母は生母と死別後、急激に変化してゆく環境に適応するために、深い悲嘆を意識から締め出す（抑圧する）ことで心のバランスを保つ防衛機制を身につけ、そのまま何十年も生きてきたのではないか。父の異変が認識できなかったのも、それが「死」の可能性と結びついていたからであり、深い悲嘆を誘発する観念を意識のなかに取り込み認識することが、防衛機制によって阻害されていたからではないかと推察した。

娘としては、懸命に生きてきた母の半生を思い、父の「死」に打ちのめされている姿を目の当たりにすると、黙するほかないと思った。その半面、母が「死」を意識の外に追いやり、「死」を現実のものとして捉えられなかったことが、父の死期を早めることにつながったのではないのかと思うと、胸の奥でむなしさと無念の思いが頭をもたげた。

このようにして父の「死」後、自分自身のグリーフに向き合っているうちに、私は自分と同じような経験をした人に会い、話を聴きたいと思うようになった。自分自身の胸の奥にくすぶり続ける葛藤から自由になるためにはどうしたらよいのか、経験者に尋ねたいと思ったのが一番大きな動機であった。

（4）新たな問題意識と新たな展開

改めて考えてみると、そもそも、母のような事情がなくても、現代の日本社会では「死」を意識の外に追いやり、生きてきた人は少なくない。かくいう私も、末期告知を受けたA先生が誰にも行き先を告げずに姿を隠したと聞いたとき、初めて日常性が崩壊するほどの衝撃を受ける「死」を体験した。よほどのことがなければ「死」は、実際に目の前にあるものとして捉えられるものではない。「死」に対する強固で無意識的な否認は、私や私の両親だけに特異な現象ではなく、今の日本社会ではごくありふれた現象ではないかと思われた。

しかも、若い世代ほど幼少期からゲームなどで、リセットすれば初期設定に戻れる仮想現実の死にばかり親しんでいる。これからますます高齢多死社会になって行くというのに、このまま痛みを伴わない死しか知らない世代の層が厚くなるのを、手をこまねいてみているだけでよいのだろうか。ここに来て、私が以前から抱いていた問題意識との接点がみつかった。

私の中で、客観的にはありふれた理由で死別し、深い悲嘆に陥ったとしても、専門家の支援を求めることなく新たな日常性を獲得した人々と会い、話を聴きたいという思いが膨らんで行った。もしも何人もそのような人たちに出会え、それぞれがどのように「死」のもたらす衝撃と葛藤を受けとめ、そこから抜け出して行ったのかを聴くことができれば、私個人のためだけではなく、今はまだ「死」を経験したことのない、日本で暮らすあらゆる世代の人たちにとっても、将来的に役立つことになる研究ができるのではないかと考えたからである。

とはいうものの、「死」にまつわる私的な経験を話してもよいと言う人々には、どうしたら出会えるのだろう。専門家の支援を求めないという条件を満たすような人々で、赤の他人に自分のきわめて私的な話をしてもよいと言う人など、果たしているだろうか。もしも、いるとしても、私的な経験を公にするという前提で話を聴くことになると、おそらく様々なハードルをクリアしなければならない。だが、いったいどんなことが必要で、何から手をつければよいのだろうか。

研究への内発的動機は高まったものの、そこからどのように歩みを進めればよいのかというところで、私は立ち止まっていた。

そんな時、タナトロジー研究会に参加すると、遺族のインタビュー調査を手伝わないかという話が舞い込んだ。遺族にアンケート調査をした時、「インタビュー調査に協力してもよい」という項目にＹＥＳと答えた人が想像以上に多く、人手が足りないということだった。願ってもない申し出であった。一も二も無く、ありがたくお受けした。研究計画を練っていたとき、共同研究者から「他にも遺族にインタビュー調査をする人を探している団体がある」という情報提供があった。共同研究者と相談の上、その団体からも遺族を紹介してもらうことにした。

機が熟すとは、こういうことをいうのだろうか。何かに導かれるようにして、私は研究を再開することになったのである。

第二章　なぜ、今、いかに「死」を受けとめたかを論じるのか？

1　日本の終末期医療が直面している問題

（1）病院で死ねない時代の到来

まず最初に図2－1をご覧いただきたい。

厚生労働省が発表している人口動態調査の統計表「死亡の場所別にみた年次死亡数百分率」によると、一九五一年、日本では、八割以上の人が自宅で亡くなっていた[1]（厚生労働省 二〇一三）。しかし、敗戦による荒廃や混乱から復興し、日本経済が成長を続ける中で、人々の生活様式は大きく変化してゆき、徐々に、着実に、病院で亡くなる人の割合は増えていった。戦後三十年が経過した一九七六年には、医療施設（病院及び診療所）で死亡する人の割合が、初めて自宅で死亡する人の割合を上回った[2]。その約三

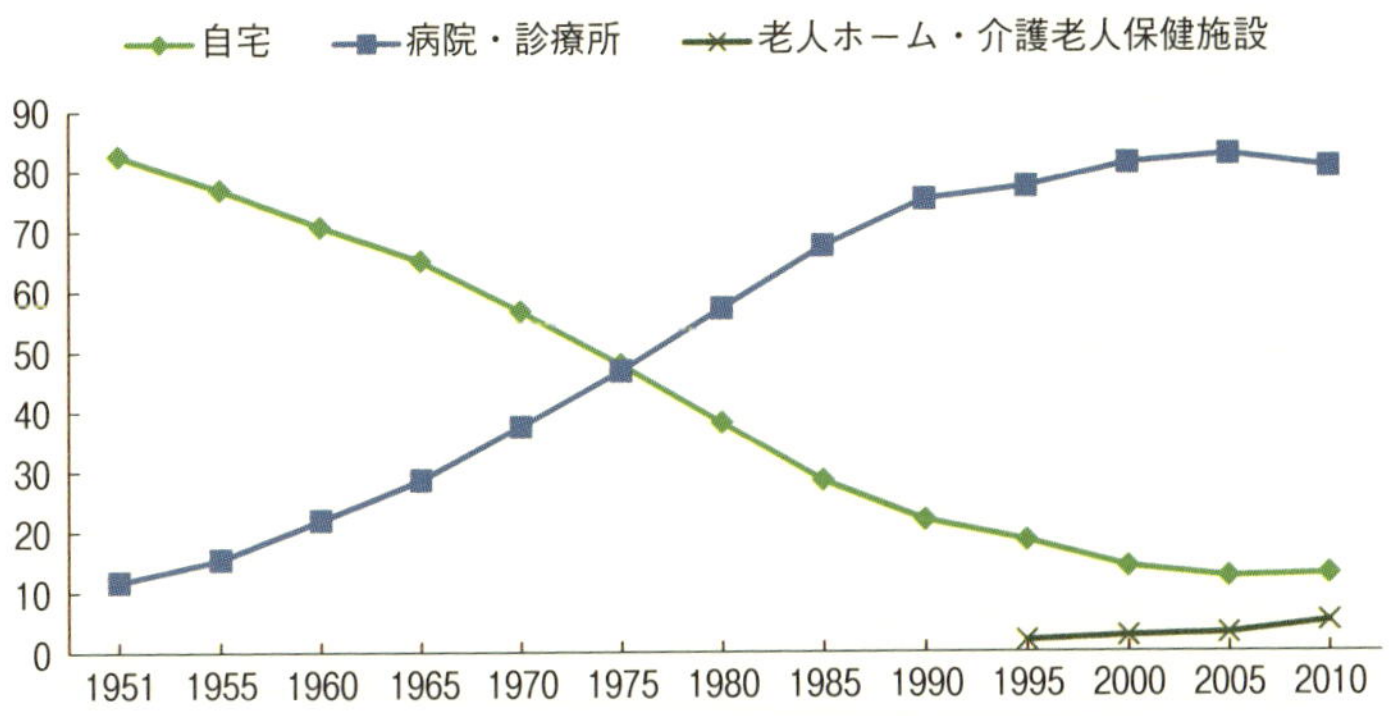

図2－1　死亡の場所別に見た年次別死亡百分率（厚生労働省 2013）

十年後の二〇〇五年には、全死亡者の内、医療施設で亡くなった人の割合は八二・四％にまで上昇し、自宅で最期を迎えた人の割合は一二・二％にまで落ち込んだ。[3] 戦後六十年で、日本では、病院で死を迎えるのがすっかり当たり前のようになった。

一方、二〇〇三年、日本ではじつに五十六年ぶりに年間死亡者数が百万人を越えた。[4] 世界に類を見ない勢いで超高齢社会に突入した日本では、今後数十年にわたり、年間死亡者数が著しく増加し続けると予想されており、二〇四〇年頃には、一年で一七〇万人近く死亡するとの推計結果が発表されている。[5] 近い将来、それだけの人数を収容する病床数が、圧倒的に不足することは容易に理解されよう。「病院で死ぬのが当たり前」の時代は、否応なく終焉を迎える運命にある。

こうした事態を見据えて、二〇〇六年四月の医療保険、及び介護保険の改正を皮切りに、同年六月には高齢者医療制度とがん対策基本法の制定、二〇〇七年には在宅療養支援診療所の導入と、従来の病院完結型から地域完結型の医療体制に方向転換を図る政策が、次々実施された。厚生労働省の小林秀幸は、二〇〇九年十一月に開催された「老人の専門医療を考える会」の第三十二回全国シンポジウムで、行政を支える立場の人が描いているビジョンを、以下のように表明している。

医療の機能分化を進めるとともに、急性期医療を中心に人的・物的資源を集中投入し、できるだけ入院期間を減らして早期の家庭復帰・社会復帰を実現し、同時に在宅医療・在宅介護を大幅に充実させ、地域での包括的なケアシステムを構築することにより、利用者・患者のＱＯＬ（生活の質）の向上を目指す。(6)

（2） それでも病院で死にたい人々

だが、現時点で、これらの政策の実施がもたらした影響を読み取ろうとしても、まだ大きな変化は感じられない。たとえば、**図2－1**を見ても、確かに医療保険及び介護保険の改正が実施された二〇〇六年には、人口動態調査開始以来初めて、医療施設内での死亡率が前年を下回り、下がる一方だった自宅死率は前年と同率に留まった。だが、実施七年目の二〇一二年になっても、医療施設における死亡率は七八・六％（二〇〇五年：八二・四％）と、依然として八割近くを占めており、自宅死率は一二・八％（同：一二・二％）にすぎない。福祉施設での死亡率が六・三％（同：二・八％）となっているところを見ると、この七年の間に、死亡の場所は医療施設から自宅に移るのではなく、福祉施設に移るケースの方が多かったのであろう。いずれにせよ、変化の度合いは極めて緩やかで、大勢に影響が出たといえる域にはとうてい達していないのである。

上記の結果を裏づけるように、二〇〇八年に厚生労働省が実施した「終末期医療に関する調査」では、「自分が余命六ヶ月以内の末期状態の患者になった場合、療養の場として六四％が自宅を、看取りの場として八〇％が緩和ケア・医療機関を希望している」との報告があった。[7] ここには、できる限り自宅で療養したいが、最期まで自宅で過ごすのは無理だという判断があることがうかがえる。

行政主導で、来たるべき未曾有の事態に備え、医療体制の方向転換を図っているが、高齢者一人ひとりが、自分のこととして人生の終末期について考えた時、最後は「病院で死にたい」と思う人が八割を占める。人々の意識が、「病院で死ぬのが当たり前」という現状の維持を後押ししている。これは、行政の側の理論と生活者としての高齢者の実情に、乖離があることを意味していると考えられる。

（3）高齢者の実情——介護や看取りを頼める人がいない

現在、日本は四人に一人が六十五歳以上の高齢者となり、世界のどの国も経験したことのない少子高齢社会となっている（内閣府 二〇一四）。ここでは、最初に高齢化の現状と介護や看取りについての望みと実情を把握するために、『平成26年度版社会高齢白書』から関連ある箇所を要約して紹介する。

現在日本では、高齢者のいる世帯は全世帯の四割に上り、そのうち単独及び夫婦のみの世帯が過半数を占めている。六十五歳以上の高齢者のいる世帯について世帯構造別の構成割合で見ると、三世代世帯は減少傾向にある一方、親と未婚の子のみの世帯と夫婦のみの世帯、およびひとり暮らしの高齢者は増加傾向にある。

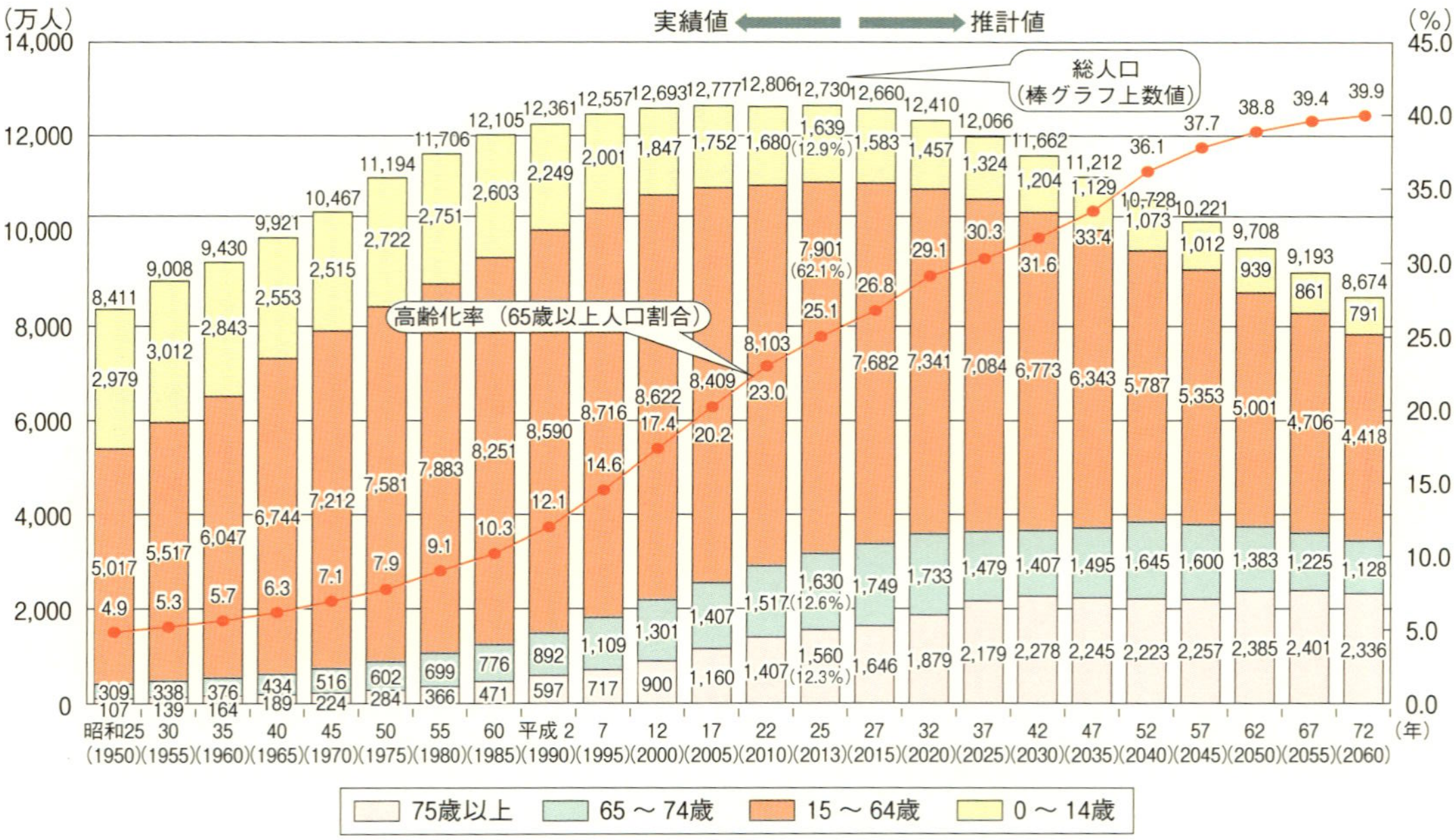

（出所）内閣府（2014）『平成26年版高齢社会白書』五頁。

図 2－2　高齢化の推移と将来推計

高齢者の七割が、暮し向きについて「心配ない」と感じている。実際、高齢者世帯の世帯人員一人当たりの年間所得は全世帯平均のそれと大差なく、貯蓄は全世帯平均の一・四倍で、貯蓄の主な目的は病気や介護への備えとなっている。

現在のところ、高齢者の半数は健康状態について何らかの自覚症状を訴えているが、日常生活に影響がある人は五分の一程度である。確かに高齢者の受療率は他の年齢階級に比べると高い水準にあるが、それも近年は減少傾向にある。ちなみに高齢者の死因となった疾病は、「悪性腫瘍（がん）」が最も高く、次いで「心疾患」「肺炎」の順になっており、これら三つの疾病で高齢者の死因の半分を占めている。

ただし、七十五歳以上の後期高齢者の要介護者数は急速に増加している。介護の担い手は、主に同居している家族（七割が女性）で、「老老介護」も相当数存在している。家族の看護や介護のために転職、離職する人は、平成二十三（二〇一一）年十月からの一年間で十万一一〇〇人を数え、内八割が女性であった。同居している主な介護者が一日の内に介護に要している時間は、必要な時に手を貸す程度が四割で最も多いが、要介護三以上になると「ほとんど終日」が最も多くなっており、要介護四以上になると半数が「ほとんど終日」介護している。

高齢者の九割は現在の住居に満足しており、六割以上の人が、体が弱っても自宅に留まりたいと思っている。「日常生活を送る上で介護が必要になった時、どこで介護を受けたいか」という設問には、「自宅」と回答する人が最も多く、男性は四割、女性は三割の人が「自宅」を挙げた。また、「治る見込みがない病気になった場合、どこで最期を迎えたいか」については、半数を超える人が「自宅」（五四・六％）を望み、続く「病院などの医療施設」（二七・七％）の回答率をはるかに上回っている。

近所づきあいの程度については、女性は全般的に「親しくつきあっている」という回答が「あいさつをする程度」より明らかに上回っており、特に一人暮らしの女性は「親しくつきあっている」の回答率が六割と、最も高くなっている。一方、男性は全般的に「あいさつをする程度」が「親しくつきあっている」を上回り、中でも一人暮らしの男性は、「つきあいがほとんどない」の回答率が一七・四%と目立って高く、「親しくつきあっている」人は三六%にすぎない。病気のときや、一人ではできない日常生活に必要な作業の手伝いについて、「頼れる人がいない」者の割合も、全体では二・四%だが、ひとり暮らしの男性では二〇・〇%にのぼる。

会話の頻度(電話やEメールを含む)については、全体では毎日会話をしている者が九割を超えるが、ひとり暮らしの世帯では「二ー三日に一回」以下の者も多く、男性の単身世帯で二八・八%、女性の単身世帯で二二・〇%が「二ー三日に一回」と回答している。一人暮らしの高齢者で、孤立死(孤独死)を身近な問題だと感じている人の割合は四割を超えている。

実際、孤立死(孤独死)の増加は顕著で、たとえば、(独)都市再生機構の賃貸住宅内(約七六万戸)では、二〇一一年度に六十五歳以上の単身の居住者が、死亡から相当期間経過後に発見された件数は一三一件で、二〇〇八年度から四年しかたっていないというのに、約五割増加している。『平成26年版高齢社会白書』の関連箇所の要約は以上である。

このように、現在、日本で暮らす高齢者の多くは経済的にはさほど不自由しておらず、今のところつつがなく日常生活を送っているが、いざという時、身近なところに介護や看取りを頼める(あるいは引き受けられる)人的資源が乏しいため、先々に不安を抱えている。ここに、最期まで自宅で過ごしたいという希望が希望で終わっている事情が透けてみえる。社会保障給付費は過去最高となり、これからも増加傾向にあるが、人的資源の不足という問題は、果たして社会保障給付費を多めに配分するだけで、何とかできるものなのだろうか。

人生の終末期を生きる人を、病院から地域に返すということは、医療関係者が患者への医療・看護技術の提供のしかたを変えるというだけの問題ではすまない。自動的に、地域の中に、そのような人たちが安心して過ごせる環境を整えることが要請される。しかし、行政が主導しても、当事者が住み慣れた場所で最期まで過ごすことを望んでいても、容易には変わらない現実がある。なぜなら、突きつめていえば、死にゆく人を日常生活の場に返すということは、戦後の日本社会が、近代合理主義的価値観に基づいて築き上げてきた社会構造や社会システム、さらには、それらに適応的な生活様式や思考様式を身につけてきた個々人の、暮らし方や考え方、生き方にまで揺さぶりをかけ、変容を強いるような類の方向転換だからである。

この問題は、多角的、総合的に論じることこそ望ましいと考えるが、それでは筆者の手にある。本書ではまず、「自宅で死ぬ」ことを阻むものは何なのかということを糸口にして、考察していくことにする。

（4）一般的に流通している見解——最期は自宅では過ごせない

日本では、一九九四年四月の在宅末期総合診療科の導入以来、在宅ターミナルケアの医療・福祉制度の整備が進められてきた。だが、在宅ターミナルケアを実現するためには、制度面の整備だけでは十分

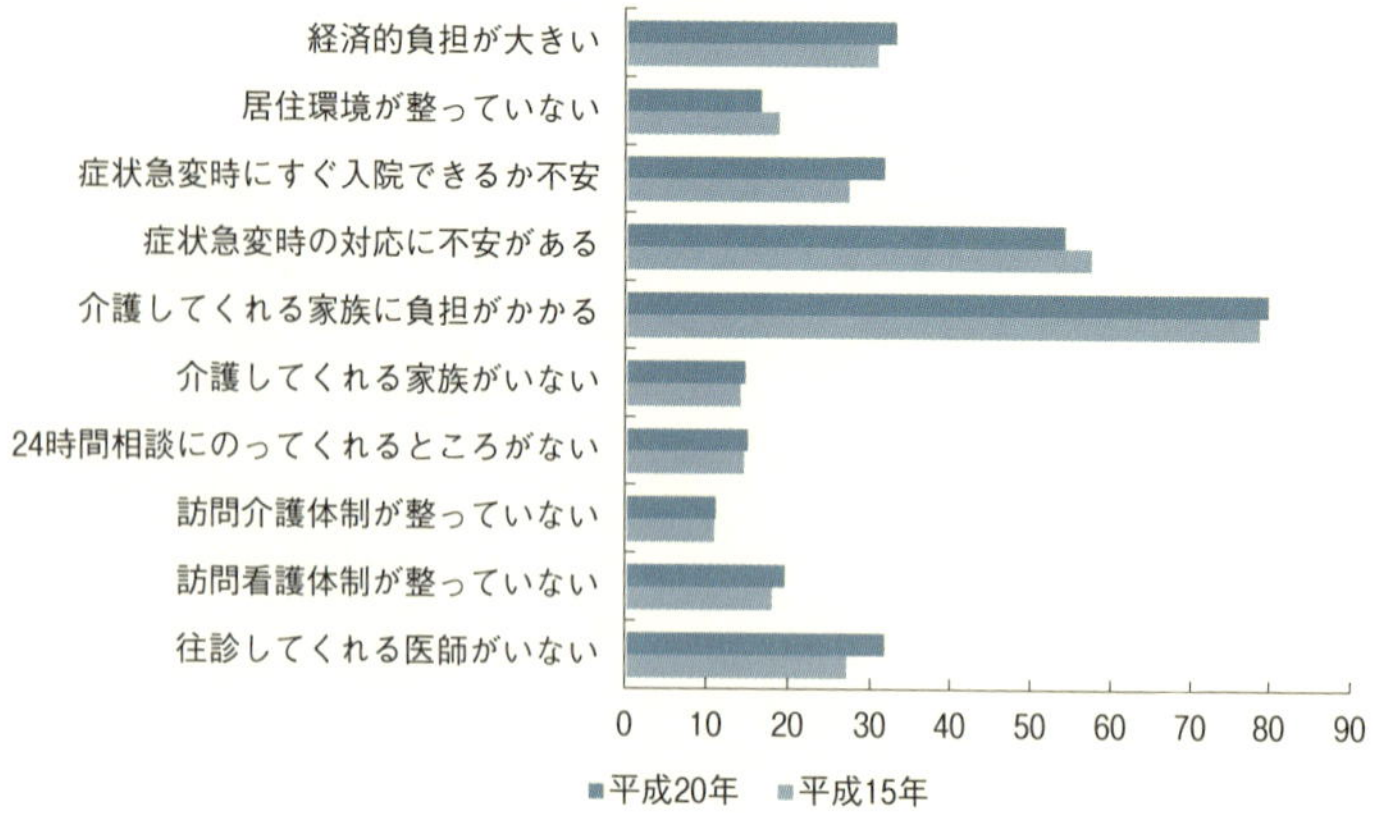

図2－3　自宅で最後まで過ごせないと考える理由（厚生労働省 2010）

ではなく、利用者である患者やその家族の理解や認識が鍵を握っていることが、国内外の先行研究で指摘されている（早坂 二〇〇六、Gomes and Higginson 2006）。もちろん、患者や家族が在宅ターミナルケアを厭う認識の中には、モルヒネや点滴の処方に対する誤解や知識不足のように、医療技術についての知識の普及によって変わることが期待されるものも含まれる。だが、在宅ターミナルケアを実践している医師たちへのアンケート調査からは、患者や家族の「大病院志向」や「介護を頼める家族がいない」ことが、阻害要因となっていることも指摘されている（早坂 二〇〇六、一八二）。

実際、一般の人々を対象に、「自分自身の身に、6ヶ月以内に死期が迫っていると告げられた場合、自宅で最期まで療養できると考えるか」を問う設問に、「実現可能」と回答した人の割合は、わずか六・二％にすぎなかった。「実現困難」だとした人々が挙げた最大の理由は、「介護してくれる家族に負担がかかる」ということだった（厚生労働省 二〇一〇、九一-九三）。ただ、医療関係者が同様の設問に「実現可能」と回答した割合は、医師二六・〇%、看護職員三七・三%、介護施設職員一九・三%と、決して高い数値ではないものの、明らかに一般の人々とは差があった。この差はどこから来るのであろうか。

一つ考えられることは、一般の人々は医療関係者と比較して、相対的に死期が迫っている人に直接何かをする機会がなかったため、実情がわからないまま回答している人の割合が高いのではないかということである。そうであるならば、終末期患者とその家族、及び主介護者として看取った経験のある一般の人々を対象とした意識調査の結果も、合わせて考える必要があるだろう。

しかしながら、関連する先行研究のほとんどは、比較的単純化された質問紙調査によって、いくつかの関連要因をリストアップするに留まっている。そのため、患者や家族の視点から阻害要因の全体像を描き出すことができていない。そこで本研究に先立ち、筆者らは緩和ケア病棟での看取りを選んだ遺族にインタビュー調査を実施し、在宅ターミナルケアの実現を阻む要因について分析した（井藤・田代 二〇〇八）。分析と結果の詳細を次項で紹介する。

（5） 本質的な問題

筆者らは、遺族へのインタビュー調査で収集したデータの中から、看取りの場所の選択に関わるデータを特定し、カテゴリー化することを試みた。カテゴリーの妥当性、および分析内容の検討には、共同研究者だけではなく、在宅ターミナルケアに従事する医師、看護師、ソーシャルワーカーらも加えて協議した。その結果、在宅ターミナルケアを阻害する要因は、以下の二つのカテゴリーに大別された。一つは、住まいの構造や広さ、医療及び介護用設備の不足、介護力不足、医療情報不足といった要素で構成されている「顕在的バリア」。これは、終末期患者が療養できる環境を整えることに困難があるという認識に代表される。もう一つは、介護者が感じる不安と、患者が介護者に迷惑をかけることを回避しようとする心理で構成されている「潜在的バリア」。これは、将来的に生じる問題の予見がもたらす心理的負担感に代表される。

在宅ターミナルケアの専門職によれば、顕在的バリアについては、ほぼすべてが対応可能であり、現実的なバリアとして機能しているわけではないという。それに対して、潜在的なバリアは、類似の過去の経験や知人からの伝聞等がバリアの形成に大きな影響を与えている。専門職は、患者と家族それぞれの個別具体的な事情や背景に留意して、介入することが重要だと指摘している。しかし、それを認識していても、人々の潜在的にもっている心理的負担感に適切な働きかけができるかどうかは、働きかける側の経験やセンス、さらには両者の相性やタイミングといったものまで影響するであろう。したがって、潜在的バリアは、実質的に在宅ターミナルケアの実現を阻む要因となっていると考えられる。調査の分析結果は以上である。

(6) 問題解決に向けて

住み慣れた場所で最期を迎えることに対して、将来的に生じる問題の予見がもたらす心理的負担感が抑制をかけているとすれば、やはり、この問題の背景には、戦後六十年間の大きな社会変動の中で生じた、日常生活の場における看取り経験の喪失という事態があるといわざるをえまい。

かねてより岡部健は、「どうやって地域の中の看取りを支えて行くかは、医療だけでは考えられるものではない。文化の問題として、社会システムの問題として、社会学、文化人類学、歴史学、哲学をフィールドとする人たちと共に取り組まなくてはならない大きなテーマだと思います」（岡部ほか 二〇〇八、四八四）と、繰り返し発言していた。岡部には、「死生の問題は一般の人々が考えている価値観にきちんと近づいて、そちら側からものを見る目を養わないといけない」、「死の問題を解決していくには、日本の風土に根ざした日本人の文化を、足元から見直さないと方法論は出てきません」（岡部ほか 二〇〇八、四八七）という信念があった。岡部はまた、「死の体験を持たない人たちに、看取りを支えるとはどういうことかを、どう伝えたらいいのか」が課題なのだと、人文科学系の若手研究者によく語りかけていた(9)。筆者は、その岡部の意を受けてタナトロジー研究会のメンバーが実施した遺族への回答紙調査から派生したインタビュー調査に参加する機会を与えられ、共同研究をすることになった。したがって岡部が提示していた先の課題は、筆者が取り組むべき課題だと思われた。

ただ筆者には、岡部の提示した課題以外に、もともと取り組みたいと考えていた研究テーマがあった。筆者は、死別によって悲嘆反応を経験したが、専門家の手を借りずに新たな日常性を獲得した人々に、どのように「死」のもたらす衝撃と葛藤を受けとめ、そこから抜け出して行ったのかを聴き取り、そのような情報を必要とする人たちに広く伝えたいという思いをもっていた。だが、それだと死別後の悲嘆への対処の仕方に重きを置くことになる。岡部と筆者、どちらの思いも満たすことができる研究方法はないものだろうか。

そう考えた時、思い至ったのが「予期悲嘆」に注目するということであった。今回のインタビュー調査の対象者は、在宅ホスピスと緩和ケア病棟でがん患者を看取った遺族である。それはすなわち、調査対象者全員が、余命告知によって患者の命の期限を切られた経験があるということを意味する。なぜなら、緩和ケア病棟では、余命六ケ月以内と診断された人しか受け入れておらず、在宅ホスピスを選ぶがん患者とその家族も、治療の限界を告げられたケースが大半だからである。

余命告知は、患者だけでなく家族にも非常に大きな精神的打撃を与え、悲嘆反応を生じさせる。がん患者の終末期介護に携わる家族介護者は、余命告知によって「死」を眼前に突きつけられ、悲嘆反応を経験しながら患者を支えていることが珍しくない。このような終末期介護中の家族介護者が経験する悲嘆反応は、死別後の悲嘆とは区別され、「予期悲嘆」と呼ばれている。「予期悲嘆」研究は、筆者の研究テーマの延長線上にあった。それと同時に、岡部が常々重要なことだと話していた「死の体験をもたない人たちに、看取りを支えるとはどういうことか」を伝えるための、鍵概念になるのではないかと思われた。

そこで次節では、「予期悲嘆」とはどのようなものなのか、これまでの研究成果から、かいつまんで解説することにしよう。

2　予期悲嘆研究の現状と課題

（1）予期悲嘆とは

「予期悲嘆（anticipatory grief）」は、一九四四年にリンデマンによって初めて発表された概念である（Lindemann 1944）。第一章でも触れたように、リンデマンは、ボストンにあるナイトクラブの大規模火災事故の現場に居合わせたことから、この火災事故で死別を体験した人たちを含む多数の遺族に精神医学的な面接を行ない、急性悲嘆反応の特徴や危機介入の方法を発表したことで知られている。その発表論文のなかで、彼は、家族の一員が戦争のために軍隊に徴収された時にも、死別を体験した人と同様の悲嘆反応が起こることに触れ、この「不可逆で最終的な死別に先立ち、死を予期した人が陥る悲嘆」を、「予期悲嘆」と名づけた。彼が挙げた予期悲嘆反応の主な特徴は、うつ状態、別れた人への固執、降りかかるであろうあらゆる死の形についての回想、そして、死後に必要とされるであろう再適応の方法の予期であった。また、彼は予期悲嘆が、その後に実際に生じる、愛する人の死の苦しみを受けとめる安全装置になっている可能性を示唆した。だが、この問題については、じつに多くの臨床研究が発表されているが、現在に至るまで決着はついていない（Rando 2000a）。

予期悲嘆という概念が発表されてから二十年余りは、喪失の警告や病気の長さと予期悲嘆の関係について多数の調査報告が発表された。それら初期の研究の大半は、病状が末期の子どもをもつ両親の将来を見越して実施されたものであった。ちなみに、現在に続く一大潮流である配偶者を亡くした人を対象とする研究が主流になったのは、一九六〇年代後半から一九七〇年代にかけてのことである。

さて、一九七一年、フルトンらが発表した論文は、その後の予期悲嘆研究に大きな影響を与えた（Fulton and Fulton 1971, 99）。彼らは予期悲嘆現象について正面から論じ、「それは私たちの人生を強化し、私たちの幸福を確かなものにする力を備えているが、同時に、私たちのか弱い存在を徐々にむしばんで、私たちの不明瞭な社会的な結びつきを断絶させる力も備えている」と主張した。

一九七四年には、アルドリッチが予期悲嘆のダイナミクスを詳細に述べた論文を発表した（Aldrich 1974）。彼は、予期悲嘆を死別後の悲嘆と比較して、両義性、否認、希望、終着点、加速度に、両者の相違点を見出している。中でも両義性は、予期悲嘆に特別な印象を与えているという。予期悲嘆を経験している人が両義的な感覚をもつ対象（つまり、死にゆく人）は、生と死の狭間で揺れ動いており、特別に傷つきやすい状態にある。この脆弱性が、どんな反感も死を願う気持ちをも強く危険なものにする。予期悲嘆が通常の死別後の悲嘆よりも容易に否認されやすいという臨床的印象にも、この事実が関与している。

アルドリッチはまた、人生に残り時間がある限り、予期悲嘆には希望があるとも指摘している。希望があるから、喪失を遅らせ、死が起きることを回避しようとする行動をとるのだ。不可逆な喪失体験である通常の死別後の悲嘆には、このような意味での希望はない。予期悲嘆と通常の死別後の悲嘆は、終着点も異なる。予期悲嘆は、患者の死をもって終わり、理論的には、終わりが近づくほど増大する。一方、死別後の悲嘆は、理論的にはその終着点を明確にすることはできないが、たいてい時間の経過とともに落ち着いていく。彼が挙げた予期悲嘆の特徴を要約すると以上のようになる。

予期悲嘆現象については、その後、一九八〇年にはフルトンとゴッテスマンが、予期悲嘆は単に死別後の悲嘆に先立つものではなく、心理学的な要因や対人関係の要因、社会文化的な要因からも構成されるという見解を発表した（Fulton and Gottesman 1980）。さらに、一九九八年にはギリランドとフレミングが、末期患者の配偶者たちの予期悲嘆と死別後の悲嘆を比較考察し、予期悲嘆の方が常に激しい怒りや、感情コントロールの喪失、異常な反応と結びつく程度が高いことを報告した（Gilliland and Fleming 1998）。

（2）末期患者を支える人の予期悲嘆

初期の予期悲嘆研究は、リンデマンが概念化した予期悲嘆への理解を深めることを主な目的としていた。しかし、一九七〇年代になると、予期悲嘆を経験している人（主に家族）への臨床的介入を念頭に置いた研究が実施されはじめた。

たとえば、リボウは予期悲嘆を経験している家族のための適応課題を詳細に記述することによって、予期悲嘆研究に貢献した（Lebow 1976）。彼女が提示した予期悲嘆を経験している家族のための適応課題は、「患者とかかわりを持ち続けること」、「患者から分離したままであること」、「役割変化に適切に適応すること」、「悲嘆（つまり、予期悲嘆）の影響に耐えること」、「間近に迫った喪失の現実を何か言葉にすること」、「死にゆく人にさようならを言うこと」であった。

一九八三年にはランドウが、がんで子どもを喪った親たちの悲嘆と適応の調査研究を実施した。それ以前の研究では、病気の長さに応じて予期悲嘆は受け入れられるとしていたが、心理臨床家であるランドウは、初めて、予期悲嘆は操作できるという姿勢でこの調査研究を進めた。すると、統計的に有意とまでは言えないものの、終末期の子どもを抱える両親への社会的、心理的な支援は、予期悲嘆を軽減する傾向があることを調査結果は強く示唆した（Rando 1983）。彼女は、一九八六年に編著書 *Loss and anticipatory grief*（喪失と予期悲嘆）を出版し、予期悲嘆への理解を深め臨床的介入に役立つ専門知識を紹介した（Rando ed. 1986a）。彼女はそのなかで予期悲嘆を、「愛する人の喪失が差し迫っていることに気づき、それが過去、現在、将来にも関係する喪失だと認識するところから始まる現象で、悲嘆、対処、相互作用、計画、そして心理社会的再建の過程を含む現象」だと述べている（Rando 1986b, 24）。また、家族の悲嘆（この中には、家族以外でも死にゆく人と何らかの関わりがある人たちの悲嘆も含まれる）については、（1）個々人の精神内界の過程、（2）死にゆく人との相互作用的な過程、（3）家族的、そして社会的な過程という、互いに影響し合う三種の過程を含む現象だと論じた（Rando 1986b, 29-34）。

一九九四年にはロランが、ケアの中心単位として、患者よりもむしろ家族、あるいは介護提供システムをとりあげて、深刻な病や障害をもつ家族が一人、あるいは複数含まれる夫婦や家族が直面する、あらゆる経験や治療の問題に対処する基本的な枠組みを提示した（Rolland 1994）。彼女は、家族が直面する予期悲嘆について、「分離不安、実存的な孤独、否定、悲しみ、失望、怒り、憤慨、罪の意識、消耗と自暴自棄を含み、これらが増強された感情的で相互的な反応が、病気の過程全般に含まれる」と述べ、「特に喪失の脅威に長期間さらされる慢性的な病気の場合、家族は、喪失の過程と家族の受難と辛苦を想像したシナリオを繰り返しリハーサルするためか、しばしば過度に用心深くなり過保護になる。このような複雑な感情が、家族力学に強く影響する」と指摘した（Rolland 1994, 116）。

このように予期悲嘆概念は、差し迫った死別を認識した直後に経験する悲嘆反応だけではなく、実際に死別するまでの過程で経験するあらゆる現象を含む概念になっていった。しかも、予期悲嘆のさなかにある個々人の経験に関心が集中するのではなく、死にゆく人を中心とする人間関係全体に視線が行き届くようになっていった。そのため、予期悲嘆とはどういうものなのか、その定義を改めて考えなおさなくてはならなくなった。

ランドウは、二〇〇〇年に出版した編著書 *Clinical Dimensions of Anticipatory Mourning*（予期悲嘆の臨床的特徴）の中で、予期悲嘆を次のように定義しなおしている（Rando 2000b）。「予期悲嘆は、七つの一般的な作用（悲嘆と服喪、対処、相互作用、心理社会的再建、計画、矛盾する要求のバランスをとること、適切な死を促すこと）を含む現象で、それは喪失と精神的外傷によって生じた適応への差し迫った要求の文脈の中で捉えられ、自分自身や重要な他者が生命の危機にあることを知り、その喪失が過去、現在、そして将来にも関係することを認識することで生じた反応である」（Rando 2000b, 4）。

彼女は、同書に収められた別の章で（Rando 2000c）、予期悲嘆を体験する人を、①患者、②患者と親密な関係の人、③その他の関係者、④ケア提供者の四種のカテゴリーに分けて捉えている。そして、死にゆく人を取り巻く人々が経験する予期悲嘆には、死という最終的な喪失だけではなく、患者が闘病生活を続ける過程を通して、次第に失われていく身体機能や精神機能の喪失にも直面していることや、日常生活や人間関係などの変化に対する喪失感も含まれることを詳細に論じている。また、予期悲嘆は、死別の予期によって引き起こされる悲嘆だけではなく、病状の進行に伴い、患者や家族等が経験する多様な物理的あるいは心理的、社会的喪失に対する反応であるが、それを単なる反応として捉えるのではなく、患者の病気や死に対処し、適応する精神内界の過程として捉えるべきであるとも主張している。

（3）近年の予期悲嘆研究——性差と文化差の問題

ケールは、死別後の悲嘆と同様、予期悲嘆の表現や反応にも、性差や文化差がみられると論じており（Kehl 2005）、女性は、死の不安、怒り、抑うつを伴う予期悲嘆を高い割合で明示する傾向があり、一方、男性は、差し迫った喪失の否認を示す傾向があると述べている。

女性の予期悲嘆に情緒的反応が顕著にみられ、精神的危機状態に陥る割合が高いことが認識されているにもかかわらず、早期診断と早期介入が強調されるだけであることを問題視したサザーランドは、終末期介護に携わる女性配偶者への理解を深める目的で調査研究を行なった（Sutherland 2009）。すなわち彼女は、緩和ケアを利用して療養中のがん患者の女性配偶者八名に半構造化面接を行ない、終末期介護に移行する前後のことを聴き取り、ガダマーの解釈学を用いた現象学的アプローチを通して、その経験内容を分析した。その結果、参加者たちは、予期悲嘆を経験しながらも、配偶者と歩んできたそれまでの人生や彼の人生を振り返り、そこに意味を見出すことで、予期悲嘆に対処しようとしていることや、配偶者を支えるために配偶者の希望に寄り添う責任を背負っていたことが明らかになった。

文化が予期悲嘆の表現や対処の仕方に影響することは、カガワ-シンガーらも論じており、アメリカのような多様な文化的背景をもつ人が集まる国で働くケア提供者に対して、異文化理解の重要性、特に非キリスト教文化圏の人々への理解を深める必要性を指摘している（Kagawa-Singer and Kassim-Lakka 2003）。

終末期介護に携わる家族介護者のストレスと悲嘆について、比較文化的な実証的研究をハワイで実施したアンジェラ-コールらは、ケールやカガワ-シンガーの論を裏づける研究成果を発表している（Angela-Cole and Busch 2011）。アンジェラ-コールらは、末期がん患者の家族介護者（平均年齢五十八歳）五十六名を、出身地別に、中国、ヨーロッパ、日本、ハワイの四つのグループに分け、フォーカスグループ・インタビューを行ない、ストレスと予期悲嘆、文化的慣習についてテーマ別に分析した。その結果、介護負担感の受けとめ方や対処のしかた、予期悲嘆が強く意識される時や予期悲嘆への対処のしかた、介護に関する役割認識について文化差が認められたことを報告している。彼女の調査報告を簡単にまとめて紹介しよう。

まず、介護負担感について、ヨーロッパ出身者たちは、介護はまさにストレスフルなものと認識していたが、ネイティヴ・ハワイアンたちには負担感が全く認められなかった。ネイティヴ・ハワイアンたちは、子どもの頃から家族のなかで、病気の人やお年寄りにやさしくすることはよいことだと教えられ、まわりの誰もがそういうふうにして生きているのを見て育つので、介護とストレスが結びつかなかったのである。また、日本出身者と中国出身者たちには、介護を負担に感じることが社会的に容認されていないという認識があることがわかった。

予期悲嘆が強く意識される時にも、文化差がみられた。ヨーロッパ出身者たちは誕生日やクリスマスなどのイベントに参加できなくなった時に、ネイティヴ・ハワイアンたちはたくさんの家族や友達が集まって盛大に飲み食べ楽しむ機会に参加できない時に、予期悲嘆が痛切に意識されていた。それに対して、日本出身者と中国出身者は、自分たちの食文化の食べ物が食べられなくなった時、予期悲嘆が強く意識されることが明らかになった。

予期悲嘆の対処のしかたについては、ヨーロッパ出身者たちは、配偶者、あるいは家族と悲しみを分かち合うこと、カウンセリングを受けることを挙げた。日本出身者と中国出身者たちも、配偶者と悲嘆感情を分かち合うが、たとえ誰にであっても悲嘆を表現することは弱さの現われだと否定的に捉えられていた。一方、ネイティヴ・ハワイアンたちは祈ることで、予期悲嘆に対処していた。

このほかに、日本出身者グループ独自の文化的慣習として指摘されたのは、両親の介護は、長女か長男――もし長男が結婚していたら長男の嫁――が担う義務があると考えられていることや、家族介護者が自分の介護の提供状態に対する他者の評価や社会の理解を非常に気にしているということであった。

（4）日本の予期悲嘆研究の現状と課題

日本国内では、二〇〇〇年代に入るまで、悲嘆はあまり研究されてこなかった（坂口 二〇一〇、一五四－一五六）。じつは、海外でも悲嘆研究といえば、死別後の悲嘆の研究が主流で、それに比べると予期悲嘆に関する論文数はかなり少ない。ましてや悲嘆研究の進んでいない日本では、予期悲嘆という言葉がほとんど認知されておらず、したがって予期悲嘆についての研究は黎明期にあるといってよいような状態である。

ただし、主に看護学の分野で、一九九〇年代後半から、末期がん患者の家族支援を念頭に置き、家族介護者への理解を深めることを目的とする質的研究が着手されており、中には予期悲嘆という言葉が用いられていなくても、ランドウの示した予期悲嘆の捉え方――死別の予期によって引き起こされる悲嘆反応だけではなく、死を予期した時から看取りの時まで続く、複合的な喪失体験に対処し、適応しようとする精神内界の過程――に照らすと、予期悲嘆の先行研究と捉えられるものがある。

そこで、本書では、国内の研究に限って、予期悲嘆という用語の有無にとらわれることなく、末期がん患者を支える家族介護者の告知から看取りに至るまでの体験を探究した質的研究を、本論文の先行研究とみなすことにする。

終末期患者を支える家族介護者の体験

末期がん患者の家族介護者の体験を探究した初期の研究には、患者への病名告知の有無が、家族介護者の精神状態に大きく関わることを論じているものが多い。いずれの研究でも、患者に病名告知をしなかった家族介護者は、その判断の是非をめぐってその後も気持ちが揺れ動き、苦悩を深めることが報告されている。

たとえば、谷村千華らは、患者への病名告知を拒否した家族には、「告知は患者を苦しませる」、「患者の生への希望を支えたい」という一貫した思いがあり、「全身全霊のケア」を提供しようと努めるが、同時に、患者が自然にがんであることを察知することには肯定的感覚をもっており、真実を曖昧に伝えることを好む傾向があると述べている（谷村ほか 二〇〇二、谷村ほか 二〇〇四）。

伊藤美也子は、がん患者の配偶者が告知を受けた直後の悲嘆を明らかにし、その後、どのように現実に適応していったのかを明らかにした。伊藤によると、告知直後の家族介護者は、「無念さ」「怒り」「諦め」「罪悪感」「自責の念」を経験していた。見通しが立たない病状の患者の配偶者は、患者の精神的・身体的状態、及び医師や患者の発言に精神状態を左右され、「死の否認」と「死の不可避性」の間で揺れ動く。しかし、病状悪化に伴い意思の疎通が図れなくなった患者や、長い闘病を経た患者の配偶者は、「死の不可避性」を受容し、患者と自分の人生を意味づける作業をしていた（伊藤 一九九七）。

また、伊藤と清水（清水 二〇〇四）は、がん患者の家族介護者の体験に特徴的なこととして、患者の病名告知や治療方針の選択、麻薬性鎮痛剤の投与に関する決定等に関わることが、苦悩や葛藤を増大させていたことに言及している。伊藤は、患者にとってその選択が本当に良かったのかどうか、選択結果に対する不安や苦悩を配偶者が抱え込んでいても、医療者がそれに気づいて介入するケースは少ないと指摘している。

二〇〇五年以降に発表された先行研究には、[10] 在宅療養を選択した末期がん患者の、家族介護者の体験の全体像を把握しようとした研究が多い。[11] 研究者の関心は、在宅で終末期介護にあたる家族介護者に対して、いかによりよいケアを提供できるかというところにあり、「死別の予期がもたらす精神的打撃と情動の混乱、及び抑うつ状態」という理解の仕方をされている「予期悲嘆」への関心は、中心的なものではなくなった。しかし同時に、末期がん患者を抱える家族介護者の置かれている状況や心情を理解するために、多様な視点からの考察がされるようになった。

在宅で末期がんの家族を介護し看取った人の特徴として、多くの研究者が言及しているのが、家族介護者の患者に対する思いの強さと献身である。

たとえば、柴田純子らは、終末期医療に五年以上携わってきた現役の看護師たちが見てきた終末期がん患者を抱える家族の体験を、次の十項目で表現している（柴田ほか 二〇一一）。（1）介護を引き受け継続する態勢を整える。（2）自分の力を信じて患者の安寧のために奮闘する。（3）介護に没頭して疲れ果てる。（4）患者の意思や希望を優先する。（5）患者とのきずなの強さを実感する。（6）患者の死後の生き方を考える。（7）介護関係発生前の普通の生活を保つ。（8）適切な支援を望む。（9）患者の死を意識して苦悩する。(10)患者との続柄や親戚との関係にしばられ振り回される。

また、この研究では、嫁が義父母の介護を主になって担い、身を削る思いで世話をしていても、親類縁者に意見を尊重されず、葛藤を深めるケースがあることが指摘されている。この報告は、アンジェラ-コールらの比較文化的研究でみられた、日本グループ特有の介護負担感と重なり、日本独自の文化的慣習が背景にあることが察せられる。

国内の予期悲嘆研究の課題

ランドウは、予期悲嘆を体験する人を、①患者、②患者と親密な関係の人、③その他の関係者、④ケア提供者の四類型で捉えているが、国内の予期悲嘆研究を概観すると、①患者、②家族、③看護師を対象とした研究しかない。死別後の悲嘆と同様に、予期悲嘆でも「公認されない悲嘆」が複雑性悲嘆と結びつきやすいとすると、今後は、予期悲嘆経験者として意識する対象の範囲を広げる必要がある。

また、海外の予期悲嘆研究の動向を見ると、予期悲嘆は、自分の人生に深く関わる重要人物との死別が差し迫っていることを意識した直後に経験する悲嘆反応だけをさすわけではない。死別のときが差し迫っていることを意識したときから実際の死別のときまでに、色々な次元で経験する大小様々な葛藤と喪失体験すべてを含み、かつ、そのとめどない変化に対処し適応しようとする営みも含む、非常に複雑な過程全体を予期悲嘆と捉えている。そして、近年では、文化差や性差にも注意しつつ、その体験内容を探究する研究が進んでいる。一方、国内では、「予期悲嘆」をそのような広い概念として捉えていないものの方が多い。しかも、臨床実践への貢献を目的とした調査・研究が大半であるため、質的研究であっても個別具体的な情報は切り捨て、共通項を取り出し、全体像を把握するためモデル化する方向で分析を進める研究が主流である。

末期告知から看取りまでの間に、患者・家族がどのような体験をするものなのか、多くのケースに共通する主要素を特定したり、ある程度共通する流れを把握したりすることで、患者・家族への理解を深め、より良い臨床実践につなげていこうとする調査研究は、日々、様々な患者・家族に会い、支援する専門職にとっては、重要かつ有用であろうと思われる。しかし、ガイドライン的な理解はあくまでも目安である。特定の個人への理解を深めるためには、個別具体的な事情への関心を閉ざしてはなるまい。それでは本書の目的である、看取り経験のない多くの人々に、死にゆく人を支える営みの多様な側面を伝えるという課題を果たすことは、難しいと思われる。

そこで、本書では、①介護関係発生前の患者と家族の関係性や家族背景、②主介護者の介護経験の有無、③末期告知から看取るまでの主介護者の体験、④主介護者の生育環境（イエの文化）、主介護者の死生観等、個別具体的な情報を視野に含めて、終末期介護の主介護者を務めた人の体験を考察し、論じてゆくことにする。

3　家族介護者の看取り体験を伝える目的と意義

（1）遺族インタビュー調査の概要

遺族インタビュー調査についての詳細は、巻末に資料として収録しているので、ここでは簡単に概要を記す。

調査は、二〇〇八年四月から二〇〇九年一月の間に実施した。調査協力者は、二〇〇五年度と二〇〇六年度に東北地方の緩和ケア病棟、及び在宅ホスピスで、家族、もしくは親族を看取った遺族二十六名である。

インタビュー調査は、調査協力者が安心して私的な話ができる場所を指定していただき（大半は調査協力者の自宅だった）、基本的に筆者を含む研究者二名がその場所に出向いて実施した。調査協力者には、事前に、研究目的や調査方法、質問項目、そして、調査中の会話はすべて録音すること、録音した内容は、第三者が個人を特定できないような形にして、研究・教育活動の一環として公表すること等を文書で伝えていたが、改めてこれらのことを説明し、同意を得た上で面接を開始した。(12) 一回九十分程度の予定で開始した面接は、調査協力者の要望でしばしば延長することになったが、回数は、日程調整の関係もあり、予定どおり二回の内に収めた。

録音したインタビュー内容は、すべて活字に起こし、それを基にして、個人名はすべて仮名にし、病院名もA病院、B病院とアルファベットを付けて表示するなど、個人情報が特定できないように工夫した資料を作り、さらに対話内容以外の情報も付け加えて整理したノートを作成した。

インタビュー調査で得た全データを整理し、一覧表にまとめたものは巻末に収録しているので、ご参照いただきたい。

なお、本書は、インタビュー調査で得たデータの一部を論文化したものである。

論文化の過程では、本書のテーマ――①「死」の否認に起因する諸問題、②看取りと無縁に生きていた人たちの予期悲嘆と介護負担感の実際、③看取り経験が豊富な人たちの看取りの様相と、そこにみられる文化の影響――に合う事例をデータ整理ノートから切り取り、調査協力者の個々の主観的体験を、大きな文脈から俯瞰して記述することに努めた。具体的には、最新の悲嘆（grief）研究の知見、現代の日本社会の「死」をめぐる様々な現象や、終末期医療を取り巻く諸問題、話者が暮らしている地域の民俗文化などである。また、複数の事例を横断する見地からも考察を進め、最終的に包括的な結果に導いた(13)。

論文化した事例は、草稿段階で、客観的妥当性を吟味するために、調査に同席した者を含む共同研究者（医療社会学、農村社会学、宗教社会学、教育社会学）及び、緩和ケアに従事する医師と複数名の看護師の助言を仰ぎ修正した。

最後に、本書における筆者の立ち位置を、ここに述べておきたい。

第一章で述べた通り、本調査に取り組む前まで、筆者は臨床心理学を勉強しながら、日本の宗教民俗に着目して、悲嘆（grief）に関する研究を続けてきた。本調査はその延長線上にある。今回は、医療関係者から多大なる支援をいただいて調査を行なうことになったが(14)、調査研究においては、自然科学的な思考の枠組みは採用しない。筆者は、杉万が提唱している「当事者（研究対象）と研究者の協同的実践の中から知識を紡ぎ出していく、もう一つの科学」である「人間科学」を志向する研究者として、調査協力者たちと向き合ってきたからである（杉万二〇〇九、五）。

ただ、当初から、調査協力者たちの中に、まだ悲嘆（grief）が癒えていない状態の人が含まれることは予測できた。そのため、遺族と接する時は、セラピストとなるための訓練を受けてきた者として、遺族にとって侵襲的な言動をしてしまわないよう細心の注意を払い、必要に応じてグリーフケア的な配慮もした。

しかし、調査協力者たちはもともと、グリーフケアを受けることが目的で、インタビュー調査の協力依頼に応じたわけではない。そのことを重視していたので、状況に応じて筆者自身も父親を遺族たちと同時期に亡くしたことや、それ以前から死別後の悲嘆について研究してきたことは話したが、セラピストになることを前提として臨床心理学を勉強してきたことは口外しなかった。

（2）何のために家族を看取った体験を論じるのか

日本では、病院死の普及に伴い、いつのまにか「患者として、医師や看護師の管理下で死ぬのが当たり前」だという感覚が広くゆきわたってしまった。しかし、これほど病院死が普及したのは、ここ三十数年のことである。それ以前は、日常生活の延長線上で死んでいくのが当たり前だった。人々は、日常生活圏の中で身近な人が死にゆく姿を見たり、その死によって打撃を受ける人の姿を見たり、あるいは自らも感情が揺れ動く経験をしたりしながら、身近な人たちと共に一人の人の死がもたらす様々な変化を受けとめていた（相澤 二〇〇九）。幼い頃から、周囲の様々な人たちの反応を見聞きし、何かを感じ取りながら、時間をかけてその経験を消化してゆき、「死」というものへの理解を深めていたのである（井藤 二〇〇九）。だが今や、そのような経験知の伝承経路は、ほぼ断たれてしまっている。

岡部は、病院に勤務する外科医として多数の患者の死に立ち合い、その後、在宅ホスピス医として、多数の患者を看取ってきた経験をもとにして、次のように述べている。

日本において近代医学は、たかだか一五〇年ほどの歴史を持つに過ぎない。それ以前には、現在とは異なった死のかたちがあったはずである。しかし近代医学の絶大な影響のもと、そのような死のかたちは覆い隠されてしまった。それどころか今日の日本人には、「病院死」以外見えていないのである（岡部ほか 二〇〇九、一二四 - 一二五）。

しかし、世界に先駆けて超高齢社会を迎えた日本では、今後数十年間、年間死亡者数が加速度をつけて増加してゆく。病院で死にたくとも、圧倒的に病床数が足りない。しかも、同時に少子化が進行しており、その影響は、医療や介護の分野だけではなく、あらゆる分野に現われ始めている。増大する高齢者を、老い、病み、死にゆく人たちを、いったい誰がどのようにして支え、看取るのか。いや、どの年代層の人にとっても、どのような環境の中で、どのように最期を迎えたいのかという問題は、もはや他人事として遠ざけておける問題ではなくなったのではないだろうか。

岡部は、在宅での看取りを普及させるためには、「死」を前提とする価値観、つまり死生観を取り戻す手立てを講じなければならないと考えていた。「かけがえのない個人史を刻んできた人と向き合い、亡くなるプロセスに立ち会う機会が奪いとられてしまったこと、現代人の死生観が空洞化した根本的な原因はここにあると考えてよいのではないか」とも述べている（岡部ほか 二〇〇九、一二六）。

このような現実と岡部の問題意識を踏まえて、筆者は、看取り経験のない多くの人々に、同時代を生きる人々が、いかに「死」を受けとめ、死にゆく人と共に生き、看取ったのかを伝えることにした。さらに、喪われつつある看取りの文化の伝承経路への気づきを促し、安心して最期を迎えられる地域社会をつくるための議論に必要なたたき台を提供することも目的としている。

本書で紹介する事例の主要人物はすべて、仙台都市圏[15]にある医療機関を利用して家族（近親者）を看取っており、東北地方在住歴が長い。仙台都市圏は人口百四十万人を擁す「東北地方のグローバルゲート」（仙台都市圏広域行政推進協議会[16]）であるが、大都市圏ほど人と人とのつながりが断絶しておらず、離島ほど密着してもいない。そういう意味では両者の中間に位置づけられる。大都市圏に暮らす人々にも、少子高齢化に拍車のかかる過疎地域で暮らす人々にも、語り手の感情や生活信条が伝わるように工夫して各事例を紹介する。

なお遺族インタビュー調査は、タナトロジー研究会のメンバーと共同で実施したものであり、本書も「看取りの文化」の再構築を念頭に置いて執筆されたものであることを、改めてここに述べておく。

（3）今、家族介護者の看取り体験を論じる学術的意義

本書は、終末期がん患者の家族介護者の体験を探究したものであり、臨床分野に基盤を置く悲嘆研究分野のなかの、予期悲嘆の論文として位置づけられる。

悲嘆研究分野では、一九九〇年代から「死」の受けとめ方の文化差への関心が国際的に高まっており、欧米諸国とは異なる文化的基盤をもっている日本への関心も高い。しかし、管見するかぎりでは、日本で暮らしてきた人々の「死」の受けとめ方、中でも予期悲嘆への対処のしかたを、宗教文化的背景まで視野に含めて論じた研究はなく、日本の悲嘆研究分野における喫緊の課題となっている。

また、終末期患者を含めた家族全体をどうケアするかという問題は、終末期看護に従事する看護師だ

けではなく、緩和ケアに関わる全ての専門職が日常的に直面している問題であり、がんが患者と家族に与える影響とそれへの対処法について研究するサイコオンコロジーへの関心も高い[17]。しかし、臨床分野の研究は、自然科学に属するため、患者や家族を取り巻く社会や文化の影響力を視野に入れて論じることに向いておらず、限界がある。だからこそ、岡部は人文系の研究者に声をかけたのだ。

「死」に対して、人文学は近代医学と異なったアプローチをとる。日本の社会・文化・歴史に対する独自のまなざしは、看取りを通して育まれる死生観に基盤を提供してくれるはずである（岡部ほか二〇〇九、二七）。

このような考え方は、東京大学人文社会系研究科の二十一世紀COEプログラム「死生学の構築」を構想する過程で、島薗進らが重要視した新たな死生学（death and life study）が目指す姿勢と重なっている（島薗二〇〇三、二六－三五）。言い換えると、本書は、死生学の系譜にも連なるのである。

今や人文社会学系分野の領域でも、臨床分野でも、両分野の知を融合させて新たな知を紡ぎだす研究が求められている。しかし、このような学際領域の研究には、もともと専門的な教育を受けて来た学問領域で常識とされる考え方をいったん手放し、他分野の研究成果に積極的に目を向け、その分野で常識とされている考え方や流儀を学んでゆく姿勢が求められる。また、臨床現場に人文社会学系の研究者を迎え入れようという積極的な姿勢をもつ医療関係者は限られており、たとえそれが許されても、実際に現場に入るためには、事前に研究計画を立て、その科学的、倫理的妥当性の審議を受けなければならないなど様々なハードルがある。そのため、理論的には、このような学際領域の研究が待たれているにもかかわらず、現時点で発表されている研究成果はまだ数少ない[18]。

本書は、その先端的な課題に果敢に挑戦するものであり、そこに学術的意義を認めるものである。

第三章　「死」の否認に起因する諸問題

1　親類縁者の予期悲嘆

ランドウは、予期悲嘆体験者として、①患者、②患者と非常に親密な関係にある人、③他の関係者、④ケア提供者を挙げている（Rando 2000c）。しかし、臨床分野では、通常、患者と家族しか支援対象として認識されていないため、予期悲嘆に関する調査研究の対象者は、ほぼ患者、家族、そして終末期介護に携わる専門職である。そのようななかで柴田純子らは、終末期医療に五年以上携わってきた看護師たちのみてきた「家族員の体験」を分析、考察し、「家族が親類縁者に振り回され、葛藤や孤立感を経験していた状況」があることを明らかにしている（柴田ほか 二〇一一）。しかし、親類縁者がどのように家族介護者を振り回していたのか、また、親類縁者に振り回され、精神的に追い詰められた家族介護者が、どのようにしてその状況に対処し、危機を切り抜けたかは不明である。そこで、本節では最初に親類縁者に振り回された家族介護者の体験談を紹介し、その上で、親類縁者の言動の背景にあるものについて考察する。

（1）家族を振り回す親類縁者

小泉志津江さん（昭二十二）は、夫の良雄さん（昭二十二）を看取ったが、その過程で夫の親きょうだいに振り回された時期があった。

家族背景

小泉良雄さんの病気が発覚した当時、良雄さんと志津江さんは夫婦二人で暮らしていた。二人には子どもが二人いるが、公務員の長女（昭四十七）は結婚して、同じ町内で夫と暮らしており、長男（昭四十九）も会社勤めの関係で横浜に住んでいた。

良雄さんと志津江さんは、仙台生まれ仙台育ち。良雄さんは七人きょうだいの下から二番目（次男）だが、長兄は実家に寄りつかず、良雄さんが実質的に長男のような役割をしていた。良雄さんの長兄、及び姉妹たちは全員元気で、配偶者に先立たれた人もいない。母親（大三）も九十代だが、しっかりとしている。志津江さんも七人きょうだいの下から二番目で、きょうだいたちとは連絡を取り合っているが、両親はすでに他界している。良雄さんには単身赴任していた時期があったが、志津江さんは仙台を離れたことがなかった。

夫婦の性格は相補的で、かなり明確に役割分担していた。良雄さんは社交的で、対外的なつきあいがいっさい苦にならない人だった。志津江さんは、人づきあいは苦手だが、専業主婦として家計の管理や子育てに勤しみ、内助の功で良雄さんを支えていた。良雄さんの方の親戚が集まる時は社交的な良雄さんについて志津江さんも一緒に参加し、ごく普通に親戚づきあいをしてきた。

良雄さんは、死因となった病気を発症するまで大病をしたことがなかった。志津江さんも大病をしたことがなく、家族や近親者を主になって介護したこともなかった。志津江さんは、良雄さんの定年後の生活に思いを馳せることはあっても、自分たちに死が訪れることはほとんど考えたことがなかった。

志津江さんは、良雄さんの末期告知を機に強い予期悲嘆反応を経験していたことがうかがわれた。特に死別後半年間は、情動的反応、認知的反応、行動的反応、生理的反応、すべてにおいて通常とは異なる反応が現われ、混乱を極めたことが認められた。

良雄さんの病状経過

亡くなる年の一月末頃から、良雄さんはひどい頭痛に悩まされ、病院に行くようになった。歯科医から始まり、総合病院、そこから紹介されて脳外科、脳神経外科と受診したが、いずれも原因不明で、症状だけが重くなっていった。

四月中旬、神経内科で病理検査を含む精密検査を受けた。約二週間後、家族の同行を求められ、伝えられた精密検査の結果は、「脳の神経全体にがん細胞みたいなものが付着していっている非常に珍しい症例」で「治療法はわからない。このままでは助からない」だった。この頃、すでに良雄さんの目は見えにくくなり、耳も聞こえにくくなっていた。即入院して放射線治療を受けたが奏功せず、五月末に緩和ケア病棟に移るように言われた。しかし、良雄さんのきょうだいたちの反対に合い、それから一ヶ月間決断ができなかった。

六月末、夫婦二人で緩和ケア病棟のビデオを見、覚悟を決めて入院手続きを取った。しかし「四ヶ月待ち」と言われた。釈然としないまま、改めて紹介された仙台市内の緩和ケア病棟のある別の病院に手続きに行くと「二ヶ月待ち」と言われたが、一ヶ月半後の八月下旬に転院できた。

転院後一週間程で良雄さんは立てなくなり、最後の二〜三週間は意識がなくなった。九月末に良雄さんは逝去した。

志津江さんの予期悲嘆の程度

志津江さんに初めて会ったのは、良雄さんを看取ってから二年が経過する頃だった。しかし、重く途切れがちな口調と硬くこわばった表情、何より彼女の周囲だけに漂っている異質な空気感は、彼女がただならぬ状態にあることを物語っていた。以下は、良雄さんの体調異常の発現から看取りまでの経緯を聴き終わった直後の対話である。

〈かなりお辛かったしょうね、きっと……〉

「本人はね。本人も辛かった……」

〈ご本人はもちろん辛いでしょうけど。本人は自分の身体が弱っていくので、辛いのはもちろん辛いんですけど、そっちで闘っておられるのでね。ご家族のほうは、自分が闘うわけにはいかないので、その分、気持ちの上で、かなりしんどい思いをされることになるので。……よくまあ、お話しをして……。これ、お話しするのもじつは大変なことでしょう?〉

「うん、でも本当にね、あの、記憶がないんです」

〈ええ……〉

「私はもう、ちょっと、亡くなるまでの間の記憶が飛んでるんです。全然……もう、覚えてないんです」

〈それは、大変なことでしたね〉

「あの、その何て言うのかな。五月以降の、夏を過ぎたっていう記憶がないんです」


志津江さんは、良雄さんが亡くなるまでの間の記憶が飛んでいると言ったが、もちろんその期間すべての記憶を失くしたという意味ではない。おそらく当時のことを想起すると、いまだに落ち着かない心中の葛藤やそれに伴う激しい情動が騒ぎ出すのだろう。(1) 死別後二年が経過しても、志津江さんの意識はそれらから距離を取り、客観的合理的に処理できるまで回復していない。そのため、防衛的な心理機制が働き、部分的に解離が生じているのではないかと思われた。

志津江さんと良雄さんの親きょうだいとの関係（病気発覚前）

良雄さんと志津江さんは同い年だったので、良雄さんの七人きょうだいのうち、上五人は志津江さんより年上であった。長兄を除くと、あとは全員女性だったので、志津江さんには義姉が四人と義妹が一人いたということになる。対外的なことは、社交的な良雄さんが一手に引き受けていたことを合わせて考えると、内向的な志津江さんが無理をして親戚づきあいに心をくだかなくても、女手の多い小泉家の中では誰も困らなかったのではないか。ちなみに、志津江さんは毎年、お盆には「盆火を焚いたり、ちゃんとやってます」と言っていたが、それは実家の母親のしてきたことを踏襲しているという意味で、小泉家のやり方を教わったわけではないようだった。良雄さんの長兄が実家に寄りつかないため、次男の良雄さんが、長男のような役割を果たしていたということであったが、志津江さんは、「長男の嫁」のような役割を果たさなくてもよかったのではないかと思われる。

志津江さんを振り回した言動

良雄さんは病状を告知されてからも放射線治療を受け、その一ヶ月後に治療の限界を告げられるまでは、治りたい一心で闘病していた。しかし、放射線治療は奏効せず、緩和ケア病棟に移るよう勧められた。

ここで少し当時の緩和ケア病棟事情について説明しておこう。緩和ケア病棟は、「緩和ケア」を専門的に受けられる病院で、キリスト教系の病院ではホスピス、仏教系の病院ではビハーラ病棟と呼ばれているところもある。(2)「緩和ケア」は、生命を脅かす疾患に罹患した患者とその家族の人生の質（Quality of Life）を高めるためのケアを提供するために、専門的な知識と技量をもった医師・看護師・薬剤師・介護士・ケアマネージャー・ソーシャルワーカー・鍼灸師・臨床心理士・チャプレンなど、多職種が連携してケアチームをつくり、ニーズのあるところに出勤すれば、本来はどこでも成立するものである。つまり、緩和ケア病棟でなければ受けられないというものではない。事実、在宅緩和ケア支援診療所では、がんやエイズの終末期患者だけではなく、難病や認知症などの患者も診ている。しかし、日本の緩和ケア病棟では、積極的な延命治療を終了、あるいは中止した悪性腫瘍（がん）、もしくは後天性免疫不全症候群（エイズ）の患者しか受け入れていない。

緩和ケア病棟は一般病棟と比べると、患者一人当たりの病室面積が広く、個室が基本である。また、付き添いの家族がくつろげるような設備も整っている。医療スタッフは、がん性疼痛や終末期がん特有の諸症状がもたらす苦痛や不快感を和らげることを第一に考えるほか、全てのスタッフが、患者と家族の心理的、社会的支援を連携して行う。また、様々な人たちがボランティアで関わり、患者と家族の入院生活が暖かみのあるものになるよう支えている。ただ、病床数が非常に少ないため、入院審査を受けてからの待機期間が長く、入院数日後に患者が死亡することも少なくない。そのため、がん患者の中で緩和ケア病棟は、「死」のイメージを強く喚起する場所となっている[3]。

このような事情もあり、志津江さんにとっては医師から治療の限界を告げられ、緩和ケア病棟に移るように勧められてからの一ヶ月が、一番大変な時期だったようだ。

「六月になって、緩和ケア病棟に移るように言われたんです。強制的にそういう話しだったんですけども、その、一人部屋に行ったもんですから、私たちはそこで、最終的にそこでいてほしいって最初は思ってたんです。でも駄目だって、なんか一方的に言われて……」

〈はい……一般病棟の個室に、ずっといたいと思ってたんですか？〉

「はい」

〈はい〉

「でももう、入れ代わり立ち代わり、あの、緩和ケア病棟に行くように言われて。その時に、うん……きょうだいたちが反対したんですよ。あ、私のきょうだいじゃなくて、主人のきょうだいたちがいたもんで、そんな所に入れるのかという話で」

〈はい……〉

「何とか別の方法があるんじゃないかというような話で……。で本人は、あの、すごく体力的にも落ちてきたし、人に会うのも苦痛だったんです。会社の人とか……」

〈ああ、そうですね……〉

「自分のきょうだいとかにも、あの、会いたくないと言ってましたし。私は、その、移るという話を知ったとき、みんなに、「見放す気か」とか何とか言われて、「もっと別な方法を考えろ」とか言われて、それも……。本人はもう、わかってたので、そういうような気もないのに何とか言われて……。主人のきょうだいから、いろいろ連絡っていうのが私にきてたんで、そのつど何度も同じことを説明して」


良雄さんの母親は九十代だが、かなりしっかりしておられ、きょうだいたちも夫婦共に皆元気で、誰も身近な人を看取った経験がなかった。おそらく良雄さんの母親もきょうだいたちも、突然の思いがけない報せに衝撃を受け、現実のこととして受けとめられなかったのであろう。良雄さんが見舞いを断わったこともあり、もともと口下手で人づきあいの苦手な志津江さんに、良雄さんのきょうだいたちから次々と電話がかかってくる事態になったことがうかがえる。

志津江さんは、良雄さんのきょうだいたちのかけてくる電話に出ては、同じことを何度も説明しなければならなかった。自分の口から出た言葉を自分の耳で確認する。その内容が嬉しいものであれば、心は明るくなるだろう。しかし、受け入れ難い現実を繰り返し説明しなければならなかったことは、志津江さんの予期悲嘆でどうにもならない心身の状態をますます追いつめることになった。志津江さんは、精神的におかしくなってしまったとふりかえっている。そんな志津江さんを苦境から救ったのは、良雄さんだった。

良雄さんの出した助け舟

「私が辛そうだったのを見たのかどうかわからないですけども、きょうだいたちの窓口を一本化しろって言われて。義妹だけ通して、あとはみんなに言ってもらうようにしてくれたんですよ、その時に」

〈ふーん……義妹さんだけにパイプ役になってもらうって、ご主人が決められて……その後は、楽になられましたか?〉

「そうですね、何回も同じことを説明しなくてよくなったっていうのと、結果報告っていうか、こうしますっていうのを義妹に伝えるだけでよくなったっていうか。

結局は、本人があんまり会いたくなかったようなんですね。誰にも会いたくない。私のきょうだいたちにもあんまり会いたくない……。自分がだんだん痩せていったし、あの、もとのからだじゃなくなっていく状態を見てほしくなかったんだと思いますけど。もともとはすごくあの社交的な、人と会うことが好きな人だったんですけど、それがかえってあれで……。会いたくなくなったのかどうかわからないんですけど、会うのを嫌ったんです。

と、そんなこんなで、で、自分で考えだした方法なんだろうけども、あの、そういうこと決めてくれたんです」

良雄さんの指示に従い、志津江さんは良雄さんのきょうだいたちとの窓口を一本化してもらったことで、ひとまず落ち着きを取り戻した。

家族で下した決断

良雄さんの症状の進行は顕著で、それを肌身で感じる家族は、緩和ケア病棟への入院を検討し始めた。しかし、良雄さんと直接会うことが適わない良雄さんの母親ときょうだいたちの考えは、変わらなかった。

「それで一ヶ月ぐらいかかったんですね。あの、きょうだいを……きょうだいとか、あの、義母とか、納得させるまでに。納得はしなかったんですけど、結局はあの……義母のほうは全然、最後まで納得はしなかったんです。

で、そういうことで、そんなこともあったし、病院の先生からも言われて。で、行くことに、行くっていうか、最終的には、結局は、本人と私たちが「家族ですから私たちが看ます」っていうことで……移ることにしたんですけども」

息子に先立たれる母親の悲嘆は想像に余りある。しかし、だからといって、彼女が良雄さんにとって最善の選択をできるわけではない。また、良雄さんのきょうだいたちは皆、近所に住んでいるわけではなく、遠方で暮らしている人も多かった。実際に、迫り来る「死」に対する恐怖や辛さを分かち合いながら、次々に立ち現われる現実的な問題に責任をもって向き合い、最後まで良雄さんに寄り添えるのは、志津江さんと子どもたちをおいて他にはなかった。何より良雄さんがそれを望んでいた。

良雄さんの親きょうだいは、窓口を一本化した後も簡単には納得しなかったが、良雄さんの病状の進行は、良雄さんと志津江さんにさらなる決断を促した。志津江さんは、良雄さんの親きょうだいに「家族ですから、私たちが看ます」という言葉で、「それ以上の口出しは無用」だという意向を伝え、緩和ケア病棟に移行する手続きを始めた。

（2）「遠くから来た親戚」

患者の親族が、治療方針や療養環境に口を出して、終末期医療・介護の現場を混乱させることは、特に珍しいことではない。緩和ケア医の新城拓也は、医師から治療の限界を告げられ、緩和ケアへの移行を決めた患者・家族の親類縁者が、ある日突然病院に現われ、激しい怒りを爆発させ、治療関係を崩壊させることがあり、そういう親類縁者が「遠くから来た親戚」という隠語で呼ばれていることを明らかにしている。

「遠くから来た親戚」（カリフォルニアの親戚ともいうそうです）は、こんな時に登場します。ある日病院に来て居丈高に「一体どうなっているんだ！ちゃんと治療はしてるのか！医者を呼べ！」と、病院の職員を恫喝し、それまで患者さんと家族との対話を通して築き上げ、前に進んできた道を全て壊してしまうという逸話です。「オレはこの治療をするべきだと思う」「こんな状態で何で何もできんのだ」ととにかく怒っている。この「遠くから来た親戚」というのは、病院で働く医療者の間の隠語のようなものですから、敬遠される人、もしくはできれば関わりたくない、起きてほしくないことの隠喩として、語られています（新城二〇一一）。

小泉良雄さんの親きょうだいは、良雄さんに見舞いを断られて病院に来なかったので、「遠くから来た親戚」にはならなかった。しかし、医師の告げた「治療の限界」を断固拒否し、延命の可能性を追い続け、緩和ケア病棟入院の話に憤るなど、「遠くから来た親戚」と類似した心性をもっていた。もしも誰かが思いつめて良雄さんの意に反して病院に行き、医療関係者に直接自分の思いをぶつけていたら、間違いなく「遠くから来た親戚」という隠語で呼ばれる存在になっていただろう。志津江さんが精神的に追いつめられながらも、良雄さんの親族に対応し続けたことや、良雄さんが妹という窓口を残し、親族との関係を断ち切ってしまわなかったことは、良雄さんの親族の「遠くから来た親戚」化を防いだのではないかと思われる。

それにしても、なぜ、「遠くから来た親戚」は、主介護者に代わって患者の世話が十分できるわけでもないのに、患者と主介護者と医療関係者に対して、「突然」、「激しい怒りを爆発させ」、抗議行動を起こすのであろうか。客観的に見ると常軌を逸した行動に走っているように思われるのだが、当の本人たちはそのことに気づいていないのか、強硬に自己主張する。いったい彼らに何が起こっているのだろうか。

公認されない予期悲嘆

往々にして遠方に暮らしている親類縁者は、患者の病状の経過や患者及び主介護者の心身の状態を直接感知できない状況で、余命告知をされた事実やその後の治療方針を聴くことになる。患者の身に迫る命の危機を知り、衝撃を受け、我がことのように患者の身を案じても、患者とその家族は、次々に立ち現われる緊急を要する問題への対応に追われており、離れて暮らす親族への対応は二の次とならざるを得ない。医療関係者も、患者と主介護者には告知を行ない、治療方針に同意を得、治療計画を実行するために意思疎通を図るが、遠方の親類縁者にまでは守秘義務の関係もあって普通関わりをもたない。親類縁者の立場に立つと、蚊帳の外に置かれた状態になるのである。

グリーフケアに携わる心理臨床家の間では、「公認されない悲嘆」（Disenfranchised grief）が複雑性悲嘆と深く関連していることは、すでに認知されている（Doka 2002）。すなわち、公に認識されない悲嘆を経験している人は、大きな喪失体験に伴う正常反応として悲嘆反応を経験していても、そうとは見なされないため、社会性、時には精神的に問題ある人物と見なされる。暗黙のうちに形成されるそうした評価に気づいても、「公認されない」立場で悲嘆反応を経験している人は、まさに「公認されない」「悲嘆反応を経験している」がゆえに、自分自身の力で、そういった周囲の認識を改めさせることがきわめて難しい。周囲の無理解と批判的まなざしに深く傷つき、さらに「公認されない悲嘆」が繰り返し誘発されると、心理療法や精神科的な治療を要する複雑性悲嘆にいたるケースも出てくる。病院関係者が「ある日突然現れた」と感じる「遠くから来た親戚」が、じつは末期告知の事実を聴いたときから悲嘆反応を経験していたとしたら、その人は「公認されない悲嘆」を経験していたということになるのではないだろうか。

また、予期悲嘆は、死別後に生じる通常の悲嘆反応とよく似ているが、非常に激しい怒りや、感情コントロールの喪失、異常な反応と結びつく程度が高いことが明らかにされている（Gilliland and Fleming 1998）。日常生活を共にしていない近親者は、患者の身近にいて、日々、患者の状態を感知できる家族や医療関係者とは異なる辛さに身を苛まれる。親類縁者が、患者や家族にとっては暴力的とも感じられる無責任な口出しをし、医療関係者に対しても居丈高に激しい抗議行動に出るのは、彼らもまた患者の身に起こったことに強い衝撃を受け、予期悲嘆を経験しているからではなかろうか。

患者と家族が強い予期悲嘆の渦中にあれば、親類縁者の悲嘆反応に冷静に対応する余裕はないと思われる。医療関係者は親類縁者と直接関わることがない。個々の親類縁者の患者に対する主観的距離感や悲嘆反応を置き去りにしたまま、医師の勧告で、患者を未知の領域（治療の限界→緩和ケア）に連れていこうとすることへの抵抗感が、予期悲嘆によって過敏になっている情動的反応や行動的反応と結びついた時、激しく怒り狂う「遠くから来た親戚」を生み出すのではないかと思われる。

緩和ケアに対する理解不足

だが、たとえ「遠くから来た親戚」が、公認されない予期悲嘆を経験していたために、激しい情動を自制できなかったのだとしても、良雄さんの親きょうだいたちにもみられたような、緩和ケアへの移行を断固拒否する姿勢には、疑問を呈さざるを得ない。

WHOの定義によると、緩和ケアは、「生命を脅かすような疾患による問題に直面している患者とその家族に対して」行なわれる「Quality of Life を改善するアプローチ」であり[5]、疾患の早期から、痛みやその他の身体的問題、心理社会的問題、スピリチュアルな問題に関して、適切なケアを提供することが望ましいとされており、本来なら終末期に限定して提供されるケアではない。したがって、理念からいえば、緩和ケアへの移行を勧めることは、決して患者を見放すことにはならない。だが、実際に医療現場では、「遠くから来た親戚」という隠語ができるほど、緩和ケアを頭から拒絶する親類縁者の来訪を受けている。いったいなぜなのだろうか。

まず考えられるのは、まだ日本では緩和ケアが普及していないため、断片的な理解にもとづく先入観に支配された人が、不適切な行動に及んだのではないかということである。実際、平成二十三年三月に発表された『あなたの思いを聞かせてください！がん対策に関するアンケート調査結果報告』（厚生労働省、平成二十二年度がん対策評価・分析事業）を見ても、「「緩和ケア」の意味を十分知っていた」と回答した人は二二・七％に留まっている[6]。緩和ケアに対する理解が不十分な場合、「有効な治療法がなくなったので、早急に退院して緩和ケアに移行するように」と勧められたとき、緩和ケアを「見捨てられた患者の受け皿」といったイメージで受け取ってしまいがちなのではないだろうか。

ちなみに、本調査で得られたデータでは、緩和ケアへの移行を具体的に検討し始めたとき、患者の闘病を傍で見てきた家族は、詳細な情報を得るにしたがって不安より期待が大きくなる、もしくは安堵する傾向が強い[7]。他方、当の患者は、人によって程度の差はあるが、葛藤と無縁でいられる人はいないようだった。特に闘病意欲が強い患者は、「緩和ケア病棟」のことを「あそこに行ったら終わりだ」というふうにみていることが多く、緩和ケア病棟への入院を打診するだけで絶望し、激昂することもある。

確かに、現在日本の「緩和ケア病棟」では、がんとＨＩＶの最末期の患者しか受け入れておらず、「死期の迫った人が入る所」という一面があることは否めない。だが、既述した通り、そもそも緩和ケアは、生命を脅かすような疾患の早期から提供されることが望ましいとされており、最末期のがん及びＨＩＶ患者だけを対象とするケアではない。また、緩和ケアは、緩和ケア病棟でしか受けられないケアでもない。緩和ケア病棟の一面的なイメージだけで緩和ケアを全否定するのは、じつは早計なのである。

だが、実際には、「有効な治療法がない」という医師の言葉と、緩和ケア病棟から想起される死のイメージが、緩和ケアに対する先入観を規定してしまっており、そこで思考停止に陥ってしまう人が少なくない。そういう傾向は、患者だけではなく、家族にも親類縁者にもみられ、「がん難民」の増加という社会現象も生じている。

医療技術への過信

「がん難民」の定義は、二〇〇六年の時点では、まだコンセンサスを得られたものがなかったようである[8]。管見では、主治医に「(手術、抗がん剤治療、放射線治療を三本柱とする標準治療では)有効な治療法がなくなった」と告げられたことで、「見放された」と思い、緩和ケアへの移行を勧められても受け入れられず、自分に適した未知の治療法と信頼できる主治医を探し求め、さまよっているがん患者を、「がん難民」と表現することが多いように思われる。

小泉良雄さんの場合は、病状が特異だったせいか、治療法がないと告げられてからも医師とのコミュニケーションが保たれ、一般病棟の個室から退院させられることもなかった。病状の進行が早く、きびしい現実を受けとめるためには、病院の個室という日常世界から切り離された時空で、夫婦二人で過ごすことが重要だったようにも感じられた。

緩和ケア病棟への移行に向けて前向きに動き出すまでの一ヶ月間、小泉良雄さんが過ごした状態を「がん難民」と表現するのが適切なのか不適切なのか、筆者には判断がつきかねる。しかし、良雄さんが緩和ケア病棟に移ることを反対し続けた良雄さんの親族は、緩和ケア従事者を辟易させる「遠くから来た親戚」と同様に、「がん難民」たることを肯定する存在だったといってもよいように思われる。

緩和ケア医の岡部健は、「治療の限界」を告げられた後、このように多くの人にみられる「がん難民」志向は、「医療技術への過信」に起因しているという。これは現代の日本社会に特徴的な現象だが、医療界の共通認識と一般的な認識にはズレがあると指摘し、このようなズレが生まれた経緯について考察している。以下に岡部の考察の要約を紹介する（岡部 二〇〇九、一一－一六）。

日本の医療技術は、昭和三十年代から四十年代後半にかけて、飛躍的に進歩した。昭和四十年代の医療界は、「技術を進歩・向上させていけば、すべての疾患はコントロール可能かもしれないという希望に満ちた雰囲気の下」にあった。しかし、「治療成績を正確に評価し続けた結果」昭和六十年頃になると、「医療技術には限界点がある」ということを認めざるを得なくなった。今では、「病気の進行があるレベルに達すると、どんな治療技術をもってしても治癒は見込めない」ということは、医療界の共通認識になっている。このような共通認識が形成される過程で、緩和ケアの重要性が認識されるようになった。だが、このような医療技術観の歴史的経緯は、一般には十分に伝わっていない。

むしろ、昭和三十年代に国民皆保険が導入され、昭和四十年代後半に老人医療費支給制度が実施され、介護入院施設が急増すると、高齢者は家庭や介護施設ではなく、病院に入院して人生最後の時期を過ごすという流れができた。それが患者や家族に「病院に入れさえすれば医療も介護もすべて何とかなる」という大きな誤解や、「病院に行けば治る」という信仰にも似た思いを抱かせ続ける要因となった。

このように「病院に行けば治る」という信仰にも似た思いを無意識に抱いていた人にとって、自分自身、及びきわめて関係性の濃い人に告げられた治療の限界の告知と退院勧告は、大きな喪失体験となると考えられる。治療の限界の告知が引き金となって、様々な形で予期悲嘆を経験している関係者が相互に絡み合うと、精神的に追いつめられる人が出てくるのも、無理からぬことだと思われる。

親類縁者に追い詰められなかった主介護者の特徴

小泉志津江さんのように、親類縁者に追いつめられる主介護者がいる一方、看取り経験が豊富な介護者は、親類縁者の感情的もの言いのような、最終的に責任を負えない立場からの口出しに、あまりふりまわされないことがうかがえた。これらの人たちは、人が病み、弱り、死にゆく過程に主介護者として付き添ったことが一度ならずあるため、ある程度先の展開が読める。治療の限界を告げられ、そこで感情が大きく揺れたとしても、それを否認する方向には走らず、むしろ来るべき時が来たという受けとめ方をして、すぐに次に打つ手を考える傾向が強い。医療技術だけではなく、医師や看護師に対しても過大な期待は抱いておらず、どちらかといえば個々人の限界を見極め許容しながらコミュニケーションを取っていたように見受けられた。介護経験が豊富な人ほど、概して現実的で、他者への依存心が薄いといってよいかもしれない。

このように、家族（近親者）を看取るにあたって、経験知と実績がある介護者は、たとえ予期悲嘆を経験していたとしても、どこかで冷静に全体の流れを俯瞰する視点をもっていた。一度も看取ったことのない親類縁者が、感情的に何かを言ってきたとしても、「ああ、そういう風に思ったか」というような、距離をおいた受けとめ方をする傾向もみられ、相手のペースに巻き込まれて判断の軸がぶれることは少なかった。

本書の介護経験豊富な協力者たちが、そのような境地にいたるまでには、それぞれ幾多の問題に直面し、葛藤や苦悩を経験しながら介護を続けてきた背景があり、どの人も最初から他者の感情的な言動に冷静な対応をしてきたわけではない。介護者の経験知と実績の蓄積が、経験が浅い親類縁者の感情的な言動に接しても深刻な影響を受けない自己肯定感をつくっていくのではないかと思われる。

2　伝わらなかった告知内容

がんの「告知」において、「死」の予期が患者と家族に与える影響を配慮し、「いかに告知をするか」を論じた先行研究は少なくない[9]。日本では、患者よりも先に家族に対して余命が伝えられ（Ngo-Metzger et al. 2008）、家族が、患者にどのように告知するかを判断することが多かった（Gabbay et al. 2005）。また、医師は、「告知」が患者や家族に与える悪影響を考えて、告知の仕方を変えているという報告もある（岩崎ほか 二〇〇二、八七）。患者に及ぼす悪影響に配慮して病名を告知しないという決断をした家族は、患者が自然にがんだと気づくことには肯定的で、真実を曖昧に伝えることを好む傾向があるとも指摘されている（谷村ほか 二〇〇二）。がん患者への「告知」は、ことほどさようにセンシティヴな問題であり、議論が絶えない。

岩崎郎子らは、「告知」を聴いた患者や家族の受けとめ方が、医師の思惑とは異なりがちであることや、病名の曖昧な伝え方が、コミュニケーション不全をもたらしがちであることを報告している（岩崎ほか 二〇〇二、八八‐九一）。「がん」と告げられた患者のうち、約半数は医療者と言語的コミュニケーションが取れていたが、医療者の経験知にもとづく判断で、病名を曖昧にしたまま「治療方法の説明」をした患者とは、うまくコミュニケーションが取れていなかったのである。

そこで本節では、病名を正しく認識できなかった家族が陥った危機的状況を紹介し、なぜ、そのような事態に陥ったのか、そのような事態を招かないようにするにはどうすればよいのかを論ずることにする。

（1）病名が認識できなかった家族

牧野久子さん（昭二十四）は、同居している実母の上田雅代さん（大六）を緩和ケア病棟で看取ったことが機縁となり、本調査に協力してもらうことになった。しかし、じつはそれ以前に、牧野さんには結婚当初から同居していた義父母が同時期に寝たきりになり、六年間も自宅で介護を続け看取った経験があった。そのように介護経験が豊富な牧野さんが、実母の終末期介護では病名を正しく認識できなかったために適切な手を打てず、患者も含めて同居家族全員が心身を病む危機的状況に陥った。

牧野久子さんが義父母を看取るまでの経緯

牧野久子さん（昭二十四）は、上田義之（大二）・雅代（大六）夫妻のもとに四人兄弟（長男（昭十七）、次男（昭十八）、三男（昭二十一））の末っ子として誕生した。

義之さんと雅代さんは、かつて中国の青島で暮らしていた。義之さんには学歴があり、中国ではそれなりの暮しを営んでいた。しかし、敗戦により、着の身着のままで日本に引き揚げてきてからは、大変苦労したという。

久子さんは二十一歳で、牧野家の次男である夫（昭二十三）と結婚した。当時七十四歳の義父（明二十九）は、小学校の校長まで務めた人で、久子さんの実父（大二）を教えたこともあったという。当時六十二歳の義母（明四十一）も師範学校を出ており、上品で良識的で芯の強い人だった。義父母は、足が悪かったり（義父）、目が悪かったり（義母）、年齢相応に身体機能の低下が見られたが、久子さんにとってそれは大きな問題ではなかった。久子さんは、結婚と同時に義父母の家に入り、同居生活が始まった。結婚三年目に義兄が三度目の結婚をしたのを機に、久子さん夫婦は義父母の家を出て社宅に移った。長男である義兄の家族が、いずれ義父母と同居することになるのを見越してのことだった。しかし、結局、義父は義兄の家族ではなく、久子さんたちと暮らすことを望んだ。久子さん夫婦は、郊外に小さな家を建て、義父母を迎え入れた。

住宅ローンを抱えた久子さんたち夫婦は共働きをして、義父母と二人の子どものいる一家六人の家計を支えた。義父母は、身体能力は年々落ちていったが、精神的支柱として家庭内の秩序を整える役割を果たしてくれた。また、若い夫婦が外で働いている間、二人の孫娘たちに細やかな愛情を注ぎ、それぞれの好奇心を引き出すような育て方をしながらきちんと躾もしてくれた。後に久子さんが「穏やかな木漏れ日のような感じ」と述懐した時期が、二―三年続いた。

結婚して八年目頃、徐々に体が不自由になってきていた義母が、パーキンソン病であることがわかった。久子さん夫婦は、義母の本格的な介護に備えて、郊外に比較的広い一軒家を新築することにした。久子さんは少しでも収入を得ようと昼夜なく働き、夫は転勤を回避するために労働組合の委員長職に就いた。

二年後、新居の建設中に義父が心筋梗塞で倒れた。入院中、認知症が一気に進んだ義父は、退院して戻ってきたときには、弄便《ろうべん》するようになっていた。新居に移ったと同時に、義父、義母ともほぼ寝たきり状態になった。しかし、経済的な事情で久子さんは仕事を辞めるわけにはいかず、義父母を施設に預けることもできなかった。

義母は事情をよく理解しており、不自由な身体で、できるだけ義父の世話をしようとした。義母は、多忙な久子さんがどれだけ待たせても、いつも久子さんをねぎらい、感謝の気持ちを伝えた。義母の家族に対する配慮と謙虚さ、そして「少しでも自分が邪魔になっていると感じたら、自害しかねない」誇り高さは、久子さんに「何としてでもがんばらねば」という気を起こさせた。

しかし、その実情は、寝るときも部屋の戸を開けておき、義父が起きる気配がすると、夜中でもさっと起きて飛んでいくという状態だった。常に睡眠不足で疲労がたまっていった。「負けてたまるか」という思いだけで乗り切ってきたが、当時は愚痴をこぼす元気もなかった。

この時期、久子さんが一番重く考えていたのは、子どもたちへの影響である。義父母が二人とも寝たきりになった当時、長女（昭四十七）は小学校六年生、次女（昭五十）は二年生だった。久子さんは子どもたちが、「この人たちがいなければ」と考えるような子に育っては困ると思っていた。そこで「おばあちゃんたちは後どのくらい生きられるかわからない。自分たちがこれから生きる時間の長さと比べて、おばあちゃんたちを気持ちよく過ごさせるためには、どっちが大事か考えてほしい」と話して聞かせていた。その上で、「今、やらなくても間に合うものは我慢してほしい。でも、自分が本当にしたいことがあったら、我慢せずに全部言うように」と言っていた。

牧野家には日頃から、近所の人たちや、久子さん夫婦の職場の人たちがよく出入りしていた。久子さんの明るさと面倒見のよさに応えて、牧野家の事情がわかっている友人・知人たちが、義父母や子どもたちのために動いてくれることも少なくなかった。たとえば、冬場になると、子どもたちをスキーに連れて行ってくれる仲間たちがいた。そのおかげで子どもたちは競技で東北大会まで出場できるようになった。久子さんは、片道二八〇円のバス代を節約して自転車通勤を続け、毎日五六〇円ずつ入れていた貯金箱から、子どもたちをスキーに連れて行ってもらう費用や合宿代を工面した。

子どもたちが成長するにしたがい、義父母の症状は進み、久子さんと子どもたちにかかる介護負担は大きくなっていった。夫は仕事柄、接待で遅くなることが多かったため、義父の下の世話に振り回される母娘の苦労を、直接見る機会がほとんどなかった。久子さんが夫に介護を手伝わせなかったのは、明治生まれの義母の考えを立てたからでもあったが、割り切れない思いの長女が、「私は結婚しない」、「なんでお母さんだけが、こんな思いしなくてない（どうしてお母さんだけがこんな思いをしなければならないのか）」と言い始め、父親に怒りを向けるようになった。久子さんは、父親の威厳が保たれるよう長女を諭しつつ、夫には「ウソでもいいから、（長女に）「お前、頼むな」っていうふうに、言ってやってくれ」と言っていた。しかし、長女が「ちょっと勘違いしたもの言い（日頃の不満を爆発させた）」をしたとき、父親は他の家族の目のないところに連れて行き、「歯、食い締めろ」と言って往復ビンタをした。「なんで怒られたか、後で書いてよこしなさい」と言われ、長女は何か思い当たることがあったのであろう。反抗はそれで終わった。

新居に移ってから五年後、義父は認知症が進み、久子さん以外の人を認識できなくなった。義母にも相談した上で、久子さんは、福祉課を通して義父を預ける施設を紹介してもらうことにした。調査に来た福祉課の人は「もう家庭看護の域を超えています」と言った。義父は病院に入院し、一ヶ月後に亡くなった。義父が亡くなると、気持ちの張りがなくなったのか、義母の状態が急激に悪化した。せん妄状態に陥り珍騒動を起こすこともあった。義父が亡くなった八ヶ月後、義母は家族が見守るなか、しっかりと次女の手を握りしめ、しぼり出すような声で「絶対に守ってやるからな」と言った後、義母らしく「ありがとう」と言い遺して旅立った。

久子さんが両親を引き取った事情

義母を見送ると、遺された家族は、それまで一丸となって続けてきた介護中心の生活から一挙に解放された。夫は労働組合の委員長職を辞し、間もなく転勤になった。長女は高校生、次女は中学生になっていた。久子さんは働き続けながら、大学の通信講座で応用心理学の勉強を始めた。

一方、久子さんの実家では、長年、嫁姑の関係がうまくいかず、家庭内で緊張関係が続いていた。久子さんによると、実母の雅代さんが兄嫁を気に入らず、「長兄たちに家庭らしい、家族としてのぬくもり」を味わわせないような状態をつくりだしていたという。長兄には二人の息子がおり、二人とも良い青年に育っていた。母親（兄嫁）の育て方に問題があるとは思えず、自分も嫁の立場を経験していたので、兄嫁が気の毒な状態にあることが察せられた。

久子さんは、雅代さんが長兄の家族のことを悪く言っても、決して同調しなかった。むしろ、雅代さんをたしなめたので、雅代さんは「なんだい。いつもこうなんだ。本当にろくでねぇ、ろくでねぇ」と言っていた。雅代さんは、久子さんが寝たきりになった義父母を介護していた頃、久子さんのところに遊びにきても、久子さんを手伝ったりいたわったりすることは一度もなかった。それどころか、病気のせいでどんどん痩せていく義母の姿を見て、「はー、やだやだ。こんなにはなりたくないねー」と言ったりした。久子さんは、雅代さんのことを「どうやったら、こう、いっぺんに気分を悪くさせることができるのかなぁ」と明るく嘆いた。

久子さんは、大陸に全財産を置いて引き揚げてきた両親が、骨身を削って働いてきた姿も、子どもたちのために様々な工夫を凝らして手に入らないものの代替品を調達してくれたことも覚えている。自分の母親の悪口は言いたくないという気持ちも強い。しかし、インタビュー全体を通して振り返ると、母親の「いじわるばあさん」ぶりに、ずいぶん苦労されたであろうことは、十分察することができた。

牧野の義父母を見送ってから四年後、久子さんのところに来ては、不平不満を言い募る雅代さんに同情した娘たちが、久子さんに雅代さんとの同居を勧めた。娘たちは、雅代さんが亡き義母とは全然違うタイプの人だということを、まだよくわかっていなかった。

当時、長女は高校を卒業して地元で公務員になっており、次女は全寮制の高校に行っていた。久子さんは、仕事を続けながら、自分の関心に沿った勉強をしていた。

久子さんは夫に相談した。実父母と暮す長兄にも相談した。実父母に、同居の条件（例：子どもたちの進路や教育方針が気に入らなくても、口出ししないこと等）を受け入れられるか確認した。不安材料がないわけではなかったが、久子さんたち夫婦は、久子さんの両親を引き取ることにした。

告知――父親が理解した話

雅代さんは同居する三年前に、大腸ポリープの除去手術をしたとき、人口肛門（ストマ）になった。その後遺症で股関節痛が持病となり、三年毎に右の股関節、左の股関節と手術を受けていたほか、定期的に通院治療を受けていた。介護保険制度ができてからは、ケア・マネージャーの訪問を受けるようになった。

同居を始めてから十六年目の一月、雅代さんが腹部の痛みを訴えた。久子さんは患部の様子から帯状疱疹を疑い、義之さんが雅代さんに付き添って婦人科に連れて行った。医師からすぐに総合病院で検査を受けるようにとA病院を紹介された。

この当時、久子さんの夫は東京に単身赴任中で、長女は結婚して牧野家と同じ市内に家族（夫、長女）と一緒に暮らしており、次女は就職して東京で寮生活を送っていたので、牧野家で暮しているのは、久子さんと久子さんの両親の三人だけになっていた。久子さんは、長年勉強してきたアーユルヴェーダ（インドの伝統医学）のサロンを開いたばかりで、まだ経営が軌道に乗っていなかったため、店を空けて病院に行くこともできず、A病院にも父親の義之さんが付き添って行った。

雅代さんがA病院で検査を受けた後、病院側から、「検査結果は、お父さんも一緒に聴きに来てください」と言われたという。当時八十八歳の雅代さんと、九十二歳の義之さんに対して、麻酔科の医師がどのような告知のしかたをしたのか、今となってはわからない。義之さんは、医師から「原因はわからず、高齢なので手術もできないと言われた」と、久子さんに伝えた。義之さんは、「とにかく痛みを取ってやってほしい」と頼み、薬の調合のしかたを教えてもらい、それから一週間ごとに、雅代さんに付き添って、A病院の麻酔科に通院するようになった。

久子さんによると、義之さんは「俺に任せとけ」という感じで、雅代さんの世話をしはじめたという。麻酔科に通院するようになると、処方された薬が効いて痛みが和らぎ、雅代さんの状態は安定した。

四月、音信不通だった次兄が死去したとの報せが入った。久子さんと義之さんは、状態が安定していた雅代さんを自宅に残して東京まで行き、次兄の遺体を引き取って荼毘《だび》に付した。その後、次兄の荷物の整理、各種書類の提出等の一連の手続きに奔走した。

五月、次兄の葬儀を済ませた頃から、雅代さんの状態が一ヶ月毎に、みるみる悪化して行った。激痛のせいなのだろう、手すりをわし摑みにしていたり、幻覚を見ている感じが出てきたりした。

八月、朦朧としてきた。そういう状態になっても、雅代さんはストマの洗浄を人に任せず、おしめも拒否し、トイレ介助も拒絶した。心配して手を差し出した久子さんに、「触るなぁー！」と絶叫したり、夜中にベッドから転げ落ちて失禁したりしたこともあった。雅代さんの絶叫は、近所中に響き渡るほどすさまじかった。雅代さんが激痛のために、自分でストマのふたを外してしまうと、たとえ夜中であっても撒き散らされた排泄物で汚れたものを全部取り替え、掃除もしなければならず、それが一番大変だった。

雅代さんの症状が悪化するにしたがって、久子さんも直接介護に関わる頻度が増えていった。久子さんは、なんとか雅代さんが痛みを感じずに済む方法を見出そうと、介護用品や道具を探し、色々試してみたが、何を試しても効果は短期間しか持続しなかった。雅代さんの激烈な反応と、明らかに異常な言動を前に、家族だからこそ感情的反発を感じ、怒りもしたが、同時に途方に暮れてもいた。

やがて介護疲れのためか、義之さんの目が見えなくなった。検査の結果、義之さんは黄斑前膜《おうはんぜんまく》だと診断され、手術を受けることになった。義之さんは、雅代さんの世話をするどころではなくなり、久子さんは、ひとりで雅代さんと義之さんの主介護者を務めなければならなくなった。

久子さんの精神的危機

久子さんは、義之さんの入院・手術に付き添うために、雅代さんを一時入院させようと、両親がかかっているA病院から紹介されたB病院に行った。そこで対応に出て来た看護師の態度は、久子さんにとって思いがけないものだった。

「紹介状を持って行ったら、そこの看護師さんが、私の人格を否定されるような、「なんでここまで言われなくちゃないの」みたいなことを、「家族が休みたいから姥捨てみたいにここによこすのか」とか、「A病院で引き受けられないような大変な患者を、私のところによこすんですか」っていうようなことを言われたんです」

一方的に「病気の親を厄介払いしに来た家族」として扱われたことに、久子さんは衝撃を受け、激しく動揺した。事実は全く違ったが、それを相手に理解してもらうために使う余力など、この時の久子さんにはなかったのではないかと思われる。この看護師が次に話題にしたことも、久子さんを著しく傷つけた。

「それから「ベッドの差額をどこまで払えるか」って言われたんです。それで、「一万までしか限度がない」って言ったんですね。「一ヶ月としても三十万。三十万プラスαだったら、とにかく一ヶ月四十五万までは払えるだろう」っていう計算で行ってたので」

この看護師は、「厄介払い」される「病気の親」の身になって、不実な家族に反省を促そうとした訳ではなかった。もし、そういう思いが少しでもあったのであれば、雅代さんという人を看護するための留意点について、情報を得ようとするのではないか。しかし、そういうやりとりはなかった。「家族も厄介払いするような患者を預からなければならないこっちの身にもなれ」、つまり「非常に迷惑だ」ということを暗に訴えた上で、その代価を「どこまで払えるか」と聞いてきたのである。

若い時から、常に経済的なことに苦慮しながら、家族の介護に奔走してきた久子さんは、事前に介護保険についての最新情報を仕入れ、現実的に支払える金額を計算してから面接を受けにいっていた。そのため、面接では支払い可能な上限の金額を明確に言えたが、その胸中は、全く平静ではなかったという。

「もともと大変な母親じゃないですか。その、何言いだすかわからない母親なので、第三者に預けるっていうのが、怖いんですね。「出てってください」って言われそうな感じで。だけど、父親を入院させなくちゃないので、とにかく一週間でもいいからっていう感じだったんです。（中略）もう面接の時にいろいろ言われただけで、こっちはぺしゃんこになってたんです」

〈いやぁ……、なんか、まあ、大変でしたね〉

「すごいですよ。いやぁ、あの看護師さんは品もないけど、すごいなって思います」

ひとりでは背負いきれない介護負担に追いつめられ、久子さんは、藁にもすがる思いで面談に行った。ところが、初対面の看護師に、頭ごなしに人間性を侮蔑するようなことを言われた。母親をいつか預かってもらうかもしれないと思うと、とっさに感情をぶつけることもできず、久子さんは、鬱屈した感情にとらわれ、すっかり打ちのめされた。雅代さんをB病院に預ける気にはなれず、すべての物事が停滞した。

正しい病名の発覚

十二月三日、雅代さんのおしめに粘液が付着していた。それを機に、久子さんは「何かがおかしい」と思い始めた。久子さんはそれまで、雅代さんの激痛の原因が、持病の股関節痛にあると思っていた。だが、おしめに粘液が付着していたのを見て「これは股関節痛ではない」と確信した。

久子さんは、面談に行って以来連絡していなかったB病院に連絡し、一時預かってくれるように申し入れると、三日後に入院が決まった。入院後は、毎朝六時半に雅代さんの食事介助をしにいき、その後家に戻り、父親に朝食を食べさせてから出勤した。B病院で、雅代さんが治療を受けている様子はなく、食事だけが提供されているようだった。

雅代さんの入院中、ケア・マネージャーに、義之さんが雅代さんの主介護者の役割を担うのは、もう無理だろうと言われ、雅代さんを長期間預かってくれる施設を探すように勧められた。久子さんは、雅代さんの診断書をB病院で発行してもらい、老人ホームに入所を申し込んだ。
老人ホームの面接に行くと、担当者はB病院が発行した診断書を見て、A病院に問い合わせをしていた。久子さんは、面接官から「進行性のがんなので、うちではあずかれない」と告げられた。

〈その時に初めて、「がん」だってわかったんですか?〉

「初めてだったんです。「えーっ!」ていう感じで。で、「私たちはわかんなかったんです」って話をして」

B病院が発行した診断書には、「凶暴性あり」という記入があった。老人ホームの面接官に、「これどう思います?」と尋ねられ、「それは痛さのためだと思うんです」と久子さんが答えると、「そうですよね」という返事が返ってきた。老人ホームの面接官も、B病院の診断書の記述に驚いていることがわかった。

久子さんは、初めて面接に行った老人ホームで、正しい診断を聞かされることになったことに納得がいかず、その足でA病院に直行するとカルテの開示を求めた。A病院ではすぐに主治医である麻酔医に連絡を入れた。主治医が、すぐに外来で診察すると言ってきたので、雅代さんをB病院から寝台タクシーでA病院に運んだ。診察を受けると、そのまま入院することになった。翌日、検査が始まると間もなく、久子さんは呼び出された。

「もうそこで初めてわかったんですよ。もう「骨も何もぐずぐずして、神経に行ってます」って。だからもう「ここから帰るのは無理だから、C病院の緩和ケアのほうにすぐ行きなさい」って言われて」

雅代さんの絶叫や異常な言動は、想像も及ばない激痛のためであった。おまけに雅代さんは、明日亡くなってもおかしくないほど病気が進行していた。雅代さんの絶叫が想像を絶する激痛のためだったとわかると、久子さんの内心に鬱積していた感情的反発は雲散霧消し、全力で雅代さんを支えようという気持ちで一杯になった。約一ヶ月後、雅代さんは緩和ケア病棟に転院した。

緩和ケア病棟での看取り

緩和ケア病棟でも、雅代さんを診た医師は、「一週間もつか、もたないか」だと告げた。久子さんは、上田家の親族一同を招集し、切れ間なく誰かが雅代さんに付き添うようにシフトを組んだ。久子さん自身は、日中は仕事に行き、その代りに毎晩病室に泊まることにした。雅代さんに関する連絡事項や情報を皆で共有できるように、誰でも見ることができ、書き込むことができる連絡ノートを作って、決まったところに置いておくことにした。

雅代さんの余命を知った親族は、お祭りのように病室に集まってきた。久子さんは、病室に来た人が誰でも自由に飲めるように、冷蔵庫にアルコールを入れておいた。集まってきた子や孫たちが、そばで飲みながらしゃべっている雰囲気は、雅代さんを安心させた。

緩和ケア病棟でも処方される薬はどんどん変わっていったが、ペインコントロールはうまくいき、雅代さんの表情が目に見えて穏やかになっていった。医師たちの予想に反して雅代さんは危機を脱した。

一ヶ月たつと、親族たちの緊張感が薄れ、病室通いは持久戦の様相を帯びてきた。雅代さんも不機嫌になってきて、看護師たちに毒舌を吐いたり辛辣な態度をとったりする姿が見られるようになった。

二ヶ月を過ぎた頃、雅代さんの態度の悪さに耐えかねた久子さんは、父親や兄嫁の反対を押し切って、改めて余命告知をすることにした。

久子さんは、雅代さんに「あなたの娘に生まれてよかった」という話をした後、「ばあちゃんは、あと何日生きられるかわかんない。今まで我慢強く生きてきたのに、看護師さんにあれって、あんまりにも情けない。そばにいてくれる人に感謝の気持ち述べなきゃ、罰が当たる」と諭した。雅代さんは「何、お前ふざけたこと言ってんの?」と、気にする様子を見せなかった。しかし、その後は、久子さんに「(看護師さんに)ありがとうは?」と促されると、「ありがとう」と言うようになった。

結局、雅代さんは、緩和ケア病棟で一二六日(四ヶ月余り)を過ごし、最後に一日だけ危篤状態になって息を引き取った。

(2) ボタンの掛け違い

ランドウは、家族の予期悲嘆には、死という最終的な喪失だけではなく、患者が闘病生活を続ける過程を通して、次第に失われていく身体機能や精神機能の喪失にも直面していることや、日常生活や人間関係などの変化に対する喪失感も経験していることを指摘している(Rando, 2000c)。

ここに紹介したのは、「告知」を受けた患者と介護者が、病名を正確に認識できなかったケースである。そのため牧野久子さんは、病名が発覚するまで予期悲嘆とは無縁だった。しかし、もしも最初に病名を把握していたら経験せずに済んだ複合的な喪失体験——たとえば、過重な介護ストレスに起因すると思われる父親の病気発症、父親の発病によって一気に増大した介護負担による日常生活の圧迫、一時的な支援を求めて行った病院で受けた侮蔑的な対応等——を経験した。終末期介護につきものの、患者の次第に失われていく身体機能や精神機能の喪失にも直面したが、病名を正しく認識していなかったために適切な対処ができず、悲嘆よりも困惑と怒りを強く感じていた。介護ストレスは増大する一方で、精神状態は葛藤と混乱、混迷をきわめたと思われる。

A病院で麻酔科の医師が、初めて雅代さんの検査結果を伝えた時、父親が正しい病名を認識し、それを久子さんに伝えることができていたら、事態はここまで複雑になることはなかったであろう。実際、義父母を長年介護し、看取った経験のある久子さんは、雅代さんの病名と病状を正しく認識すると、水を得た魚のように行動しはじめ、雅代さんの子や孫を総動員して介護支援にあたらせ、自らも全力で介護し、悔いなく見送った。

それにしても、なぜ、最初の告知時に、正しい病名が家族に伝わらなかったのだろう。また、患者の絶叫や異常な言動に触れた家族は、なぜ、それを医療者に強く訴えなかったのだろう。

がん患者や家族の医療関係者に対する要望を調査した先行研究では、患者や家族が医療関係者とのコミュニケーションの充実を望んでいることが明らかにされている[10]。患者や家族には、医療関係者を信頼したい気持ちがある。信頼感を得るためには、きちんとしたコミュニケーションがとれることが基本であるが、実際には「なかなか難しい」と感じている患者や家族が多いということであろう。

牧野久子さんも、雅代さんを直接診ているA病院やB病院の医師や看護師と、充実したコミュニケーションがとれていたとは考えられない。父親は、通院時に付き添うだけではなく、雅代さんの様子を見て、麻酔科の主治医に電話をして薬を調合していたというが、久子さんの話を聴く限り、雅代さんの疼痛コントロールは失敗していたと思われる。正しい病名も、雅代さんと一面識もない、老人ホームの面接担当者から伝えられた。なぜA病院の主治医やB病院の看護師と上田義之、雅代夫妻、および牧野久子さんは、これほどまでに意思疎通が図れなかったのであろうか。

主治医の死角

インタビュー調査時、久子さんは色々と思い返し、A病院で受けた検査結果を聴きに行ったとき、おそらく医師は父親に告知をしていたのだろうと推察していた。だが、実際のところ、久子さんには「原因不明。高齢だから手術ができない。麻酔で痛みを取ることにする」と伝わっていた。

雅代さんの主治医が、義之さんにどのような告知のしかたをしていたのかは、今となってはわからない。岩崎ら（二〇〇二）が報告しているように、主治医の判断で、病名を曖昧にしたまま、「痛みを取る」という治療方針が話されたのかもしれない。九十二歳の夫に、八十八歳の妻が、手術できないほど進んだ「がん」だと明確に告げることを、ためらう医師がいても不思議ではない。

だが、もしそうであるならば、なぜ、雅代さんの検査結果の説明をするとき、病院側は久子さんの同席を求めなかったのであろうか。義之さんより娘の久子さんの方が、深刻な現実を告げる相手として適していることは考えなかったのであろうか。

この件について医療関係者に意見を求めたところ、A病院の規模（五百床以上の総合病院）を考えると、入院患者ならまだしも、通院しかしていない患者の家族構成まで、主治医が把握していた可能性は低いということであった。また、どちらかといえば、主治医よりも看護師の方が、患者の家族背景や家族構成を把握していることが多いが、今の日本の、高齢者の独居や二人世帯の多さを思えば、患者に付き添って病院に来たことが一度もない家族（久子さん）が同居している可能性に、A病院の医師や看護師が気づかなかったとしても、仕方がないのではないかとのことであった。

確かにA病院のように大規模な総合病院に行くと、数時間待って三分診療というような光景は、当たり前のようにみられる。多忙な主治医や看護師が、通院患者の家族関係について把握していなくても不思議ではない。しかし、それでは患者や家族、遺族に対して、医療関係者への要望を調査し、その結果を公表している意味がないではないか。なぜ、医療関係者は、患者や家族のコミュニケーションの充実を望む声に応じてこられなかったのだろうか。

このことについては、森臨太郎が先進各国と比較しながら、日本の医療現場の内実とその実態を生み出している仕組みについて詳しく論じている（森 二〇一三、三〇－五〇）ので、参照することにする。以下に森の論述を要約したものを紹介する。

①病院勤務医の労働環境

日本では医師不足といわれるが、これは日本だけの現象ではない。診断技術の進歩によって病気が早期発見されるようになれば、患者の治癒の可能性は高まるが、同時に、軽微な症状や状態で医療機関にかかることも増え、医療サービスの量的負担は増える一方になる。つまり、近年の医師不足は、医療の進歩に関連する根源的な問題で、日本だけではなく各国に共通している。しかし、日本の「医師不足感」は、医学の進歩による業務拡大からのみ発生しているわけではない。

医師不足問題への対処法として、多くの国々で、タスクシフティングといわれる政策が実施されている。タスクシフティングとは、医師が行なってきた技術の安全性が時間の経過とともに確立され、一定の研修を受ければ問題なく運用できる状況になると、技師や看護師、あるいは事務職さらには患者に、その業務をバトンタッチするという手法である。

しかし、日本では、医師や看護師のタスクシフティングは、長年効果的に行われてこなかった。日本では医療行為のほとんどを、医師が行なうように法律で定められており、タスクシフティングを進めている分野についても、「医師の監督下で」行なうことが求められている。そのため、医師の業務範囲は基本的にかなり大きい。他方、看護師の医療的な業務範囲は狭く、医療における事務職員やそのほかの医療スタッフが極端に少ないことを反映して、日本の看護師の業務範囲は先進各国の看護師の業務範囲の標準からずれている。こうしたことが、日本でタスクシフティングが進まない根本的な要因となっている。

さらに、多くの先進国では、プライマリーケア（一次医療）を専門に担う医療機関があり、二次医療や高次医療を提供する医療機関は、いきなり受診できない仕組みになっている[11]。だが、日本では、二次医療や高次医療を提供する病院も、紹介状なしで直接受診することが可能なフリーアクセス制度がある。また、日本では、外来と入院の間で診療報酬制度が切り分けられているため、病院勤務医は、本来の二次医療や高次医療の提供に加えて、外来に押し寄せる患者にもプライマリーケアを提供しなければならない。また、日本の病院は、医師が二十四時間常駐していることが義務づけられているため、当直業務が医療需要に比して増え、病院勤務医の労働時間が長くなるという側面がある。

このように、日本で病院勤務医が長時間労働を強いられ、しかも、その労働時間の多くが、本来の仕事ではないプライマリーケアや医療以外の業務（福祉分野の業務や事務・当直）にさかれているのは、病院の運営・経営上の要請に大きく起因している。病院の医師が、プライマリーケアに忙殺されているのは、日本の医療の現体制に、考え直すべき点が多いためであり、個々の医師や患者の行動に責任を帰着させるのは間違いである。

②看護師不足の実態

次に、看護師不足の実態はといえば、日本の看護師数は他の先進諸国と比べて、極端に少ないわけではない。ただ、看護師の労働量が病床数に左右されることを加味して考えると、日本の看護師配置は、先進諸外国に比べるとかなり手薄である。これは、日本では「社会的入院」と呼ばれる精神疾患患者や高齢者など、福祉的意味合いの入院が多く、病床数がかなり多いことに起因している。社会的入院は、出来高払いである診療報酬制度を背景にした、病院運営を念頭に置いた医療経済学的な要因で作られているのではない。むしろ、福祉など関連分野のサービスが不足しているところを医療分野が補っていたり、住民や医療者の考え方や文化に根差したりしている要素が大きい。

また、医療の進歩により基礎的な看護技術の範囲は、医師と同じく拡大し、近年、看護教育は四年間の学士としての教育に転換された。専門看護師を目指す人や、大学院に進む人も増え、看護師が高学歴化している。そのこと自体は歓迎すべきことだが、新しい看護教育の過程では、実習よりも理論が重視されるようになり、卒業後の研修期間がなければ実践力が身につかない構造になったため、一人前の看護師になるための期間が延びている。このため増大する看護師の需要に供給が追いつかないという問題が出てきた。

森は、これらの問題を踏まえて、「不必要な病床数が減らない一方で、タスクシフティングも進まず、現場における看護師不足感がますます増大するなかで、若手看護師が過労で辞めたり、患者へのケアの質が落ちたりするのは、医師が置かれているのと同じような構造が背景にあるためだと言わざるを得ない」と指摘している。要約は以上である。

A病院に限らず、日本の大規模な病院の医師や看護師は、多くの場合、慢性的に人員不足感のある労働環境で、プライマリーケアや福祉その他の関連業務に忙殺されながら、二次医療や高次医療の提供も行なわなければならず、しかも、長時間勤務を強いられているということなのであろう。日本の医療制度にこのような構造的な問題がある限り、大規模な病院では、患者や家族が望む医療関係者との充実したコミュニケーションは、実現困難な課題であり続けるのではないかと思われる。

看護師の死角

もっとも、牧野久子さんが強い憤りを感じていたのは、A病院の医療関係者に対してではなく、B病院の看護師に対してであった。B病院の看護師は、やむをえない事情で雅代さんを一時預かってもらおうと、A病院からの紹介状を持って訪れた初対面の久子さんを一方的に責めた。「A病院でも受け入れられないような重い病状の親を、B病院に押しつけに来たのか」と。そこには、自分の仕事が過重になることへの憤懣《ふんまん》ばかりが先立ち、久子さんが抱えている事情などおかまいなしに断罪する、身勝手な短慮と傲慢さが見受けられる。その上、「引き受けるのが大変な患者を引き受けるのだから」という文脈で、久子さんが払える入院費用の上限を聴き出したことも、久子さんを愕然とさせた。「すごいですよ。いやぁ、あの看護師さんは品もないけど、すごいなって思います」という言葉が、彼女の絶望と怒りの強さを物語っている。おそらく久子さんはこの時、B病院が提供する医療や看護の質にも大きな疑念を抱いたことだろう。だが、そこで無分別に感情を爆発させることはなかった。

中村喜美子らは、末期がん患者の家族が、大学病院の医療スタッフに対して抱く不満の一つが、医療スタッフの多忙さと余裕のなさであり、その不満は、医師や看護師に対する「遠慮」という形で表現されていると指摘している（中村・大西 二〇〇六）。患者を看てもらう立場の家族は、医療関係者の余裕のなさからくる言動に不満を感じても、「遠慮」して言わない、言えないという現実がある。患者や家族の表明されなかった不満は抑圧され、なかなか解消されず、その人の精神状態に悪影響をおよぼしつづける。久子さんがB病院での面談の後、打ちのめされてうつ状態に陥ったのは、B病院の看護師への否定的な感情を抑圧したことと無関係ではないだろう。

医師や看護師にとって患者は、出会った時から支援対象であるが、家族にとって患者は、単にケアを提供する存在ではなく、多面的な存在である。両者の間には長年に渡る歴史が横たわっているのだ。患者と家族がそのとき、どのような状況のなかで生きているかということも百人百様で、一律にステレオタイプ化してしまえるような単純なものではない。B病院の看護師は、そのことを視野に含めて対応する余裕を失っていたのではないか。

多忙を極める日々を送っていると、ステレオタイプ化したものの見方と自分のペースで一方的に話を進めたりすることに、躊躇がなくなる人は少なくないのではないだろうか。医療関係者がその陥穽にはまると、無自覚に患者や家族に深手を負わせ、対人援助職として本末転倒な事態を招くことがある。それは、どれほど病院勤務の医療関係者の労働環境が厳しく、多忙であったとしても、容認されるべきことではない。勝手な思い込みで久子さんを断じた、このときのB病院の看護師の対応には、明らかに問題があったと思われる。

家族の死角（1）——錯覚

寺崎明美らは、配偶者と死別後三年以内の高齢女性（内五四%が七十代）を対象に、医師から配偶者の予後（末期）を告げられたとき、さらに終末期介護中の予期悲嘆について調査をし、「自分でできることは何でもしよう」という思いをもっていた人が最も多かった（告知直後三九・七%、終末期介護中五五・四%）と報告している（寺崎ほか 一九九九）。「死」を予期させる告知は、患者や家族に強い衝撃を与えるが、それを機に、家族が末期患者中心の生活を送るようになることは珍しくない。

久子さんは高齢女性ではない。しかし、義父母を介護していたときの考え方と行動、雅代さんの病名と病状を正しく認識した後の一連の行動をみると、家族が末期であることを知れば、躊躇なく奔走するタイプの人であることが理解できよう。雅代さんの病名が久子さんに正しく伝わらなかったことは、真に不運な事だった。

だが、たとえ病名を正しく認識できていなくても、雅代さんの状態が異常性を増してゆく初期の段階で、家族が「これは、本当に股関節痛のせいなのだろうか」と疑問に思うことはなかったのだろうか。

久子さんは、雅代さんが痛みを訴え始めると、色々な用具を買っては、痛みを和らげようとしていた。しかし、八月頃から雅代さんの症状はコロコロと変化し始め、何をしても一週間ともたなくなり、やがて朦朧としたり、幻覚をみているような感じになったりして、明らかに異常になっていった。


「あと、絶叫。『どうやったらああいう声、出んの？』っていうくらいの。がんが骨に入る、神経に入るっていうことは、そういうことなんですね、多分。もう半端じゃない……」

〈がんだから、そういうふうになってたんだってわかるまでは、どうなってるのかわからなかった？〉

「そういう人だと思って、やってるから」

〈あぁ、あぁ、あぁ〉

「『ばあちゃん、ありがとうっていうぐらい、言ったらいいでしょ』ぐらいで、やってたから」


雅代さんは、直情径行なところがあり、それがいきすぎて周囲の人に不快な思いをさせることが珍しくなかった。また、雅代さんには、それまでにもエキセントリックな反応をして、周囲の人々を唖然とさせたエピソードがあった。そのため、久子さんも義之さんも、雅代さんが絶叫しても「そういう人だ」と思っていたというのだ。

さらに、雅代さんは、久子さんが看るとそれだけで安心し、感じる痛みの度合いも和らぐのか、一貫して激痛を訴え続けていたわけではなかったようである。

「私がいると、おとなしいっていうか。「痛い」って言っても向き変えてくれたり、今思うと、骨盤が壊れてんだから、ここを触れば神経にささるんですよね。そういう状態でも合わせてくれるんですよ。（中略）やっぱり、やってもらったって思うと、（甘えの感じられる声色で）「痛いんだ」とか何とかいう感じで。（それを聞いて、久子さんが）「だいじょうぶだ。だいじょうぶだ」とか（励ましたり）、「じゃ、気分よかったら、茶の間に行って食べる？」とかっていう感じで」

〈ふぅ〜ん〉

「ええ、孫なんか来ると、（雅代さんも一緒に）けっこう笑ったりなんだりって。（雅代さんが笑っているのを見て）みんなで「よかったね」、みたいな感じなんですけども。

本当におかしかったですね、あれは」

雅代さんは、明らかに異常な行動をするようになっても、家族や孫たちがそばにいると、痛みも忘れて笑顔をみせたりするような面があった。そのような小康状態があったので、家族は、雅代さんに振り回され、右往左往しながらも、それが日常生活のなかで対処できる範囲内にあるように錯覚し続けたようであった。

家族の死角（2）——経験知

久子さんは、長年にわたって義父母を介護していた。その経験は、雅代さんのオシメについた粘液を見てからは十分生かされたように思われる。だが、それまでは、以前の経験はほとんど生かされず、迷走を続けた感がある。なぜ、「何か変だ」と気づくまでに、それほど時間がかかったのであろうか。

最大の原因は、久子さんが、どのような立ち位置で介護に関わっていたかという点が、義父母のときと雅代さんのときで異なっていたことではないかと思われる。義父母の介護は、最初から最後まで久子さんが主介護者として責任をもち、中心的な役割を担っていたが、雅代さんの介護は、義之さんが病気で目が見えなくなるまで、義之さんが主介護者を務め、久子さんはオブザーバーのような立ち位置で義之さんを支援していた。義之さんが倒れるまで、久子さんが、雅代さんの介護を主になって担おうとしなかったのは、あのB病院の看護師が言い立てたような、自己中心的な考えがあったからではない。

久子さんは、かつて何年もかけて徐々に衰えてゆき亡くなった義母（パーキンソン病）と義父（認知症）を見ていたので、雅代さんが派手に騒ぐ様子に異常は感じても、「まだ大丈夫だ」と思っていた。それに、義之さんが「俺がやる」と、率先して雅代さんの世話をするのを、邪魔立てする理由もなかった。義之さんは、それまで誰かの介護などしたことのない人だった。だが、久子さんは、「俺がこんなに一生懸命やってんのに」とか、「俺、わかんなかった」などと言いながら、義之さんが雅代さんの世話をしていることで、「母よりも、父親の方が救われていると」感じていた。もしかすると、義父の面倒をみられなくなった途端、自分が生きている意味まで見出せなくなったのか、目にみえて弱っていった義母のことが脳裏にあったのかもしれない。

このように、久子さんは、義父母を介護したときの経験に照らして、雅代さんの状態を判断し、義之さんのこともみていたのである。だが、あいにく雅代さんは、義父母とは異なり、がんに侵されていた。久子さんの経験知は、雅代さんの病態を判断する基準としては妥当性を欠いていたのだ。そのことに気づかなかったから、オシメに粘液がついているのを見て「何かがおかしい」と、自分の想定外の事態が進行していることを直覚するまで、久子さんは迷走を続けることになったのである。

家族の死角（3）——コンプレックス

当事者たちが目前のことに追われて視野狭窄に陥っているとき、第三者が、当事者たちの盲点をつく発言をし、風穴を開けるといったことは、特に珍しいことではない。もしも、かつて義父母を介護していたときのように、子ども会のネットワークで親しくなった友人たちや会社の同僚たちのような、久子さんの仲間たちが自宅に頻繁に訪れていたら、もっと早い時点で転機が訪れていたかもしれない。今や日本では、二人に一人ががんと診断された経験があり、三人に一人はがんで亡くなっている。日頃、自分から進んで口にすることはなくても、がん性疼痛に苦しむ近親者の姿を間近で見た経験を、記憶に留めている人は少なくない。

だが、上田雅代さんの介護にまつわる話のなかに、久子さんの仲間たちのことは出てこなかった。

義父母の介護をしていた頃、久子さんは、子どもたちに悪影響が出ることを最も恐れていたので、子ども会のネットワークを通じて親しくなった友達や会社の同僚たちの力も借りて、家族全員が介護負担に押しつぶされないように、色々な方法で圧抜きをする工夫をしていた。しかし、雅代さんのこととなると、「もともと大変な母親じゃないですか。その、何言いだすかわからない母親なので、第三者に預けるっていうのが怖いんですね」という理由で、医療や福祉の専門職を頼ることさえためらっていた。緩和ケア病棟に入院中、親族の誰かが常に雅代さんの病室にいるようにしたのも、雅代さんから看護師たちを守るためにしたことだと話していた。

確かに、久子さんが言うように、雅代さんは「独特な人」だったようだが、たとえそうであったとしても、義之さんが病気を発症するまで、第三者を頼ろうという発想が生まれなかったところに、何か自然ではないもの、つきつめていうと、久子さん自身のコンプレックスの存在が、示唆されているように思われた。いったい何が、久子さんに、そこまで第三者との関わりを避けさせたのであろうか。

この問題については、波平恵美子の論考を引用しながら、考察していくことにする（波平 二〇〇四、一〇三－一〇四）。

波平は、農山漁村での聞き取り調査の実績から、「献身的ともいえる看病や介護が長年にわたっておこなわれる場合、必ずその周辺にはそうした行為を支える要因がある」と述べ、その要因を二つ挙げている。一つは、「さまざまなかたちでの日常生活における支援が周囲からおこなわれること」。もう一つは、「献身的な看病や看護」をしている人に向けられる「賞賛や尊敬」、つまり周囲の人びとの高評価である。これらは、久子さんが、長年にわたって、献身的に義父母の介護を続けられた要因とも重なっている。

さらに、波平は、久子さんが言及しなかった、それらの支援の負の側面についても具体的に述べた上で、次のように指摘している。すなわち、周囲の人びとから、支援を受けたり評価されたりすることは、干渉を受けることと同義であり、「場合によっては決して当事者にとって愉快ではないことも多」い。また、「介護する人とされる人の間の人間関係は、その二人を取り巻く人びととの関係によって影響を受けざるをえない」と述べており、周囲の人々との関係性が、患者と家族の関係性に影響を及ぼすことを示唆している。

久子さんは、雅代さんの性格的な特徴を熟知していたが、それでも第三者から雅代さんが批判されることには、娘として葛藤があったことがうかがわれた。たとえば、緩和ケア病棟の入院期間が予想をはるかに超えて長期化し、雅代さんの看護師への言動が目に余るようになってきたとき、久子さんは周囲の反対を押し切って、雅代さんに末期告知をした。それは、「今まで我慢強く生きてきたのに、看護師さんにあれって、あんまりにも情けない」と思ったからだった。我慢強く生きてきたのに、その努力を雅代さん自身が台無しにし、悪印象を残すことに「娘として納得できない」という思いで、雅代さんの自省を促そうとしたのだ。

雅代さんの独特な言動は、おそらくこれまでに何度も、周囲の人たちとの間に不協和音を生んできたのではないかと思われる。雅代さんを第三者の目から遠ざけることは、第三者を雅代さんの毒のある言動から守るための配慮だったと同時に、久子さん自身を葛藤から守るための自衛策でもあったのではないか。言い換えると、久子さんは、雅代さんの介護については、第三者の目が届くことで得られる恩恵より、第三者の目にさらされるリスクの方が大きいということを、骨身に沁みて感じていたのではないだろうか。それが、久子さんに第三者との関わりを避けさせた要因だったのではないかと思われる。

根本的な問題

雅代さんの病名が、老人ホームの面接の担当者が久子さんに告げるまで正しく伝わらなかったわけを、ここで改めて整理して提示しよう。

最初のつまずきは、雅代さんの検査の結果が出て、麻酔科の医師が告知をする場に、久子さんが同席しなかったところにあったと思われる。久子さんによれば、事前に病院側から義之さんの同席を求められていたというが、この時、実際に病院側が、どのような言い方で家族の同席を求めたのかは、今となっては確認しようがない。ただ、病院側に「なぜ、あの時、久子さんの同席を求めなかったのか」と問うても、家族の側に「なぜ、あの時、久子さんが同席しなかったのか」と問うても、それぞれ、もっともな理由があるであろうことは、既にみてきたとおりである。原因は何であれ、ともかく、ここからボタンの掛け違いのような事態が始まったと考えてよいだろう。

往々にして物事が上手く回って行かないときというのは、何か一つ大きな原因があってそうなるというよりも、実際には、様々な断片的事象の複合的効果でそうなってしまったということの方が多いのではないだろうか。久子さんは、B病院の看護師の対応に対してだけは、強い憤りを感じていることを表明したが、それだけが問題だったわけではなかったことは、これまでにみてきたとおりである。ただ、この看護師の態度――最初から最後まで、自分の勝手な思い込みに気づかず、意思疎通が阻害された――は、確かに象徴的だと思われる。なぜなら、このケースの様々な事象に通底する根本的な問題が、ここに鮮やかに表れているように感じられるからである。

「勝手な思い込み」と言えば負の側面が強調されるが、価値中立的な表現に言い換えると、「認知バイアスを通して現実に起こっている事象を判断する」ということになろう。この行為は、人間誰しも程度の差はあれ、日常的にしている行為である。たとえば、A病院の麻酔科の主治医や看護師は、雅代さんの検査結果を伝えるとき、なぜ久子さんの同席を求めなかったのか。あるいは、明らかに雅代さんの状態が異常になっていくのに、義之さんが倒れるまで、久子さんが主介護者を引き受けようとしなかったのはなぜだったのか。これらに認知バイアスが影響していたであろうことは、既にみてきたとおりである。

つまり、人がそれぞれ、認知バイアスを通して現実に起こっている事象を判断しているということ自体は、いわば当たり前のことで、それが問題なのではない。それよりもむしろ、医療関係者も家族も、関係者全員が、自分の現実認識の不完全性にあまりにも無自覚で、自分のバイアスを通して見える世界のなかに安住し、その枠の外にあるものを見ようとしなかったところに、大きな問題があったと考えられる。

これからの課題

しかしながら、近年、日本の病棟勤務医や看護師が、医療制度の構造的な問題で、全般的に忙殺されていることは、先に述べたとおりである。また、よく考えると、これは病棟勤務医や看護師に限ったことではない。ある程度自立して生きてきた人が、介護を必要とする状態になったとき、往々にして家族は「許容範囲を超える負荷とどうつきあうか」という問題と直面する。現代の日本社会の状況を鑑みると、余力がないということに関しては、介護を必要とする状態になった患者も含めて関係者全員が、同じようなものだと捉えておくほうが穏当なのではないかと思われる。

余力がない状態で、予想以上に報われないことが続けば、気力がそがれていくのも無理はない。そうなるとますます何かにとらわれ、見れども見えず、目の前で展開する事態に何からどう手をつければよいのかわからず、時間だけがたってしまうということもあろう。牧野久子さんの身に起こったようなことは、何ら特殊なことではなく、誰にでも起こり得ることなのではないだろうか。

では、このような事態に陥るのを回避するためには、どうすればよいのだろうか。

じつは、筆者はまだ決定的な解決策にはたどり着けずにいる。人は誰でも、自分が不完全であることぐらいわかっているだろうが、いくら気をつけたところで、自分自身の盲点は意識できるものではない。特に、ある人の身に死期が迫っているという事実は、たとえ医師から告知されても、本人も家族もすぐには受け入れられないケースが多いことは、「遠くから来た親戚」や「がん難民」についての論考でも言及したとおりである。ことほどさように、現代の日本で暮らす大半の人々にとって、「死」は否認されがちな対象であり、盲点となっている。

今、日本で、がんはありふれた病気だが、「死」のイメージがつきまとう病名であることは否めない。久子さんたち家族が雅代さんの異常な状態から「死」の影を想起できなかったのは、「死」を否認する心理機制が働いていた可能性がある。そして、家族が微塵もがんを疑っていない状態では、たとえ第三者が、がんを疑ったとしても、よほどの信頼関係と確信がなければ、当事者にはなかなかそうは言えないのではないだろうか。

また、そもそも命に関わることでボタンの掛け違いのようなことが起こり、悪循環に陥るような時は、運勢としかいいようのないものが関わっているようにも思われる。人知を超えたものに対して、一介の人がいかほどのことができようか。

ただ、医療従事者も患者も介護にあたる家族も余力がないという状況が、関係者間のコミュニケーションを阻害する要因になっているのだとすると、その状況に対しては、打つ手があるように思われる。すなわち、まずは余力のある第三者が何らかの形で、余力のない当事者が少しでも充電できるような支援をすればよいのではないか。そのためには、どのようなことが当事者にとって望ましい支援になるのかということについて、理解を深める必要がある。

今後日本では、世界に類を見ない少子高齢化が進む[12]。ますます医療と福祉の専門職の需要が増すことは明らかだが、どれほど制度を改善しても、老い、病み、死にゆく人の世話を、病院にお任せできる時代に戻ることはもうないであろう（猪飼 二〇一〇）。

これからも日本で暮らし、この地で生を全うしたい人は、それぞれが自発的にどのような老後を送りたいかを考え、少しでもそれに近づくように心がけ、周囲に働きかけて生きていくしかない。全国各地の地域医療や福祉を支える担い手たちは、すでに試行錯誤を始めている。医療や福祉の専門知識をもたない者も、いかに老いや死と向き合っていくかを、それぞれが真剣に考えはじめるにしくはない。家族を介護し、看取ったことのある人の体験談に耳を傾け、自分の問題として捉えなおし思索をめぐらせることは、いずれ経験するであろう「死」が近づいたとき、悔いなく生きる心の準備をするために、意義のあることだと思われる。

第四章　余命告知の副作用

現在、日本では、「家族に迷惑をかける」ことを負担に感じて、最期まで自宅で過ごすことはできないと考える人が大半を占めている。しかし、国内の予期悲嘆に関する先行研究をみてみると、在宅で末期がんの家族を介護し看取った人の体験を分析した多くの研究者が、家族の患者に対する思いの強さと献身に言及しており[1]、古村多恵らは、緩和ケア病棟で亡くなった患者の遺族たち（死別二－三年後、二十八名）が、患者の心配とは裏腹に、迷惑をかけられているとは思っていなかったことを明らかにしている（古村ほか 二〇一二）。ただ、柴田純子らは、五年以上終末期介護に携わっている看護師たち（十二名）へのインタビュー調査から、主になって患者の世話をする家族の介護にかける熱意が、患者や周囲の人たちとの人間関係によって影響されることを指摘している（柴田ほか 二〇一一）。ランドウが言及したように、末期患者を抱えた家族は、看取りまでの間に様々な次元で喪失体験に見舞われつつ、目前の現実に対処し再適応を試みているのであろうが、残念ながら従来の研究では個別具体的な情報は公にされていない。

真に家族介護者が、終末期介護について「迷惑」だと思っていたか否かを理解するためには、個別具体的な情報——たとえば、被介護者となるまでの患者と家族の関係性の質や、介護関係が発生した時の家族の状況、それまでに積み重ねられた家族との歴史、主介護者の看取り経験の有無など——を視野に入れて、検討することが必要ではないかと思われる。また、看取りを経験した主介護者が、末期を告知され介護を必要とする身になった場合、どこでどのように最期を迎えたいと考えているのかも聴き取り、合わせて検討すべきであろう。

そこで、本章では、患者と主介護者の告知前の関係性の質が異なる三つのケースをとりあげ、主介護者の予期悲嘆の様相を詳しく紹介する。その上で、看取り後の主介護者の心境などにも言及しながら、看取りを終えた主介護者が、その体験を「迷惑」だと捉えていたか否か、自分の最期についてはどう考えているのかを検討する。

なお、本章では、看取り体験豊富な人のケースは除外した。「老親の世話をするのは子ども（嫁）の務め」というひと昔前の社会的慣習の影響を比較的強く受けているケースが散見されたためである。「死」を経験したことのない人は、若い世代や、ひと昔前の社会的慣習に拘束されるのを厭い、地元を離れて大都市圏で暮らして来た人に多いと思われる。そのような、看取りとは無縁で生きてきた人が感じている不安感と心理的負担感に応えるために、本章では、末期告知によってはじめて「死」を意識し、予期悲嘆を経験しながら看取ったケースだけをとりあげて、考察することにした。

1　夫の在宅介護が楽しかった妻

奥村由美子さん（昭二十）は、夫の誠司さん（昭十四）を、在宅ホスピスを利用して看取った。看取ったのは、末期告知から一年三ヶ月後のことだった。それ以前に、主介護者として家族や近親者を看取ったことは一度もなかった。

（1）家族背景

由美子さんは山形県出身で、父親は早くに亡くなったが、母親（大二）と姉（昭十）はずっと山形で暮らしていた。誠司さんは岩手県出身で、大勢きょうだいの末っ子として生まれた。誠司さんの両親はすでに亡く、兄たちは岩手県、および北海道に住んでいた。

由美子さんは、結婚を機に地元を離れ、やがて二人の娘（長女（昭四十四）、次女（昭四十六））に恵まれた。誠司さんの仕事の関係で、東京で暮らしていた時期もあったが、「なまっている」と言われたことがあり、その頃からあまり外ではしゃべらなくなった。二十年ほど前に転勤で宮城県に戻ってからも、近所づきあいには苦手意識が強く、専業主婦だったこともあり、限られた人にだけ心を許してつきあってきた。一方誠司さんは、近所づきあいはもちろんのこと、誰にでも気配りを怠らない人で、由美子さんとは対照的だった。

誠司さんが体調不良を訴え始めた頃、誠司さんは長年勤めた会社を定年退職し、警備員をしながら第二の人生を送っていた。仙台市内の閑静な住宅地に建つ新築の自宅には、由美子さんたち夫婦と、民間企業で働く長女、シングルマザーの次女とその娘（平十六）が一緒に暮らしていた。由美子さんは、専業主婦として一手に家事を引き受け、娘たちが仕事に行っている間は孫娘の面倒もみていた。誠司さんが末期がんであることがわかってからは、そこに誠司さんのお世話も加わった。

由美子さんは、十歳年上の姉と仲がよく、姉の亡き夫が闘病中はよくお見舞いに行き、姉を手伝っていた。しかし誠司さんの病気がわかったときは、姉もがんで闘病中だった。そのため、誠司さんが亡くなるまでの間、姉とは電話で話すことしかできず、直接は会えなかった。

（2）誠司さんの病状経過

誠司さんは、亡くなる一年三ヶ月前に、ひどい腰痛で、近所の病院や以前住んでいた所の掛かりつけ医を受診した。いずれも「ただの疲れ」と診断されたが、納得できずに検査をしてもらったところ、レントゲンを見た医師からA病院（総合病院）を紹介された。A病院では内科から泌尿器科に回され、入院検査の結果、腎盂《じんう》がんの末期であることがわかった。「もって三ヶ月、あわよくば六ヶ月、一年もてば珍しい」と言われた。手術はできない、できることは抗がん剤治療だけという状態だった。

翌月から、抗がん剤治療が始まった。誠司さんは頭髪が全て抜けおち、寂しそうだったが、吐き気などの副作用はそれほどひどくなかった。主治医には止められたが、由美子さんはフコイダン（サプリメント）やアガリスクを大量に摂取させた。誠司さんは、断続的に抗がん剤治療を受け、三ヶ月後に退院することができた。

退院後は元気を取りもどし、由美子さんが出かける時などは、車を運転して連れていってくれた。何週間かに一度病院で検査をしたが、数値は低く安定していた。しかし、半年後に主治医の勧めに応じて放射線治療を受けるとガタガタと悪化し、治療法がなくなったといわれて退院した。末期告知から、ちょうど一年後のことだった。夫婦ともに在宅療養を希望したので、A病院の主治医がB医院を紹介した。

B医院にはA病院を退院してから連絡した。すぐに看護師が来て、手早く全てのことを手配してくれた。最初は自分に誠司さんの世話ができるのかと、少し不安を感じていたが、訪問看護師たちの適切な対処と、配慮の行き届いたアドヴァイスに従ううちに、少しずつ自信がついていった。誠司さんは、徐々にできないことが増えていったが、由美子さんは看護師の指導で少しずつできることが増えていった。ただ、誠司さんに費やす時間が増えるほど、他の家事に割ける労力は減っていった。大人四人が暮らす自宅に、毎日のようにB医院の関係者が出入りし、非日常的な日常が続いた。そのなかで二歳の孫娘の存在は、家のなかの雰囲気を明るいものにした。

B医院には三ヶ月お世話になった。誠司さんの症状は痛みが強く、最後の一ヶ月は横になることもできず、眠れない日々が続いた。由美子さんも常に誠司さんを気遣っていたため、十分な睡眠がとれず、疲労が蓄積した。介護をしている最中は、とにかく眠たくてしかたなかったという。最後の一週間は、誠司さんのまわりに家族みんなが集まって雑魚寝をした。

（3）余命告知がもたらした変化

奥村夫妻は、誠司さんの病状に効果のある治療方法がなくなった時点で、迷いなく在宅での療養を希望した。現在、大半の高齢者が最期まで自宅で過ごすことを望みながらも無理だろうと思っている。奥村夫妻も以前はそうだった。由美子さんは、誠司さんが元気だった頃、「ずっと一緒にいて、朝昼晩と食事の支度をしないといけないのがおっくうだった」ので、「お盆やお正月が好きじゃなかった」と話しておられた。よくある話である。しかし、死別のときを目前に控えた奥村夫妻は、以前の延長線上にはいなかった。どこで、どのような変化が起こったのだろうか。由美子さんにたずねると、「あれ、ほんとに不思議よねぇ」と言いつつ次のように説明された。

余命告知後、抗がん剤治療を受けていた誠司さんは、病室に通う由美子さんによく「ありがとう」と言うようになった。誠司さんの方がしんどい思いをしているのに、由美子さんのことを気遣い、優しいことを言ってくれるようになった。誠司さんと一緒にいることも、世話をすることも、苦ではなくなったのは、たぶんその頃からではないかという。むかしは「そんなの誰が知るもんか」と思っていた下の世話も、誠司さんが自宅に戻ってくる頃には、何とも思わなくなっていたという。

退院後、誠司さんは元気を取り戻した。検査の数値も低く安定した時期が続いた。夫婦で支え合う円満で穏やかな日々を過ごしているうちに、由美子さんは「うちの主人は治るんじゃないか」と思うようになっていた。しかし、半年後、主治医から勧められた放射線治療を受けはじめると、急激に誠司さんの病状は悪化し、治療の限界を告げられた。その頃にはすでに、夫婦で相談して、在宅療養に切り替えることに決めていたそうだ。

（4） 在宅ホスピスに寄せた期待

由美子さんは、誠司さんが末期告知をされてから、色々情報収集をした。その過程で、在宅ホスピスがあることを知った。

A病院の主治医は気分にムラがあり、もっと詳しく教えてもらいたいと思うことがあっても、露骨に不機嫌な顔をされ、十分に聴けないことが多かった。由美子さんはそれが不満だった。やがて在宅ホスピスについて情報収集しているうちに、「どういうわけか、先生から直接色んな話が聞けると思っちゃったんですね」と仰った。

「主人は「いいよ、いいよ」って。いつも何でも「いいよ、いいよ」って言うんですよね。と、聞けない。それでは、心細いんですよ。はっきり「こうしてほしい、ああしてほしい」って言って、「こうだよ、ああだよ」って言ってほしいんですよね。それが機嫌悪いと答えてくれないし、答えてもらっても、私らが納得できる答えでなかったりして、「でも、こうこうですか？」って言うと、もう駄目ですね。「でも」ってつくからいけないのかもしれないんですけどね。それで在宅にしようってことになったんです」

由美子さんは、緩和ケア病棟のことも知っていた。しかし、在宅ホスピスを利用することしか考えなかった。

「主人はけっこう出張とかが多かったんで。定年退職して、第二の人生の仕事をして、その後は家にいるようになったんですけど。その時は、一緒にいられる時間があったら一番いいかなって思ったんです。どっかに「主人は死なない」と思ってても、どっかに「死ぬ」っていうのがあるんですね。背中合わせで。だから、そうだったら、一緒にいられた方がいいかなって。うん。「大変だよ」って言われるけど、そんなの全然思わなかったんですよね。うん」

奥村夫妻が在宅ホスピスを選んだ背景には、A病院の主治医と上手くコミュニケーションがとれないことへの不満があった。家に医師や看護師が来るという形なら、他人の目を気にせず、納得が行くまで医師や看護師と話ができるのではないかという期待が、在宅ホスピスを選んだ要因のひとつであった。

さらに、由美子さんにとっては、自宅で誠司さんとずっと一緒にいられるということが、非常に魅力的だった。「死」の予期は、誰にも邪魔されない環境で、二人で一緒にいたいという気持を意識化させることになり、それを実現する手段として在宅ホスピスが選ばれたのである。由美子さんと二回目にお会いした時には、ためらいがちではあったが、「誠司さんを独り占めしたかった」というようなことも言われた。

では、実際に在宅ホスピスは、奥村夫妻の期待通りだったのだろうか。

(5) 実際の在宅ホスピス

残念ながら、実際の在宅ホスピスは、由美子さんの期待通りではなかった。由美子さんは、現在進行形で進んでいる誠司さんの病状について、本当のことを聴き、それに適した治療法について相談したかったのだが、その希望は叶わなかった。

「やっぱり在宅っていうのは、ホスピスみたいなもんですもんね。私も主人も、その辺の理解が少なかったんですよね。だから先生と、色んな医療のことを相談できるって、そういう思いがあったんですけどね」

そもそも日本では、緩和ケアの認知度がさほど高くないことは、既に述べたとおりである。筆者が知る限りでも、初めて家族を看取った人のなかに、「緩和ケアというものが存在するということを知るまで途方にくれていた」と明かした人は少なくなかった。ましてや在宅ホスピスが緩和ケアの一形態であることなど、さらに理解が進んでいないことであろう。奥村夫妻は、在宅ホスピスを利用しはじめて、初めて在宅ホスピスが、がん治療に積極的な医療を展開する医療機関ではないということに気づき、落胆した。

しかし、同時に、緩和ケアというものを理解していなかったことで、期待していなかったところに小さな驚きや喜びがあり、前向きな気持ちになれたという側面もあったようだ。以下にその具体的な例を一部抜粋し、紹介しよう。(2)

由美子さんは、誠司さんが病気になる前に、介護技術の勉強をし、ボランティアで介護補助をしていたこともあった。そのような経験があったので、在宅での介護にも抵抗が少なかったのかもしれない。それでも、大柄な誠司さんのからだを、小柄な由美子さんが支えたり動かしたりするのは、重くて大変だった。特に風呂に入れるのが大変で、風呂から上がった直後に、はじめて誠司さんが倒れたときは動揺したという。

訪問看護

「いやぁ、私これから夫を看ていけるかな、こんなに……。あの時はね、薬の副作用で立つことができなかったんですね。トイレに行こうと思って立つと、バタンって倒れるんです。で、それを見た看護師さんがすぐ対処してくださったんですけど。もうそれがなかったら、本当に倒れてそのまんま寝たっきりっていうことになったんじゃないかなって思うんですけどね。うん。よく「こうして、ああして。何時間後にこうして」って。もう全部指導っていうか、教えてくださったからね。で、私でも全部洗浄したり、できたんですよね」

由美子さんが初めての経験に驚き、動揺しても、訪問看護師がいつも迅速かつ適切に対処してくれた。その都度、安心させるような言葉をかけ、何に注意し、いつ、どうすればよいのかを、由美子さんに伝え教えた。由美子さんも、教えてもらったことを自分のものにしていくと同時に、一度大変なことを経験すると、二度目からはそうならないように知恵を働かして工夫した。このように、看護師の支援によって、誠司さんのために動けることが増え、自分自身の成長につながっていると感じられたことも、由美子さんが後に「楽しかった」と表現した気持ちのなかに含まれているように思われる。

多職種連携

B医院では、医師も看護師も白衣を着用しておらず、職員は全員、私服で利用者の自宅を訪問する。そのため、医療・福祉関係者が出入りしていることを、利用者の近所に住む人たちに知られにくい。また、私服での交流は、患者や家族と医療・福祉関係者の間に発生しやすい上下関係を取りはらい、両者の距離を近づける働きもするようだ。由美子さんも「だから話せるのかな」と話しておられた。

「主人は看護師さん来るとしゃべってたしね。私らとしゃべるよりも主人はね、看護師さんとしゃべったり、マッサージしてくださる人としゃべったり、鍼《はり》する人としゃべったりね」

〈気晴らしになったのかな〉

「そうなの。ええ。そう思います。病院だと一人っきりでね、同じ病院の人と病気の話ぐらいしかしないだろうし。そんなにできるもんではないですしね。だからそれは良かったなと思いますね」

〈あ、そうなんですか〉

「うん。そういう方とね、こう……接触っていうとおかしいわね、めぐり合えたっていうの？　良かったと思いますよ。歳取ってからでしたからね」

〈ふーん〉

「うん。病院の中でぐーっと、こう落ち込んでるよりも、苦しいけど痛いけど、そういう方とお話できるっていうのはね、良かったんじゃないかなって思いますね」

由美子さんは、頻繁に訪れる看護師たちや医師には、関係性が近くなるほど、信頼感が増すことも不満が出てくることもあるけれども、いずれにしても情が移るという。たまに訪問する鍼灸師や介護士、休日や夜間などに久しぶりに顔を合わせた看護師との交流は、新鮮に感じられていた。いずれにしても多様な来訪者は、夫婦が気楽に会話できる共通の話題を提供していた。

また、夫婦二人の間では、なかなか話題にできないことを、看護師とは話せるということもあった。たとえば、看護師が帰るとき、由美子さんが見送りにでると、「誠司さんは、死ぬのは怖くないけど、痛いのだけは嫌だって言ってましたよ」と、耳打ちしてくれたことがあった。そういう形で、誠司さんの気持ちを知ることもあったのである。

家族介護

病院に入院して治療を受けていた頃と比べると、誠司さんはずっとリラックスしていたが、疼痛管理が難しいタイプのがんだったようで[3]、強い痛みは最後まで続いた。

「あの、寝れないんですよ、痛くて」

〈う……ん〉

「そのたんびにね、マットを替えてもらったりね、エアーマットかな。それでも眠れないんですよ、痛くて。横になれないんですよ」

〈かなり痛みがひどい……〉

「はい、ひどかったんですよね。それで私は眠いから寝てる。するとね、主人は起きててね、グーッとして我慢して待ってるんですよ。で、私が起きるのを待ってて、「痛い」って言うと、マッサージしたり暖めてやったりね。で、看護師さんに電話して「こうなんですけど」って言うと、「うん、じゃあこうしてあげて」とかね、言われました。だから、あぁ、それがよかったかなと思いますね。病院にいても「看護師さん」って呼べば、すぐ来てくださるけど、それに私らは関われないじゃないですか」

〈うんうん。そうですね〉

「在宅だと一緒にできるから、うん、それが、うん、良かったね。それもまぁ、みなさん「大変だったでしょう?」って言うけど、いや全然そう思わないんですね」

〈ああ、そうですか〉

「はい。楽しかったですね。一緒にやれたし、いれたし。だからそれがよかったのかもしれない(4)」

最後の家族団らん

最後の一ヶ月になると、誠司さんは痛みで横になることができなくなり、ベッドに寄りかかり、座ったままの姿勢しかとれなくなった。由美子さんがいくら痛みを緩和する薬を飲むように言っても、「いいよ、いいよ」と我慢しがちだった。最後の一週間は、家族全員が誠司さんのいる部屋で寝起きしていた。

最後の日、誠司さんは、いつもより調子がよさそうに見えた。娘二人は、父親のために首に巻くコルセットを買いに出かけた。ところが娘たちは遠くまで行ったのか、なかなか帰ってこなかった。だんだん誠司さんの意識が、痛みのため朦朧としてきた。この世とあの世を行ったり来たりしているような感じで、由美子さんがなんとか気持ちを引き立てようと話しかけても、弱々しい声で「うるさ〜い」と言われてしまった。誠司さんは「あの子たちはまだか、あの子たちはまだか」と、ひたすら娘たちを待っていた。

診察に来た医師は、誠司さんに「奥村さん、もう我慢するのはやめましょう。楽になりますよ」と言い、痛みを緩和する強い薬を処方した。訪問看護師が後から薬を届けるということだった。ところが夕方のラッシュアワーにさしかかり、看護師もなかなか来なかった。

待ちわびていた娘たちが帰宅し、家族みんなで看護師の到着を待った。看護師の乗った車が家の前に到着した音が聞こえた。長女が飛び出して行った。由美子さんが「お父さん、来たよ」と声をかけたとき、誠司さんの意識がふーっと遠くなっていった。次女が「お父さん、お父さん！」と呼びかけ、長女が玄関で「看護師さん、早く入って！」と言っている間に、誠司さんは息を引き取ってしまった。

由美子さんは、「あの時、医師が薬を持って来ていてくれていたら、もっと早く看護師が薬を届けに来ていてくれていたら」と何度も考えた。「注射をして痛みがとれていたら、亡くなる前に、少しは何か話ができたのではないか」という思いが消えなかったからだ。今でもそれだけは悔やまれる。

だが、色々なことを考え合わせると、やはり在宅ホスピスを利用して家で看取れたことはよかったと思っている。

「でもみんなでね、送れたからよかったんですよね」

〈あぁ、そうですか〉

「うん。みんなで本当に……。あの、看護師さんも先生もみんな、夜中でもなんでも来て、気持ちよくしてくださったしね。「あぁ、在宅にしてよかった」って思ったの。病院の中だけではできない経験。本当に最後の家族団らんだったと思う。うん。最後の家族団らんだよね。見送って終わって。それで終わったのよね。後はもう、違う家族だもんね、私ら。

みんなで雑魚寝してね、それで食べて。亡くなる前の夜まで一緒に食べてたからね。普通一週間ぐらいこん睡状態でしょ。姉なんか一週間ぐらいこん睡状態で全然しゃべれなかったのに、主人は前の日まで……ね、食べてたんですよね。まぁ、ゆっくり食べるからね、「早く食べなよ」なんて」

〈ふふふ（笑）。普通ですね〉

「普通なんですよ。あれ普通……おかしいよね。もう次の日亡くなるなんて、信じられなかったしね。思えなかったしね。「早く食べて」なんて言ってたのにね。「まぁ、いい。ゆっくり食べるよ」なんて言って食べてたんです。「何食べたい？」って言ったら、「お刺身食べたい」って言うから……。二切れ食べるのが大変なんですよ。ゆっくりで。「早く二切ればっか食べたら？」なんて言ってたんですけどね」

〈ははは〉

「いや、でもあれ本当に不思議だわ」

〈ふーん〉

「在宅ホスピスって本当に、私は願ってたことだから、本当によかったね」

(6) 看取りを振り返って

初めてお話をうかがった日、由美子さんは誠司さんの在宅介護をしていた日々のことを振り返り、懐かしそうに「楽しかった」と話された。だが、次にお会いした時、由美子さんは「楽しかった」と言ったことを訂正しようとされた。話声を耳にした長女から後で、「介護して楽しかったとか言ってたけど、何あれは?」と、咎められたという。


「娘に「おかしいよ」って言われてね。「ああ、そうか、苦じゃないって意味だったんだけど、おかしいかな」なんて思ったんです。言葉って難しいよね」

〈いや、でも……。楽しかったっていうのは、思い返してみたら充実してたっていう意味での楽しかったですよね。そういうふうに思って聞いてましたよ〉

「ああ、よかった」

〈ええ、充実感っていうか、一生懸命やったんだっていう〉

「一生懸命って……そう、それもあるんですけど、夫といっつも朝から晩までいられたっていう、それもよかったんでね、私には。独り占めっていうか、おかしいけど。でも本人は病気だから、それは、その時は大変でしたよ。でも今考えてみれば、「ああ、あれはよかったな。あそこにいられてな」って思いますね」

「もって三ヶ月、あわよくば六ヶ月、一年もてば珍しい」と告げられて始まった終末期介護であったが、誠司さんが在宅ホスピスを利用しはじめたのは、その告知から一年後のことである。治療の限界も告げられ、客観的には、誠司さんの最期が近づいていることは明白だった。長女にとっては「楽しかった」などと表現できる日々ではなかったのであろう(5)。しかし、妻である由美子さんにとっては、誠司さんにぴったり寄り添って生きることができた、かけがえのない日々だったのだ。

〈介護の最中は、やっぱり辛いことも……〉

「やってる最中は、眠かったんです。夜中でも起きなきゃなんないし、ええ。薬とか、しゃっくりでもね、吸ったまま止まんなかったりしたので、夜中起こされるっていうかね。起こされるんじゃないんですよね、起きなきゃなんないって自分で思ってるの。だから、ごそごそって音すると、もう目が覚めちゃいますから。

薬の時間なんかはね、寝過ごしたら悪いなと思うんで、目覚ましかけたりするんですけど。眠かったですよね。それでカーッと寝ちゃって、わたしは寝れるんですけど、本人は眠れないんですよね、痛くて、苦しくて。だからそれがね、ちょっと悪かったなっていうか、辛かったっていうか。

あの時なんでもっとね、起きててやんなかったんだろうとかね。眠ることなんていつだってできたのにね、眠いって言って寝ちゃってね。それで病人に起きるの待ってようって気を遣わせてね。なんであの時、起きてなかったんだろう。もっと「いいよ、いいよ」って言ってあげなかったんだろうとかって、それは思いますけどね」

末期患者の在宅介護は、介護期間が長引くほど、心身に蓄積する疲労が予期悲嘆に由来する緊張感を上回る。由美子さんが介護の大変さとして最初に思い出すのは、「本当に眠かった」ということであった。由美子さんには、誠司さんに迷惑をかけられたという思いはない。むしろ痛みで眠れない誠司さんをおいて寝ていた自分を責めていた。当時、由美子さんは目の前の誠司さんを看ることに必死で、それ以外のことは考えられなかったようだ。

「死ぬっていうことがね、全然思えなかったんですよね。もう、この人はずっと生きてんだろうみたいな。でも一回具合悪くなって、「この薬を飲まなきゃなんない」って言われて、「それ死ぬまでするのよ」って言われた時に、「あぁ、もう近いのかな」ってその時は思ったんですけど。それでもその、死っていう言葉は頭にないんですよね、全然」

由美子さんが、誠司さんと過ごした最後の日々を「楽しかった」と表現したのは、「死」を否認しようとする無意識的な力が強く働き、悲嘆感情にとらわれずにいられたことと関係しているのだろう。

以上のように、由美子さんは、在宅ホスピスを利用して自宅で看取れたことに多少悔いは残っているものの、総合的に見ると大変良かったと思っておられた。しかし、自分の最期については、「私がやる時は、在宅医療でやりたくない。家族に迷惑かけるからね。私は病院で死にたい」と話された。

「夜昼ないですもんね、一緒にいると。夜でも痛い。ほら尿管が詰まった、あ、出血してきたとかね。なんだかんだって色々ありましたから。やっぱり、働いている若い人には無理ですよね」

〈あぁ〉

「夜起きて世話して、仕事に行って。生活がありますから、働かないわけにいかないですもんね。そうなると、自分は病院で、たまにお見舞いにきてもらうぐらいがいいかなぁって感じですよね」

由美子さんは、娘たちの生活のことを考えて「病院で死にたい」と言っておられたのである。

2 夫婦の溝と対峙した夫

（1） 家族背景

渋谷敏幸さん（昭二十五）は、妻の純子さん（昭二十四）を、緩和ケア病棟で看取った。看取ったのは、末期告知から約七ヶ月後のことだった。

敏幸さんは、定時に帰宅するような暮らしとは縁遠く、転勤も何度も経験し、仕事一筋に生きてきた。妻の純子さんは専業主婦だが、信仰している新興宗教の布教活動で多忙だった。渋谷さん夫婦には、成人した息子が二人いる。

十年近く前、転勤を機に渋谷さん夫婦と次男（昭五十三）は、敏幸さんの父親（大八）と母親（昭一）が暮らす実家の敷地内に建てた家に転居し、現在にいたっている。長男（昭五十二）は大学進学を機に東京に出て以来、東京で暮らしている。

純子さんの末期がん発覚当時、敏幸さんは時間の不規則な部署から、定時で仕事を切り上げられる部署に異動して約二年が経過していた。次男は夜働き、昼間は自宅で休むという生活パターンだった。その他にも家には、純子さんが飼っている犬一匹と猫五匹がいた。

隣家では、敏幸さんの母親が父親を介護する生活が、何年も続いていた。だが、敏幸さんの両親と純子さんは折り合いが悪く、純子さんは義父母の介護に直接関わっていなかった。そのため、純子さんが末期告知をされても、敏幸さんの両親の生活に、大きな変化はみられなかった。

敏幸さんと純子さんは、じつはずいぶん前から信頼関係に深い亀裂を抱えていた。結婚後、純子さんはある新興宗教の信者になり、熱心に布教活動をするようになったのだが、敏幸さんにとってそれは受け入れ難いことだった。敏幸さんは、べつに宗教というもの全般に拒絶感があるわけではない。純子さんが信仰する宗教団体の布教の仕方や教えに不快感と不信感を抱いていた。純子さんが同じ信仰をもつ人たちとのつながりを深めれば深めるほど、現実生活の様々な面で、夫婦の考え方や価値観の相違は決定的になり、溝も深まっていった。

中でも敏幸さんが一番恐れたことは、息子たちが純子さんと同じ信仰をもつようになることだった。敏幸さんは「息子を守るために頑張り」、結果的に息子たちは、母親の信仰する宗教の信者にはならなかった。しかし、息子たちに、両親が激しく対立する姿を見せてきたことについては、内心忸怩《じくじ》たる思いがあるようだった。

（2）純子さんの病状経過

純子さんは、亡くなる八年前に胸にしこりがあることに気づき、病院に行ったところ乳腺炎だと診断された。その一年後、偶然、近所の病院に、乳がん治療で名高い東京のA病院の医師が来て診察する乳腺外来があることを知り、受診してみた。一ヶ月後、乳がんが発覚し、純子さんはA病院で手術を受けた。それ以後、純子さんは年に二－三回、経過観察のために東京のA病院まで検査を受けにいくようになった。

乳がん発覚から六年余りが過ぎた年の暮れ、A病院の医師から放射線治療を勧められた。放射線治療は地元の病院でも受けられるということで、A病院からの紹介状を持ってB病院に行き、検査を受けたところ、A病院に差し戻された。肝臓への転移が見つかったのである。肝臓がんの細胞は十センチ大になっており、すでにかなり進行していた。乳がんの放射線治療ではなく、肝臓の抗がん剤治療を受けるために、純子さんは十二月末からB病院に二ヶ月入院し、続く一ヶ月は週に三回、通院で抗がん剤治療を受けた。だが、がん細胞は全く小さくならなかった。

三月末、B病院の医師から治療の限界が告げられた。純子さんは、週に一回、B病院の看護師の訪問看護を受けながら自宅で療養を続け、三週間に一回、B病院に通院し、検診を受けることになった。

五月半ば、純子さんはB病院の緩和ケア病棟に体験入院をした。その後、純子さんの症状は徐々に進行し、やがて激しい痛みに泣き暴れる夜が増えていった。

肝臓が大出血したら命取りになる。敏幸さんは、純子さんに替わって家事を全て取り仕切り、純子さんに何もさせないようにした。やがて訪問看護師から、緩和ケア病棟への入院を促されるようになった。だが、敏幸さんも純子さんも何も言わず、月日だけが流れて行った。

七月十日、純子さんは緩和ケア病棟に入院した。翌日の夜から、敏幸さんは純子さんに付き添うため、病室で寝泊まりし始めた。二十八日の朝、純子さんに変わった様子は見られなかったが、夕方、危篤状態となった。その翌々日の明け方、純子さんは息を引き取った。

（3）余命告知の衝撃

敏幸さんと純子さんは、全く価値観が合わない夫婦だった。そのため、長い間、同じ屋根の下に暮らしていながら、気持ちを通わすことのできない夫婦関係を続けていた。その関係に転機が訪れたのは、敏幸さんが憔悴しきった純子さんから、余命告知をされた事実を聞いたときだった。

純子さんは、A病院で初めて乳がんの手術を受けた後、定期的に検診を受け、放射線治療を勧められるまでに、何度かリンパ節やがん細胞を除去する手術を受けていた。だが、敏幸さんには、乳がんは治るものとの思い込みがあり、「そんなに深刻にとらえていなかった」という。

放射線治療のため入院したB病院の医師から、検査の結果をA病院に聴きにいくように言われた純子さんは、敏幸さんに一緒に行ってくれるように頼んだ。おそらく不安を感じていたのだろう。事態の深刻さを察していなかった敏幸さんは、その頼みを「忙しい」と断わった。後に敏幸さんは、そのことを「失敗だった」と振り返った。

「十二月の末。B病院から写真預けられて、A病院に戻されて、もう一回診察受けなさいって。こっちの病院で、肝臓がんだってことはもうわかってるんですよ。……A病院で「乳がんの放射線治療しなさい」ってB病院に行ったので、順序として、もう一回A病院に戻されて。……。で、家に帰ってきて。電気暗いまま、ここに座ってたんですよ」

〈奥さんが……〉

「帰ってきて、ショックだったんですよ。……A病院の先生が、「一年半……から二年」って、はっきり言ったそうですから。……「もっと早いかもしれない」って。……相当ショックを受けて、帰ってきたわけですよ。私自身も、その話聞いてショックでしたね。ふぅ～（息を吐き出す音）。……それはもう、死刑宣告みたいなものですよね……」

純子さんが電気もつけず暗い部屋の中で悄然としていた姿を目の当たりにしたときのことや、その理由を聴いたときのことを語る敏幸さんの口調は非常に重かった。ゆっくりと言葉を絞り出すように話し、ある程度話し続けたところで、耐えかねたように大きく息を吸い込み、ゆっくりと吐き出した。内面で高まる感情と緊張感をそうやって落ち着かせ、バランスをとっているように感じられた。この日を境に、夫婦の関係はそれまでとは違う次元に突入した。
純子さんは地元のB病院に入院した。敏幸さんは、毎日のように病院に通った。純子さんがA病院で末期告知を受けた三日後、敏幸さんはB病院の先生に呼ばれ、純子さんのいないところで説明を受けた。肝臓に転移したがんは、十センチ大になっていた。医師は「これだとうまくいって一年。まあ治療を続けて抗がん剤がうまく効けばもっと延びるかもしれないけど、一年もたないかもしれない」と説明した。敏幸さんの日常生活は突如崩壊した。仕事一筋で生きてきた敏幸さんが、今までしたことのない家事をしはじめた。

〈奥様と同様に、渋谷さんもかなりのショックを受けた状態ですよね。……ものすごい生活が変化するじゃないですか。その時に、どういうふうに気落ちのバランスを保っておられたんでしょうか？　保てなくても当たり前だと思うんですけど〉

「それはもう、がむしゃらっていうかね。十二月にこの人（＝写真の中の純子さん）[6]が入院してから、自分で全部、炊事洗濯やりましたし、猫の世話なんて余計なことまでね（笑）。おまけに、そっちに両親住んでますけど、あっちももう、体力が弱ってきてね、「石油なくなったから替えてくれ」だの、しょっちゅう電話がかかってきてね。「あれ買ってきてくれ」、「電気切れた」って。だからそれは大変でしたよ。やることいっぱいあってね」

〈気持ちのバランスなんてことを考える余裕もなく、ただひたすらがむしゃらにですか？〉

「そんな感じです。だからもうやるしかない。六時まで会社にいて、買い物をしながら帰ってくるわけですよ。そしたら待ち構えてたように電話がかかってくるわけですから（笑）」

末期がんが発覚してから最初の二ヶ月、純子さんは入院して抗がん剤治療を受けていた。もしかするとその二ヶ月間は、敏幸さんが本格的に終末期介護に関わるための助走期間になっていたのかもしれない。

三ヶ月目に純子さんは退院し、週に三回、自宅から通院する形で抗がん剤治療を受けることになった。敏幸さんも純子さんに付き添って通院した。純子さんの様子から、抗がん剤が相当強い薬なのだとわかった。

ただ、この時期はまだ、医師主導で治療方針が決められていた。純子さんは闘病に専念し、敏幸さんは仕事を続けながら、自分に降りかかってきた新しい役割をがむしゃらにこなしていた。

(4) 揃わない足並み①——緩和ケア病棟の印象

自宅で療養するようになってから一ヶ月後、三月の末に、敏幸さんと純子さんは、抗がん剤治療が奏効しなかったことを医師から告げられた。外科の先生は「別の抗がん剤を使います」と言った。しかし、化学療法の先生は「その薬を使うと副作用が大変で、完全に寝たきりになる。もしかすると、かえって状態が悪くなって死ぬかもしれない。だから、これ以上抗がん剤を使うのは勧められない」と言った。それを聞いた敏幸さんはあきらめがつき、緩和ケアに移行する段階に来たのだと理解した。しかし、純子さんはあきらめきれず、他の抗がん剤や最先端の治療法について熱心に調べはじめた。

長年、根本的なところで対立を抱えたまま一緒に暮らしてきた敏幸さんと純子さんには、ほとんど会話がなかった。それでも末期告知後は医師の主導に従い、それまでとは異なる形の役割分担をして、それぞれが、それぞれの領域で、力を尽くせばよかった。しかし、治療の限界が告げられると、そこからは患者と家族が主体的に今後の過ごし方を選択することが求められる。敏幸さんと純子さんの向いている方向は明らかに違った。

純子さんは、初めて乳がんの手術を受けてから肝臓に転移が見つかるまでの間に、何度かリンパ腺やがん細胞の切除手術を受けていた。その関係で、敏幸さんは何度もB病院に来たことがあり、好奇心から緩和ケア病棟のなかを探検したこともあった。その時に受けた印象が、治療法の限界を告げられたときどのように影響したかを以下のように話している。

「看板はちゃんと出ていましたよ。「ここから緩和ケア」って。だから行ってみたら、ものすごく雰囲気がいいわけですよね。雰囲気っていうか、およそ病院のイメージとかけ離れてる。ホテルみたいですよね」

〈そうですか〉

「だから、すごくいいところだなって印象で。そこに行って、自分ががんになったときどうなのかって少し考えてみて。(中略)。あそこに行かれるとわかりますが、緑がものすごく多いんですね。周りが山、森林というね。自然の山が。雰囲気が良くてね、いいところだなって。自分ががんになったら、余命いくばくもないっていうことがわかったら、ここで余生を送りたいなって感覚だったと思うんですね。

この人の先がないって、まだ思ってなかったんですけど、もしこのままがんが進行して、駄目だっていうことがわかったらここにしようって、その時そう思ったんですよ。だから、「抗がん剤やめます」って言われたときに、もうここの緩和ケアしかないなって」

一方、純子さんは入院中、患者どうしのつきあいの中で緩和ケア病棟についての噂を聞き、そのことを敏幸さんに話していた。

「病棟に行ったとき、六人部屋なんですよ。もちろん、具合が悪くてずっと寝たきりの人もいますけど、だいたいはみんな元気だから、私と同じように病院の中を散歩したり、動き回るんですよ。お互いに情報交換して、あの人は乳がんだ、この人は胃がんだって、みんな知ってるわけですよ。私と同じように緩和ケアの病棟を探検した人もいるしね。家内の話によると、「緩和ケア病棟は、後がない人が入る」って」

〈あ、そういう風に患者の中では言われているって?〉

「言われてるんですよ。あそこには行きたくないって。あそこに行ったらおしまいだっていうような受けとめ方」

〈奥さんが?〉

「いや、患者の仲間のなかでそういう話しをしてるわけですよ。「緩和ケアに行ったらもう終わりだ」って」

敏幸さんは、純子さんの話を聞いて、緩和ケア病棟に対する感覚が違うことに気づいていた。そのため、緩和ケア病棟のことを純子さんに言い出せなかったのである。

（5）揃わない足並み②——「死」に対する姿勢

「抗がん剤治療ができない」と言われた時、敏幸さんは遠からず来ると告げられた純子さんの死を、避けられない運命として受け入れることに、あまり葛藤を感じていなかったように見受けられる。しかし、純子さんはそうではなかった。なんとしても生き延びたいという気持ちが強く、死を回避する可能性に賭けることしか考えていないようだった。

「本人としてはなかなか納得してない節があったわけです。自分で勉強して、緩和ケアじゃなくてもうちょっと病気と闘いたい……と思ってたと思います」

〈はい〉

「それは自分でいろいろ調べてね。本を読んでたし、あとインターネットでね、色々注文して。霊芝《れいし》ってあるでしょ」

〈あ、漢方薬の〉

「漢方薬の霊芝とかね、あと中国の怪しげな漢方薬を自分で頼んでね。B病院の先生からは「そういうのはやめてくれ」って言われたんだけど、この人やめなかったですね。病院で調合してくれた薬のほかに、霊芝と中国の怪しげな漢方薬で三十万ぐらいするものをね。値段いくらなのかはっきり言わないからわからないけどね。全部使い切れないで死んじゃったけどね」

純子さんは、肝臓に転移したがんを治療するために、最先端の治療が受けられる遠く離れた都市にある病院に行きたいと言ったこともあった。しかし、敏幸さんは、純子さんの望みを知っても、叶えてやれるものではないと考えた。二人の間には明らかに温度差があった。

「行きたいって言われたけど、現実問題としてそんなことはできないですよね。一人で行けるわけがないし、だから行くときには一緒に行かなきゃいけないでしょ。それで、向こうで治療してくれるかどうかわからないし。十センチですからね。B病院では手遅れだと言ってたんですから、手遅れの患者に治療してくれるかどうかわからないし。治療してくれるってことになっても、結局一ヶ月とか二ヶ月とか入院しなきゃいけないですよね。

B病院で勧められたんだったら、私はもちろん決断しますけど、そんなことを言われたことはないしね。「手術しないのか」と聞いたら「手術しません」って言われて。……ふぅ〜。

本人はあきらめきれないっていうかね。最先端の治療を全国各地あちこちのいろいろな病院でやってるわけだから、言ってみれば柳原和子さんみたいに、そういうのを探していきたいって思ってたみたいだけど[7]。だけど、それは柳原和子さんだからできることであって、普通の人はそんなことはできないと思うんですよ。でも本人はやりたいって思ってたんですよ。でもそこは……。

そういう希望がかなえられないっていうのは家族としてはつらいですね」

敏幸さんの話を聴いていると、末期告知後は、純子さんと病気のことについて、ゆっくり夫婦間で話し合ったような印象を受けるが、改めて確認してみると即座に否定された。最後まで、断片的にしか会話が成立しなかったそうだ。ただ、敏幸さんは、純子さんが友達の話に託して、「もっと自分のことを大事に考えてほしい」と伝えていたことは理解していた。

「この人の友達でがんに苦しんだ人がいて、その人のことを話したりするわけですよ。友達の場合は、旦那さんが奥さんのことを一生懸命考えてね、「とにかく君の事はどんなことをしても守りたい」って。「家一軒売ってもね」って。「いくらお金をかけても、病気と闘う」なんて旦那さんは言ってるって。あんたもそういうふうにしなさいってね。ふっふっふ（笑）」

（6）温度差の背景

敏幸さんには、純子さんの思いに応えられない事情があった。そのとき敏幸さんは、純子さんの残りの人生に関わる問題と同時に、自分自身も含めた遺される家族の、今後の生活に関わる問題にも直面していたからである。

純子さんが末期告知をされるまで、敏幸さんは家計の管理を純子さんに一任していた。だが、純子さんが末期がんだと発覚したことで、敏幸さんは家計の現状を把握しはじめ、衝撃的な事実を知った。純子さんは、五社以上の消費者金融から借金をし、月々の返済金額が十万円ほどになっていたのである。敏幸さんは、純子さんがうまく家計をやり繰りしてくれていると考えていたが、できていなかったのだ。

純子さんが何のために借金をしたのか、いつから消費者金融を利用するようになったのか、借金の総額がいくらなのかも、純子さんが死ぬまでわからなかったという。その件について、二人がきちんと向き合って話し合おうとしたことはなかったようだ。

考えてみれば、敏幸さんと純子さんとの間の不協和音は末期告知以前からあり、この期に及んでの経済的な問題の発覚も、それまでの二人の関係性を鑑みれば、特に不思議なことではない。純子さんが末期がんを告知される前は、宗教問題が二人の関係性を象徴していた。末期告知以後は、経済的な問題の発覚という形で、二人の間の距離が改めて露呈したといえよう。

純子さんは、命の瀬戸際に追いやられた時、敏幸さんに、自分を全面的に支えようとする姿勢を見せてほしいと望んだ。それに対して敏幸さんは、当時の渋谷家の経済状況と見通しを含めた全体的なバランスを考慮して、できることとできないことを峻別した。その結果、純子さんの望みに全面的に応えることはできなかったのである。

（7）悔い――もしも、どのような経過をたどるか予測できたら

敏幸さんは、末期告知を聞いた後、主治医に、純子さんがこれからどのような経過をたどって死にいたるのかを尋ねた。家計を、純子さんのために、いつ、どのように使うかを考えるために知っておきたかったからだ。しかし、医師から明確な説明は得られなかった。ソーシャルワーカーにも今後のことを相談しに行った。緩和ケア病棟の入院費用等は聞けたが、病気がどのような経過をたどるのかはわからなかった。ただ、抗がん剤治療が、純子さんに非常に大きなダメージを与えたことだけはよく

わかった。

結局、純子さんは「治療法の限界」という主治医の診断を受け入れて、週一回の訪問看護と三週間に一回の病院での検診を受けながら、自宅で療養を続けることになった。敏幸さんは六時に退社すると、スーパーや生協でおかずを何品か買い、七時頃に帰宅しては夕食の仕度をした。辛かったのは、食卓にろくなものを出せないということだった。


〈それまではずっと奥さんがされてたので家事は慣れてないっていうことですか……〉

「慣れてないということもありますね。慣れてないこともあるけど、それはしかたないですよ。たいしたものはやらないですよ。スーパーとか生協に行って、だからアジのフライとか鶏のから揚げとか、何でも売ってますから、おかずはそんなに難しくないわけですよ。あとほうれん草のおひたしとか、みそ汁とかね。

そのほかにもう一品、イチゴとかね、今の季節なら……メロンとかね〈涙声〉……買ってきたかったんだけどね……。それ買うだけだったらそれは買えますよ。だけどね、これからどれくらい医療費かかるかわからないしね。帰ってくると、そこに横になってるわけですよ。それで「今日何にするの」って。「何食べさせてくれるの」って。……」


純子さんは、文句を言ったわけではない。敏幸さんが自分の身に置き換えて考えたとき、特別な贅沢と思えないことすらできなかった。毎日の食事のことだけではない。病状がわかってから、結局一度も旅行にも温泉にも連れていくことができなかった。純子さんが「旅行にいきたい」と言っていたわけではない。だが、自分ならそうしたかっただろうと思うことが、本当ならしてやれたはずのことが、できなかった。そういう思いが小さな棘のように、ずっと敏幸さんの心に刺さっているようだった。

「今現在のお金はあるんですよ。だけどあと一年二年ね、こういう生活が続くんであれば、今ここで使っちゃったらね。

この人は家売ってでもね、借金してでもやってくれっていう考えでね、実際問題として借金してるわけですよ、サラ金から。でもそういうことは、私としてはできないしね。サラ金から借金してること知ってましたから、これ以上借金増やすわけにはいかないしね」

純子さんの死後二年で、数百万円の借金を全額返済した敏幸さんからしてみれば、先行きの見通しが立たない状況で、純子さんの経済観念に合わせた治療方針に乗ることなど、できない相談だったであろう。

だが、当時、合理的判断を優先することによって切り捨てたものを、敏幸さん自身が覚えている。死別後もその記憶が罪悪感となり、敏幸さんを責め苛んでいるようだった。

(8) 夫婦それぞれの気持ちの変化

純子さんは、五月の連休明けに、緩和ケア病棟に一週間体験入院した。それによって、純子さんの緩和ケア病棟に対するイメージは、格段に良くなったようだったという。

「言葉としてははっきり聞いたわけではないけど、態度としてはそうですね。体験入院したとき、いろんな行事があったんですよね。ピアノの演奏会とかね。お医者さんとこう……何ていうか、一緒にコーヒーを飲みながらお話しするというような機会があったそうで。それから、いろいろな動物が出てきて、鹿が出たとかね」

〈ああ、山のほうに、ということですか？　ほうほう〉

「ウサギとかもいるらしくて。だから、お医者さんとコーヒーを飲みながらそういう話を（笑）」

〈ああ、お医者さんとコーヒーを飲みながらそういう話をするのは、緩和ケア病棟でなきゃ考えられないですよね〉

「そうそう」

三月末に主治医から治療法がないと告げられた後、純子さんはあきらめずに治せる方法を探し続けていた。しかし、五月の半ばには、とりあえず一週間、緩和ケア病棟に体験入院してみるところまで気持ちが変化していた。実際に入院してみると、一段と緩和ケア病棟に対する抵抗感は薄らいだようだった。そしてちょうどその後あたりから、純子さんは激しい痛みを訴えるようになっていった。

「がんっていうのは痛いんだっていうのは、はっきりわかりますね。痛みが激しい、背中が押されるように痛いって。モルヒネとかね、痛み止めの薬もたくさんあって、色んな種類があるんですよ。モルヒネ、いつからだったかはっきり忘れたけれど、貼り薬ね。ここにペタって貼るやつ」

〈ああ、パッチ〉

「それ貼っても効かないんですよね。で、夜中、寝てるときに「痛い痛い」って泣くわけです。だからそのたびに起きて。痛いときに飲む薬ありますから。あと膏薬ですね。サロンパスのような貼り薬。ベタベタ貼ってましたね、前と後ろと。それ、取り替えさせられてね。それがいちばんつらかったですよね。大変きつい。

……どうしようもないですよね、「痛い」って言われて。薬……飲み薬もらっても治らないしね。貼り薬……モルヒネしたら痛くないって思ってたんですけど、痛くなるわけですよね。あれは薬の調合が微妙らしいですね」


週一回の訪問看護は、敏幸さんが勤務時間中のことだったので、純子さんが自分の痛みについてどのように訴えていたのか、敏幸さんは知らなかった。(8) 隣家の敏幸さんの両親と純子さんは、互いに支え合うような関係にはなかった。次男は日中家にいたが、夜の仕事をしていたので、だいたい寝ていた。家族と一緒に暮らしていても、すぐ隣りに義父母が住んでいても、訪問看護師を迎えるのは、純子さんひとりだったようだ。

肝臓がんは何かのはずみで大出血をする可能性がある。それが命取りになることがあると、看護師から忠告されていた敏幸さんは、純子さんを絶対安静にさせておくために、昼食用に宅配の弁当を手配していた。介護認定を受けてからは、ヘルパーに家の掃除を頼んだ。それでも介護力不足を実感した。純子さんを病院に連れていくたびに、担当の看護師は「いつでも入院していいんですよ」というふうな言い方で、入院を促した。体験入院をしたことで、純子さんの緩和ケア病棟に対する印象が変化したことも感じていた。ところが、事ここにいたって、敏幸さんの方が「緩和ケア病棟に入ったらもうおしまいだ」という気持ちになり、踏ん切りがつかなくなっていた。

〈ええと、「緩和ケア病棟に入ったらおしまいだ」って渋谷さんはおっしゃったんですけど、「もうこの家に奥様が帰ってこれないだろう」ってことが「おしまいだ」の意味だと思っていいですか?〉

「そうですね」

〈それはやっぱり、ものすごくお辛い……〉

「そうですね。……。だからもう、死ぬっていうのはもうわかっているんだけど、やっぱりそれは、受け入れられないっていうようなことはありますよね。まあ、一方ではね、いつまでこういう状態が続くのかっていう気持ちも、もちろんあるんですよね。全部家事……私一人でやってましたからね。大変ですから。入院してもらったほうが楽っていうのはある……。でも緩和ケア病棟に入るとお金いくら要るかって考えてしまう……(笑)。一方ではね。でも最後だからそれはしかたないと思ってましたから。いくらかかってもね、それは」

ケールは、死別後の悲嘆と同様、予期悲嘆の表現や反応にも性差が見られると論じており、女性は、死の不安、怒り、抑うつを伴う予期悲嘆を高い割合で明示する傾向があり、男性は、差し迫った喪失の否認を示す傾向があると述べている（Kehl 2005）。末期告知を受けた直後の敏幸さんは、純子さんの療養を最優先にして、崩壊した日常生活を立て直そうと奔走していたが、悲嘆感情には囚われていなかったように思われる。もしかすると当初、敏幸さんは、純子さんの死を現実的なものとして受けとめきれていなかったのではないか。しかし、激しい痛みに苦しむ純子さんにはなす術がなく、その無力感が否応なく「死」を予期させ、「差し迫った喪失の否認」という初期のフェーズが後退していったのではないかと思われる。こうして敏幸さんは、緩和ケア病棟への入院を受け入れられない心境になっていった。

(9) 緩和ケア病棟への入院決断

純子さんの痛みは、確実にひどくなっていき、家の中の階段の上り下りが困難になるほど体力も落ちた。だが、緩和ケア病棟への入院時期についてきちんと話し合うことなく、敏幸さんと純子さんは日々を過ごしていた。体験入院後、純子さんの緩和ケア病棟に対する印象が良くなったことは見てとれた。だが、純子さんは自分から入院したいとは言わなかった。敏幸さん自身も決心がつかなかった。それでもなんとなく雰囲気で、「そろそろ潮時かな」という感じになっていった。

七月に入り、看護師に入院を促されたとき、敏幸さんは「もう我慢の限界かな」と思い、覚悟を決めた。純子さんも看護師か主治医の言葉に促されて決めたのだと思う。夫婦の間で入院の意思を確認するやりとりはあったと思うが、どんな言葉を交わしたのか、具体的な事は覚えていない。

七月十日、緩和ケア病棟への入院をある程度覚悟した上で、敏幸さんと純子さんは病院に行った。純子さんは、それまで自力で歩いていた。しかし、その日は病院に着くと、車いすに乗せられた。敏幸さんは、それを機に純子さんが「完全に病人だ」という意識になったのではないかと推測していた。緩和ケア病棟への入院が決まった。

その翌日から、敏幸さんは毎日、純子さんの病室に泊まり、家を経由して会社に出勤するという生活を始めた。

「個室で、部屋が広いんですよ。畳もあるしね。だから布団借りてきて、そばに寝ることができるんです。だから、会社終わってから一回家に帰って、着替えをして、病院に行って、病院で食事をして、泊まって、次の日の朝、また家に帰って会社に行って、という生活をずっと二十日ぐらい続けた」

七月二十八日の朝、敏幸さんは「じゃ、会社に行ってくるから」と、純子さんに声をかけて出た。純子さんの体力はずいぶん弱っていたが、意識はしっかりしていた。その日の夕方、看護師から「意識がなくなった」と連絡が入った。遠方の親類縁者にも連絡を入れ、病室に戻った。二十九日、敏幸さんと次男が付き添っていると、東京在住の長男や、純子さんのきょうだいたちが駆けつけた。純子さんの呼吸がだんだん荒々しく、苦しそうになっていった。三十日の明け方、敏幸さんが仮眠をとるために離れた間に、純子さんは息を引き取った。

(10) 看取りを振り返って

渋谷敏幸さんはインタビューの間中、すぐ脇に置いた写真立ての中の純子さんの写真を見ながら「この人」という言い方で、純子さんのことを話した。写真の中の、白地にカラフルな柄の入ったブラウスを着た純子さんは、明るい笑顔でこちらを見ていた。お話を聴いている限りでは、決して仲がよかったとはいえない夫婦だったと思われるが、目の前の敏幸さんの様子は、その印象とは異なるものだった。死別後の悲嘆について問いかけると、敏幸さんは次のように応えた。


「どうやって乗り越えたかって？　ええと、ここに写真飾ってあるんですよ（笑）。毎日話してますよ」

〈お話しされる中で、お話の内容が変わって来たんですか……？〉

「いや、べつに取るに足らないことだから。いや、前はね、だから家でしゃべらなかったですよね。そんなにね。だからこの人は不満に思ってるんじゃないですかね。全然夫婦の会話がなかったと思ってるかもしれないですね。で、今、無言の会話してるわけですけど（笑）。だから、そういう意味で、昔より会話あるかもしれない（笑）」


表面的にはどうであれ、この夫婦はこの夫婦なりに、ずっと支え合って生きていたのだろう。それは、純子さんが亡くなった後も続いている。

敏幸さんは、純子さんに「迷惑をかけられた」と思っておられたのだろうか。終末期介護中に体験した辛かったことについて尋ねた時、敏幸さんは、「辛かったことは、たくさんあった」と述懐されたが、感情的になることはなかった。常に理論的で、自分の体験にもとづく内省を、現行の医療制度や社会への提言へと発展させる傾向があった。そして、それらの背景には、信頼していたA病院の主治医が、純子さんのがんが肝臓に転移していたことを見逃していたこと、さらには、自分自身が純子さんの乳がんを全く死と結びつけずに楽観していたことへの痛恨があることがうかがえた。

客観的には、敏幸さんは、純子さんから迷惑をかけられていなかったとは言い難い。だが、夫婦の機微は本人たちにしかわからないものだ。看取ってからインタビュー調査時までの約二年間、敏幸さんが、純子さんとの対話を続けていることを加味して総合的に判断すると、渋谷敏幸さんのなかでは、「迷惑をかけられた」という気持ちより、喪失感の方が大きかったことが察せられる。純子さんへの余命告知後の敏幸さんの激変は、悲嘆反応のなせるわざであり、それまでの二人の関係性の延長線上では想像もつかない変化だったのではないかと思われる。

渋谷敏幸さんは、自分に死期が近づいた時のことについては、まだ具体的に考えられないということであった。

3　精神障害をもつ弟に寄り添い続けた兄

八木弘さん（昭二十二）は、弟の厚さん（昭二十五）を自宅で看取った。厚さんは三十年以上前に発症した精神疾患のせいで、末期告知を受けた当時は、自分ががんであることも、死期が迫っていることも認識できなかった。告知されてから一年半後に死去した。

（1） 家族背景

八木厚さんが末期告知をされたとき、兄の弘さんは、継母と、生まれつき軽度の知的障害がある妹(昭二十四)と同居していた。

八木弘さんの生母は、弘さんが十歳のとき、腎臓がんで亡くなった。その時、八木家には、中学二年生の姉(昭十八)を筆頭に、弘さん、妹、厚さんと四人の子どもがおり、末っ子の厚さんは小学校二年生だった。生母が亡くなった二年後、父親は後妻をもらった。その人が、今も同居している継母である(継母に実子はいない)。なお父親は、平成三年に直腸がんで亡くなっている。

厚さんは発作を起こさなければ、いたって温厚で、とても精神を病んでいる人のようにはみえなかった。しかし、年に数回発作を起こし、そのときは形相がすっかり変わり、容赦のない攻撃性を発揮したので、がんの最末期になるまで、精神病院から退院が許されることはなかった。

弘さんと厚さんは、幼い頃から仲のよい兄弟だった。厚さんは常に弘さんについて歩き、弘さんの遊び仲間と一緒になって遊んだ。運動神経がよく活発で勉強もできた厚さんは、弘さんの自慢の弟だった。思春期を迎える頃には、二人とも音楽が好きになったが、弘さんはロックに夢中になり、厚さんはクラシックが好きになった。やんちゃ坊主だった弘さんにとって、厚さんの趣味嗜好や立ち居振る舞いに表れる上品さは、自分にはない、とても好ましいものだった。

弘さんが東京に進学すると、自然と二人の間には距離ができた。弘さんは大学生活を謳歌していたが、厚さんは高校のクラブ活動で初めて挫折を体験し、その頃からおかしくなっていったらしい。高校卒業後、厚さんは一年間浪人して東京の大学に進学したが、間もなく統合失調症を発症した。

当時、姉はすでに結婚して遠方で暮らしていた。厚さんが東京の病院から実家近くの病院に転院すると、弘さんは勤めていた会社を辞めて実家に戻った。それ以来、弘さんは実家に身を置き、ひとりでできる仕事をしながら、厚さんが一時帰宅した時はいつもそばについて世話をし、厚さんが問題を起こしたと連絡が入れば、すぐに病院に駆けつける生活をしてきた。もっとも、弘さんだけが厚さんの面倒をみてきたわけではない。厚さんの定期的な一時帰宅は、家族全員の理解と支えがなければ継続できるものではない。また経済面の支援は父親が全面的に担い、父親亡き後は継母が引き継いだ。

(2) 厚さんの病状経過

厚さんは、亡くなる二年前に腹部激痛を訴え、A病院から精神科のないB病院に搬送され、二週間程検査入院した。その間、受け入れ先の病院からの要請で、弘さんが厚さんに付き添うために毎日通院することになった。弘さん曰く、この時から「密着介護」が始まった。検査の結果、厚さんは急性すい炎だったことがわかった。

その後、厚さんはA病院に戻り、二週間に一度、すい臓の検査を受けるためC病院(精神科あり)に通院した。九ヶ月程たった頃、すい臓がんが見つかった。すでにリンパ節への転移が見られ、余命は一年ぐらいだろうと言われた。厚さんはC病院で手術を受け、歩けるようになるとA病院に戻った。

一年後、病状の進行に伴い、厚さんはC病院に入院した。C病院では精神科が満床だったので外科の四人部屋に入室し、その後個室に移った。入院初日、あちこちの科で診察を受け、疲れた厚さんが看護師さんに殴りかかるというトラブルがあったが、それ以降、三ヶ月間の入院期間中は平穏無事に過ごせた。

三ヶ月後、厚さんの病状はさらに進行し治療方法のない状態になったので、退院しなくてはならなくなった。E病院の緩和ケア病棟には申し込んでいたが満床で、一ヶ月以上待たなければならないということだった。そこで、E病院に移るまでのつもりでD医院に転院し、在宅緩和ケアを受けはじめた。

在宅療養に切り替えてからも厚さんは穏やかで、統合失調症に起因するトラブルはまったくなかった。在宅五日目、厚さんが就寝前に胸苦しさを訴えた。翌日の朝と夜にも胸苦しさを訴え、D医院の看護師さんに報告すると坐薬を処方してくれた。在宅七日目、就寝前に厚さんが苦しみはじめた。その様子が異常だったので、慌てて坐薬を入れ医師に連絡をとると、「しばらく様子を見てみて下さい」と言われた。医療関係者と連絡を取りながら色々しているうちに、二〜三時間後、急に厚さんが目の前で絶叫し、パタッと息が止まり、亡くなった。

(3) 余命告知前の兄弟関係

厚さんは、普段は一見したところ、清潔感のある温厚そうなたたずまいで、全く異常性を感じさせない人だった。毎月二回、一週おきに、金曜日から二泊三日、家に帰ってくるのが習慣になっていた。だが、健常者の感覚ではほんの少しのストレスが引き金となり発作を起こしてしまう。発作を起こすと厚さんの形相は一変し、見境なく暴力を振るう。厚さんが容赦なく暴れはじめると、家族の中でそれを抑えられるのは弘さんだけしかいなかった。そのため、厚さんは退院を望みながらも、ずっと入院生活を余儀なくされていた。

これから紹介するエピソードは、弘さんがC型肝炎で入院中、厚さんがお見舞いに行ったときのことである。

「俺がC型肝炎で入院したとき、本人はまだ、すい炎になるちょっと前ね、（厚さんは）A病院に入院してたんだけど、電車乗り継いで、お見舞いにきたんだ。そしたら、よっぽど疲れたんじゃない。「わざわざきたんだから、家に泊まるか」って言って、俺も外出届け出して、二人でタクシーに乗って。俺ふらふらだからさ、バスなんか乗ってられない、タクシーに乗ってここにきて、ほんでしばらく……、よっぽど疲れたんだな、寝たんだ。だけど、起きてから、なんだか急に暴れ出してな。

びっくりしたな。しばらく音沙汰なかったのが、そのとき出てきたんだな」

〈「今だけは勘弁してくれ」ってときですね〉

「うん、本当。何とかかんとか、なだめなだめして車に乗せて、病院まで送ってきたんだよ。考えてみるとあのときもきつかったな。話してると、あとからあとから思い出してくるけど、あの日が一番しんどかったわ、考えてみれば」

〈からだはしんどい、弟さんは発作起こす〉

「わざわざね、来ることなかったって思うんだ、内心。本人としてはね、精一杯尽くしてくれる気持ちで来たんだろうけど、こっちは「いいわ」って。そうなんだ。珍道中みたいなもんで。あれ、疲れると駄目なんだよ」

弘さんは、厚さんがわざわざ電車を乗り継いでお見舞いに来てくれた気持ちを汲み、C型肝炎の治療で体力的余裕がなかったにもかかわらず、外出許可を取り、厚さんと一緒にタクシーで実家に帰った。厚さんをタクシーに乗せて入院先の病院に送り返すこともできたはずだが、弘さんはそうしなかった。

だが、厚さんが弘さんのことを想い、弘さんも厚さんの気持ちを汲んでしたことが、結果的に最悪の展開を招いてしまった。それが弘さんがいうところの「珍道中みたいなもん」である。厚さんの病気がさせたことと、厚さんの心根にあるものにはズレがある。そのことをわかっているからこそ、弘さんは泣き笑いに近い思いで、全てを受け入れるしかない気持ちになるのである。

厚さんが急性すい炎になった時、精神科のない病院に搬送されそのまま入院したため、弘さんはできるだけ長く弘さんに付き添うよう、病院から依頼された。

それまで厚さんは、月に二回、二泊三日の外泊許可を取り、実家に帰って来るほかは、たまに病院を無断で抜け出して騒ぎを起こすぐらいで、それ以外はずっと入院していた。だから、弘さんがほぼ毎日、厚さんに付き添うようになったのはこの時期からである。

ただ、当時は弘さん自身もC型肝炎のインターフェロン治療を受けていた。インターフェロン治療は二年ほど続いたが、副作用が強く、弘さんは仕事を減らしていた。そのため、時間的には余裕があったが、体力的にはかなり厳しい状況の中で、密着介護は始まった。

「インターフェロンの治療ってけっこう、貧血になるんだ」

〈体力的に相当ダメージが〉

「きつかった。それが本当きつかった」

〈ご自身も体力的にきついところ、さらに弟さんの看病もしなければいけないって、それは、からだが余計疲れるというか〉

「それが、もしかしたらあの当時は一番きつかったかな。で、（厚さんが）B病院を退院してA病院に戻ってからは、俺のペースで行ったり来たりしてた。だけども、俺が回復してからは、毎日行ってた。

だからやっぱり、人間、なんていったって自分本位だから、無理してまではやんなかったよ、弟のことも。自分が一番可愛いからね。やっぱり自分がきついときには、どちらかといったら、義務感みたいなものが原動力だったらしいんだよね。だからある程度自分に余裕があって、初めて毎日行けるようになったんだわ」


二週間ほどの検査入院が終わり、厚さんがA病院に戻ると、弘さんは毎日の付き添いをいったんやめ、自分の体調に合わせて厚さんのところに行くようにした。とはいうものの、二週間に一度、検診を受けにC病院（精神科あり）に通院するときは、毎回付き添っていたと思われる。

インターフェロン治療は、最初ほど注射を打つ間隔が短く、副作用もきつかったが、段々間隔が長くなっていった。治療は奏効し、弘さんのC型肝炎は完治した。

（4）余命告知が兄にもたらした変化

急性すい炎を発症してから約九ヶ月後、厚さんのすい臓にがんが発見された。すでに転移があり末期で、余命は一年ぐらいだろうと告げられた。

末期がんであることも余命告知されたことも、弘さんは厚さんに言わなかったが、以前にも増して厚さんのもとに足繁く通うようになった。当時、弘さんがどのような気持ちで毎日を過ごしていたかを、次に紹介しよう。


「余命宣告された後、余命一年って言われて、俺にも「あと一年経ったら楽になるなぁ」って悪魔のささやきみたいなのもあったけど、やっぱり可哀そうだっていうか、不憫《ふびん》だっていうか。あの一年は本当に大変だったね。もう、ほとんど恋心、ほとんど恋人に会いに行くような感じで毎日病院に行ってたから。一日に一回顔見ないといられない、そういう辛さっていうかな、あったね。一番辛かった、余命宣告された後の一年がね。反面は楽なんだよ、俺は」

〈とにかく今日元気か、どう過ごしているか。どうしておられるかっていうことが、気にかかってしかたないってことですよね?〉

「うん。ほとんど恋心だな。今までも俺も、自分で言うのもなんなんだけど、何人かとつきあったんだけどさ、一番濃かったな、本当に。肉体関係はなかったけど」

〈あったら怖いです〉

「だけどもね、本当に一番濃かった。「こんなことあるのかな?」って思った。逆に弟に余命宣告されなかったら、こんなことにはならないぞって思った。宣告っていうのは、何か違う影響っていうか、副作用っていうのか、出てくるね。俺はだよ、俺は。

人にもよるんだろうけど。人っていうのは、その対象の人。たとえば、俺の姉がそういう宣告にあったら、そうは思わないかもわからないけど。

だから、さっきから話してるように、弟のことにはけっこう思い入れがあったから、なおさらかもしれないけど。本当にね、自分で「これ恋に似てるなあ」って思ってたもの。「会っているときは〜、何ともないが〜♪」って歌いながら車で通ってたからね。本当にあれ、一種の恋心だよ」

（5）変わらぬ弟

余命告知をされた厚さん本人も、今生の別れを予感し、兄への感謝の気持ちを膨らませたり「恋心」を募らせたりしていたのかといえば、全くそうではなかった。当事者である厚さんは、全く自分の陥っている状態を認識していなかったのだ。そんな弟のことを、弘さんはどんなふうに思っていたのだろうか。

〈それだけ弟さんが、かけがえのない人だったというか……〉

「それよりもむしろ可哀そうだっていうのが先だったね。今まで何もいいことなくやってきてさ、最後にでかい手術してさ、「俺さ、手術したのになんでさっぱり良くならないんだろう?」って言ってさ」

〈そういうこと、言っておられたんですか?〉

「言ってた、言ってた。「手術したら良くなるって先生言ってたから、手術したんだけども、さっぱり良くならないなあ……」なんて言ってたけど。わかってなかったな、がんだってこと自体を。本人はわかんなかったんだろうね。

俺は弟に、末期のときは「俺たちは双子みたいなもんだからな」なんて言ったんだけどね。そういうふうにこっちが勝手に思い込んでるっていう、そういう錯覚してる部分はあるっていうのは承知の上で、一生懸命熱愛してたね。大恋愛してたね、俺は」

〈弟さんにですか?〉

「うん、弟に。可哀そうだっていうのが一番の原因だね、その恋愛の。だいたい、男と女でも可哀そうだっていうのが、けっこう可愛いなとかに通じるんじゃないの? 可哀そうだと可愛いって言葉、ダジャレじゃないけど、可哀そうイコール可愛いっていうか。可哀そうだっていうのが愛情につながることはあるよね」


弘さんは、厚さんの人生全体を俯瞰して「可哀そうだ」と思った。その感情が、相手からの見返りを期待しない愛情の生みの親だと感じているようだった。

確かに弘さんは、厚さんを幼い頃から可愛がっていたが、もしかすると、弘さんの厚さんに対する「可哀そう」という思いは、その当時すでにあったのかもしれない。弘さんは、母親が病死した当時のことを話していた時も、母親が「可哀そうだったなと思った」と言うだけで、自分自身の気持ちには全く触れなかった。ただ、厚さんのことを非常に気にかけていたことが、話の端々からうかがえた。

もしかすると、当時弘さんは、自分自身の悲しさや寂しさ、心細さや不安を、無意識のうちに厚さんに投影していたのではないか。もしそうならば、厚さんは弘さんにとって分身のようなものであり、厚さんを守り愛情を注ぐことは、傷ついた自分自身をかばい、愛情を注ぐのと同様の意味をもっていたと考えられる。さらに、厚さんの余命告知を聴いた時も、同じことが起こったのではないか。「俺たちは双子みたいなもんだからな」という弘さんの言葉は、そのような心理機制によって生み出されたものだったのではないだろうか。

いずれにせよ、弘さんは子どもの頃から厚さんの一番身近にいつづけ、兄として面倒をみながら、ずっと一緒に生きてきた人である。厚さんの身の上に降りかかる人生の不条理を、一緒に受けとめてきた人である。その弘さんが、厚さんの余命告知後、改めて厚さんの人生に思いをはせた時、「可哀そうだ」という思いが湧き出し、ますます厚さんに見返りを求めない愛情を注ぐことになったことは、不自然なことではないように思われる。

(6) その時、兄は何を感じていたのか

子どもの頃から弘さんが大学進学で東京に出て行くまで、二人は一緒によく遊び、話し、音楽の趣味もお互いに影響を与えあうなど、誰よりも気心の知れた親友にも似た関係だった。しかし、厚さんが統合失調症を発症したことで、二人の関係性には大きな不均衡がもたらされた。

〈なるほど。じゃあ、その一年の間は、毎日顔見にいかれていたわけですか?〉
「うん、毎日顔見にいってたね」
〈顔見にいったら、安心されるんですか?〉

「いや、もちろん、そういう病気の人だから、こっちが思うほどは。だから一種片思いみたいなもんだな。ツラーッとしてるわけさ、本人は。まさか自分がそんな深刻な病気だと思ってないし。でなかったら、俺だって馬鹿じゃないから、今まで毎日行かなかったのに、こんなに急に毎日行くと、（弟が）「おかしいな」なんて思うんじゃないかなって、心配するでしょ。

　本人いつも洗濯は自分でしてたんだけど、すい臓切って、それから食えないから体力なくなってて。だから「お前、洗濯自分でしなくていいから。家で洗濯して、あとで持っていってやるから」っていうのを理由にして、毎日洗濯物持っていってたのね。本人は「あれ？　よく毎日来てるな」とか、そういうのは思わないんだ。俺の見たところ、あの病気はそういう情緒的な面はかなり薄れるから。ちょっとこう感激するとか、そういうのが薄れるんだよね」

〈そうなんですか〉

「うん、薬とか何とかもあるんだろうけどね。だからこっちが思うほど、あっちは思ってないのさ。だから片思いみたいなもんで、せっせとね」

　統合失調症の進行により、厚さんの認知機能は低下し、感情鈍磨《どんま》も進んでいた。そのことを十分知った上で、弘さんは厚さんの顔を毎日見にいきたくて、いってたのである。

　厚さんが余命告知された当時、二人が同じものを見、聴き、知り、語り合うといった相互作用を介して、経験世界を共有しながら広げていくような関係性は、既に何年も前から成立しなくなっていた。逆にいえば、弘さんは、迫り来る死を告げられ、そのことを知りながら闘病を続ける当事者の気持ちに思いを致す必要はなかった。では、いったい弘さんはどのようなことを感じながら、厚さんのもとに通っていたのだろう。

「親戚に言わせると、俺のこと、(厚さんから見ると)父親みたいな感じじゃないのかって言ってたけどね。確かにそれもあるんだよな。俺が父親みたいな、母親みたいな、兄貴みたいな、恋人みたいな、色んなそういう役みたいな感じで。自分では自己満足してた。親父死んだから親父みたいな感じだしね。あと俺が、弟の弟みたいな立場になるときもあったし。何か逆に教えられるというかね。そういうときもあったから。だから色んな役で飽きなかったっていうかな。自分で勝手に思い込んで、自己満足だけど。

だから弟が病気したおかげで、たぶん、兄弟にしては、ずいぶん親密だったよ。お互いに結婚して、所帯もってたら、とってもありえない関係だったよね」

〈そうですね。確かに〉

厚さんは、病気のせいで認知機能が低下し、感情も鈍磨していたかもしれないが、弘さんへの基本的信頼感は揺らいでいなかった。そのことが上手く作用し、弘さんからの働きかけに対する厚さんの反応のなかに、弘さんは自分が安心できる何かを見出すことができたのではなかろうか。換言すると、厚さんは、弘さんに潜在する様々な感情を、親和性と安心感のあるイメージで映し出す「鏡」のような役割を果たしていたのではないかと思われる。

（7）　在宅療養への移行――弟の切望

C病院で治療の限界を告げられ、退院の話が出た時、A病院（精神科病棟）に戻されると思った厚さんは、弘さんに手をついて「頼むから、もうあそこに絶対に行かせないで。絶対に行かせないで」と頼んだ。

厚さんは、精神科病棟への入院暦は長かったが、病院にも看護師たちにもずっと馴染んでいなかった。友達もひとりしか作らなかった。友達ができたのも三十五年のうちの最後の五年くらいだった。

「自分はあの連中と一緒にされては困るっていうぐらいのプライド、あったんだな。それはずっと」

弘さんは、本当はC病院にもう少し置いてほしいと思っていた。厚さんがフラフラしていて、満足に真っ直ぐ歩けもしない状態で退院させられることに不安を感じていたからだ。しかし、厚さんの病気のことを考えると何も言えなかった。

「ひとつのネックは、やっぱりああいう病気もってると、受け入れる方もちょっと腰引けるんだよね。一般の内科とか、一般の病院ね。それがこっちのハンデだったのね。やっぱり頭下げて、お願いする立場だから。だから俺、退院してくるときに、先生に「ありがとうございました」って言ってきたよ。「一般の病院に入れてもらって、本人、こんなに幸せなことはない」って。いつも周りは精神病者ばっかりだったから。最後の三ヶ月は、あそこに一般の人と一緒にいられたんだから」

C病院の紹介で、厚さんは、E病院の緩和ケア病棟への入院を待つ間、D医院を利用して在宅療養をすることになり、実家に帰ってきた。弘さんは事前に、在宅看護のための講習を受けたが、実際にはD医院から来てくれる人が「大丈夫、大丈夫」と言って、全部してくれた。ふたを開けてみると、「在宅看護っていっても、特別なことじゃなくて、常に若い頃から在宅看護やってたみたいなもんだから」という感じだった。厚さんの統合失調症の発作は、すっかり影をひそめていた。

「最後ここ（実家）に来てからは、「お前もう精神科の薬飲まなくていいんだ、治ったんだから」なんて言ってたんだ。「そうかなあ」、「うん、いいから、治ったんだから飲むな飲むな」って言って。そのくらい穏やかだった。今さらあの薬、飲んだってしょうがないと思ってさ。だから「いいから、飲むな」って言って。だから本人、最後の半年、自分でもけっこう自信もってきたんだよな」

(8) 厚さんの最期

在宅療養を始めて五日目、夜、横になった厚さんが「うーん、ああ苦しい」と言うので、「大丈夫か?」と聞くと、「ちょっとだけ、今、話しかけないでくれ」と言われた。「うん、わかった」と黙っていると、三十秒ぐらいじっとしていた厚さんが「ああ、だいぶん良くなってきた」と言い、やがて寝入った。翌日、看護師に話すと診てくれたが、その時は何の徴候も現れなかった。だが、「そういう時のために」と坐薬を渡された。

厚さんは、翌日の夜も、寝る時になると「苦しい」と言ったが、しばらく静かにしていると収まった。

そして七日目の夜、また寝る時、急に苦しみだした。

「それで「苦しい」ってなったとき、「待ってろ、今坐薬入れてやるから」って坐薬取り出して。けっこう異常だったから俺も慌ててさ。すぐにお医者さんの携帯にも電話したけど、「ちょっと、しばらく様子見て下さい」って。「すぐ来てくれるのかな」って思ってたけど、そうでもないみたいで「ちょっと様子見て下さい」って言うから。そうやっているうちに俺の目の前で、「うわー」、「お母さーん」なんて言ってさ。死んだお母さん、お袋のことね。「お母さーん」なんて。で、パタっと逝ったんだ」

〈え、それでいきなりもう亡くなられたんですか？〉

「死んだの。（中略）だから、その後もう一回連絡して、「駄目だった、先生」って言って。それが十二時頃でしょ。そして一時頃、先生来てくれて、俺から話聞いて。そして、なんだ？ 診断書？」

〈はい、死亡診断書？〉

「死亡診断書、書いてくれたのね。だから、もしかしたら俺が殺したってことに……」

〈いやいや、そんな……〉

「いや、笑い話だけど、冗談話だけど。いないんだ、誰も。俺と二人だけ」

〈いやいや、大丈夫だと思いますよ。まぁ、がんだからって、がんらしい死に方をするとも限らないみたいですよね〉

弘さんは、厚さんが絶叫して事切れたことにショックを受けていた。しかも、その時、その場にいたのは弘さんだけで、他にその場に立ち会った人はいなかった。インタビュー調査はその日から二年以上たってから実施したが、その時点でも、弘さんは自分が殺したと疑われてもしかたがないという、漠然とした不安から逃れられずにいたように思われる。


「たとえば、すい臓がんだったら「ううー、腹痛え、腹痛え」って、ここらへん押さえて死ぬのかと思ったら違うんだよね。全然関係ないんだよね。たとえば、頭の病気になった人は頭押えて「ううー苦しい」って死ぬのかなって、単純に考えてたんだけども、違うんだよね。全然違うことで死ぬんだよね。まぁ最終的には心臓止まるんだから、心臓になるんだろうけどもね」

〈そうですねぇ。なんか色んな病気の人が、肺炎で亡くなってたりしてますしね〉

「肺炎の人はね、去年、身近に見てたんだ。するとね、段々段々、モニターに出てくるこの波、なんていうのあれ、心音？　少しずつ段々段々、日に日に弱くなって、あと自然に、静かにっていうか。その人は静かな人だったから静かに死んだんだか、なんだかわかんないけど、俺の弟とはまるっきり違うんだ。絶叫だからね、こっちは」

〈ははは。だから自分が殺したかもしれないって？〉

「だから冗談に、「俺、殺したと思わないか？」って言ったりしたの。「いやぁ、あんなに看病したんだから思わねぇな」って言われたけどさ」

〈よかった、よかった（笑）〉

死の現場にほとんど立ち会うことなく生きてきた人が、夜中にひとりきりで、肉親の最期を看取ったのである。ましてや目の前で絶叫して、バタッと逝ったという状況では、いわれのない不安を抱くことになってもしかたがないように思われる。ただ、弘さんのように、自分の不安を口にできればグリーフはあまり複雑化しない。客観的な判断ができる人に、その不安を一蹴されるという経験を重ねていけば、不安は自ずと軽減していくからである。

(9) 認知機能に障害がある家族の終末期介護

八木さんのケースの特殊性は、厚さんが若くして統合失調症を発症したことに起因している。弘さんは、二十四歳の時から実に三十五年余りの間、厚さんの主介護者として生きてきていた。しかも、厚さんがすい炎を発症した頃には、統合失調症の進行により認知機能が低下しており、既に同じ意識レベルで双方向のコミュニケーションを図ることはできなくなっていた。

しかし、八木弘さんは、厚さんの認知機能の障害について、「逆にそれで救われたっていうの、あるんだよね」と話された。厚さんは、不安が高じると発作を起こす。しかも、不安を感じる閾値がきわめて低い。そのことを熟知していた弘さんは、医師に本人には告知をしないように頼んだ。

「普通の人だったら、「俺、がんなのか?」とかって思うでしょう。「もしかしたら」とか。そういうこと全然思わなかった。たぶん。実際、思ったら俺に言うはずだからな、不安がって。全然言わなかったから。世間的な常識とかないからね。逆にそれで救われたっていうの、あるんだよね。

だから「なんで手術するの？」って言うから「いや、ちょっと、このまま手術しないで放っておいたらがんができるんだ」って、こっちから。要するに手術しなければがんだって。「今、がんの予備軍みたいなものあるから、これを切ってしまえば大丈夫だから」って。まるっきりがんって言葉、しゃべんなかったわけじゃなくて、そういうふうに説明してたんだ。「ここで手術しないで放っておくと、一年二年先にがんになるかもしれないから、手術した方がいいよ」って、そういうふうに説明したんだ。普通だったら、あの歳だったらもっと深く考えるんだけど、幸いにして、病気でだかなんだか世間的な情報に疎くなってたから、わかんないんだよね。それだけは楽だったな。騙すことができたってのは、楽だったな」

「認知機能に障害があれば介護が大変になる」という図式は、常に成立するわけではないということであろう。弘さんは、統合失調症を発症した厚さんとのつきあいが長く、何が厚さんを脅かすかを熟知していたからこそ、認知機能の障害を利用して、厚さんの発作を未然に防ぐ判断ができたと考えられる。また、この会話からだけでも、厚さんが弘さんに寄せていた信頼感の大きさが察せられる。厚さんの認知能力が低かったことは確かだが、それが双方向のコミュニケーションを阻害していたとは言い切れないことにも気づかされる。

たとえば、電車の中などで、乳幼児の曇りのない瞳と笑顔に接した時、思わずあやしてしまう人が珍しくないように、ノンバーバルなコミュニケーションだけでも、双方向のコミュニケーションは成立する。絶対的な信頼を寄せてくるか弱い生き物を無下に扱うことができない人は、少なくないのではないだろうか。

弘さんは、「これ恋に似てるな〜」と思いながら、余命告知をされた厚さんのもとに通っていたときのことを振り返り、次のようにも話しておられた。

「多分、病気だから可哀そうだってこともあるけど、あとは、一割くらい本人の資質もあると思うんだ。妹とか姉だったら、こんなにならないのかもしれないな、多分。だから、小さい頃からのそういう思い入れっていうのかな、そういうのがずっと連続してあったのかもしれないね」

たとえ認知機能に障害が起きても、病気を発症する以前の関係性の延長線上に介護関係はある。介護する人と介護される人のもともとの相性や、介護される人の資質は、認知機能の障害を越えて、介護関係に大きく影響するということなのであろう。

(10) 看取りを振り返って

弘さんは、厚さんが亡くなってから十キロぐらい太った。それで気づいたことがあった。

「自分でも意識してなかったけど、強がってたんだけど、けっこうプレッシャーあったんだな。ずっと病院にいて、月に二回ぐらい外泊で家に帰ってくるだけでも、けっこうプレッシャーあったんだよな。暴力に恐れおののいていたっていうか。いつくるか、いつくるかっていう感じで。こっちが絶対、手出せないから」

インタビュー調査時、弘さんは「でもインタビューってのも、やっぱり死んで半年ぐらいはちょっときついかもね」とおっしゃった。「なにかちょっとした風景見て、急に思い出したりとか、何かこう出てくるんだよね。それから解放されるのは五年とか言ったな」とも言っておられた。控えめな表現ながら、大きな喪失体験に伴う深い悲嘆を経験し、そこから徐々に日常を取り戻している過程にあることが察せられた。

だが同時に、厚さんのいない人生が始まったことを、肯定的に表現する言葉も聴かれた。

〈亡くなられた後、ポカッと穴が開いたみたいになりませんでしたか?すぐに元気になられましたか?〉

「うーん、まあ自分自身は楽になったから。本当自由になったから。それまでけっこう束縛感あったから、弟の束縛感あったから」

〈そうでしょうねえ〉

「自由になれたなあ、ということで、ポッカリというよりも、穴から出てきた。ポッカリ穴にはまったんじゃなくて、穴から出てきた」

〈なるほど〉

象徴的な死を経験した人が、新しい世界に再生したイメージが広がった。

弘さんは、厚さんの主介護者として生きた三十五年を、どう思っておられるのだろう。厚さんが統合失調症を発症し、実家の近くの病院に転院したとき、弘さんにはそのまま東京に残るという選択肢もあったのではなかろうか。だが、弘さんは会社を辞めて実家に戻ってきた。

当時、姉はすでに結婚していた。弘さんは、自分は「長男だ」し、残りの家族構成を見ると、厚さんが暴れだしたら対応できるのは「俺しかいない」から戻ってきたのだという。だが、実家に帰ってはきたものの、それを逆手にとって「これくらいは許されるよな」と遊び歩いていたとも言っておられた。厚さんも若かったが、弘さんもまだ二十代前半の若者だったのだ。長男として厚さんの面倒をみる覚悟は決めたが、それは弘さんにとって、アウトサイダーとして生きる道を選んだのと同じことでもあった。

「長いね、三十五年。でも、何が良いか悪いか。良い方に解釈したら鍛えられたっていうか。人間的に成長させてもらったってことだね。俺としては、知らない世界を見せてもらったっていうかさ。もう別世界だから、病気の世界は。本当にね、不思議だっていうか。だから、単なる、「世の中常識だけでは通んねえな」っていうの、教えられたっていうか。「違う常識もあるんだな」っていうかなあ。視野が広くなったっていうか。

どちらかというと俺も、優等生に近いような路線歩いてきたんだよね。大学では挫折したけど。だからね、ものの見方が良い子の見方だったんだよね。だけど、違う世界っていうか、違う見方があるっていうかな。そういうのは弟に教えられたんだな」

八木弘さんが、余命告知後、一段と厚さんの世話をすることにのめり込んでいったのは、既にみてきたとおりである。そのことについて、弘さんは、次のように述べた。

「だから、そういう意味では充実してたっていうか何ていうか。看護そのものは、嫌々やってたわけじゃないからね。だからよく褒められたよ。俺、今まであんまり、人に褒められたことはないけど、「お兄さん、よくやってるよ」って。

でも別によくやってる、無理してやってるわけじゃなかったんだよね。入院してる患者さんなんかにもよく言われたんだ。「お兄さん、本当によくやってるねぇ」って。「うらやましいよ、私からみると」って。その人なんか、誰も一生懸命みてくれる人いなかった人だと思うんだ。うらやましかったと思うんだ。だけど弟本人は「俺って、こんなに面倒みられてずいぶん幸せだな」って露ほども考えてなかったと思うんだ。そういう病気だから、ははははは（笑）。

だから逆に言えば、本当に弟のおかげで、俺が知らない、俺の知らなかった部分が、けっこうこう、優しい部分が出てきたり。俺はどっちかっていうと、けっこうきかん気だったんだけど、そういう知らない部分が出てきたり。そういうの再発見することになったね。若いときは、ガキ大将っていうかね、他人のこと、……特に弱い人なんか、どっちかというと馬鹿にするっていうかね、そういうタイプだったんだ、俺。だから弟が病気になってから、自分も少し大人になったっていうかね。大人になったんだね」

弘さんも、無理して厚さんのために奔走したわけではなかった。むしろ厚さんのおかげで、自分の知らなかった一面が出てきた、「少し大人になったんだね」と話された。厚さんのことを可哀そうだという気持ちの方が強く、厚さんに「迷惑をかけられた」とは、全く思っておられなかった。

ただ、弘さんは、自分自身の死についてはあまり考えないと言いながら、次のようなことを話された。

「ただ、覚悟してるのは自分が病気になったときに看てくれる人はいないよってことね。だから、この間青木ヶ原に行って下見してきたんだ」

〈下見してきたんですか？　気が早い〉

「だって医療費かかるし、なんだかんだそういうのだってかかるし、本当まじめに考えてるよ。（中略）うん、迷惑かけないように」

4　在宅での看取りは「家族に迷惑がかかるもの」なのか

本章では、一度も主介護者として終末期介護をしたことがなかった人から聴いた体験談の中から、余命告知を聞くまでの患者と家族介護者の関係性が大きく異なる三つのケースを紹介した。いずれも、余命告知は患者だけではなく、家族にも強い精神的打撃を与えていた。予期悲嘆の受けとめ方――つまり、告知後に生じた、様々な次元で進行する変化への向き合い方、対処のしかた、そして適応のしかた――は、三者三様であったが、古村ら（古村ほか 二〇一二）の研究成果を裏づけるように、ここに挙げたケースの家族介護者たちは、患者のために奔走したことを「迷惑」だったというふうには捉えていなかった。ただ、この三つのケースの家族介護者たちは、いずれも自分自身が余命告知をされた場合、「在宅で」とは答えなかった。「迷惑をかけたくない」、あるいは、「無理だ」「現実的に考えられない」という思いが先立ち、そこで思考が停止するようだった。

誠心誠意家族を看取った人たちの、看取りに対するこの両義的な態度は、何を意味しているのであろうか。

(1) 余命告知が突き崩すもの

実際に、余命告知をされてから後に起こることは、それが現実的ではないときに想像できる範囲をはるかに超えている。余命告知によってもたらされる衝撃は、未知のステージの始まりを意味するのであろう。

筆者が遺族調査で出会った人々のなかで、余命告知を機に、突き動かされるようにして「死」に直面している人のために奮闘した人は、本章で紹介した三人だけではない。予期悲嘆に陥った後、次々に起こる出来事のなかの何を強く意識し、どう動くかは、人それぞれで一般化はできないが、どの人にとっても、その奮闘は「そうせずにはいられないから」しているとしかいいようのないものであったように見受けられた。告知をされた人に対しては、「少しでも何かしたい」という気持ちが勝り、「迷惑をかけられている」というふうには意識できないようであった。また、告知された人と周囲の人々が、どこかでいつも死を意識しながら非日常的な日々を共に過ごしているうちに、以前には考えられなかった心理的変化を経験したケースも少なくなかった。

八木弘さんが表現したように、余命告知には「副作用」みたいなものがあるようだ。「死」を予期することによって、初めて表面化する深層心理に気づくことが「副作用」なのだろうか。表面化した深層心理に気づき、行動や意識に変化が生じることが「副作用」なのだろうか。いずれにしても、強い予期悲嘆に陥った人の終末期介護は、単なる「末期患者」の「介護」という字義通りの解釈では、捉えきれない複雑さと深さがあるように思われる。

患者への余命告知によって強い精神的打撃を受けた人は、自分自身の内界に生じた混乱と葛藤を患者に投影し、患者本人の受ける打撃の強さを推し量る。この投影によって、それまで両者を隔てていた境界は崩壊する。それが、予期悲嘆の始まりなのであろう。

ただ、命の期限を眼前に突きつけられ、生じた悲嘆反応は、自他の境界を崩壊させ、融合させて終わるわけではない。渋谷さんのケースのように、日常生活を平穏に過ごすために、ある地点で思考を停止していたことで、直面せずに済ましてきた問題や先送りにしてきた問題が、思わぬ形で露見し、対処を迫られるということもある。家族介護者が、患者と「死」のもたらす痛みを共有しながら、如何ともしがたい他者性を我が身に引き受け、嵐のように渦巻く情動を内に秘めつつ、病状が進行してゆく患者に寄り添い、次々に起こる予期せぬ出来事に対処しながら、それまでとは違う非日常的な次元で一緒に生きてゆくこと。それこそが、予期悲嘆を経験している人の、死にゆく人を支える営みなのではないかと思われる。

（2）終末期介護経験者が考える「迷惑」の内容

そもそも「迷惑」という概念は、かけたり、かけられたりというように、自他の区別が明確にできる次元でしか通用しない。だが、余命告知によって強い精神的打撃を受け、心身の感覚や機能が非日常的な事態に陥るような場合、その余命告知は、他者の問題として切り離して捉えられる問題ではなくなる。

突き動かされるようにして、死に直面している人のために奮闘するのは、予期悲嘆を経験している自分自身の精神状態にバランスを取り戻すためでもある。そうであるならば、その行為は、「迷惑」という概念で語るのに適さないものとなっていると考えるのが妥当であろう。

だが、そのような予期悲嘆を経験しながら患者を看取った家族介護者たちが、自分の最期については「迷惑をかけたくない」という思いを口にする。なぜなのだろうか。

このことについては、次章に登場する後藤冨美子さん（昭二十五）の経験にもとづく言葉を、まずは紹介したい。後藤さんは、義父、義母、夫（昭二十四）、実父と、四人の近親者を看取ってきた人だが、自分自身の最期について問われると、家族に「迷惑をかけたくない」から「病院でいい」と話された。(9)

後藤さんは、夫が主治医から「治療の限界」を告げられたと知ると、迷いなく在宅ホスピスを利用して看取ることを選んだ。また、夫は寝室ではなく一階の居間に布団を敷いて寝かせた。(10) 居間は日頃から、家の中で最もよく使われており、家族が集まる場所であった。また、台所に隣接しているため、後藤さんが家事に立っている時も夫に目が届くという利点があった。だがそれは、同時に次のようなことも意味していた。

「精神的に、いつもいつもみて、苦しみを共有はできないんだけれど、同じ状況にいるっていう。痛みは共有できないけれど、なんていうかね、痛んでる状況はいつも共有しているっていう」

当時、激しい痛みに耐える夫を気遣い、後藤さんは、台所で炊事をするときに出る音や匂いにも神経を使っていた。たとえば、水をジャーッと勢いよく出さないように気をつけたり、テレビも見ないようにしていたという。「痛みは共有できないけれど、痛んでいる状況はいつも共有している」というのは、同居している家族が病人の身を気遣い、緊張感を強いられる生活を続けることの大変さを暗に示しているように思われる。

後藤さんは、経験的に「支える人の気持ちの大変さ」が実感としてわかる。それゆえ、その大変さを上回る「愛」があることが、在宅での終末期介護と看取りには必要不可欠だと考えていた。また、いくら子どもたちが母親を大切に思っていたとしても、夫婦間の絆の深さにはとうてい及ばない。子どもたちが結婚して家庭をもてば、なおさら自宅での最期は望めないと考えていた。

子どもたちの人生を、自分の介護のために拘束したくないという考えをもつ人は、後藤さんだけにとどまらない。本書の協力者のみならず、現代の日本で暮らす多くの高齢者が共有していることは、すでにみてきたとおりである。

(3) 在宅での看取りを可能にする条件

後藤さんは、家で夫を看取れたのは、その時、それを可能にする条件がそろっていたからだと考えていた。

「私は子どもたちがいたからできた」

〈あー、ご自分ひとりだけじゃなしに〉

「うん。後半の方は、子どもたちが帰ってくると、「いいよ、三時間でも寝な」って言ってくれて、ソファで泥のように三時間パーッと寝て」

〈うんうん〉

「主人が「お母さんは？」って聞くと「寝てる」って。そしたら「いいな」って言ったらしいけれど。それでも、私が寝てる間、子どもたちが看てくれるっていう、それがあったから。先生や看護師さんに支えられ、子どもたちにも支えられ、主人にも精神的に。それは病人だから、いろんなことで機嫌が悪くなる」

〈うんうんうん〉

「だって死んでいくんだもの。いろんな事があって私も「えー？」というの、こっちも疲れてくるとあったけれど、それでも主人も自分の病気と向かい合って闘ってくれたから。この条件が全部そろったから。二十四時間、ま、寝てる以外は、主人のところに気持ちがいってたからできた」

このような考えを示したのも、後藤さんだけではない。自宅で終末期の患者と暮らした経験のある調査協力者は、主介護者が気持ちを一心に病人に向けられる条件が整っていることが、非常に重要だと考えていた。次いで、病人と主介護者、相互の信頼関係と両者の忍耐強さ、さらには、主介護者をいたわり支える人々の存在も必要不可欠だという意見が数多く見られた。

健康な配偶者に期待を寄せる若干名を除くと、子どもがいても、孫がいても、ほとんどの調査協力者は、自分の最期を家族に「看取ってもらう」イメージを、抑制的にしか思い描けないようだった。終末期介護と看取りを経験したからこそ、その負担の大きさ、大変さがわかる。その大変なことを超える「愛」や、「当然自分が世話をするしかないという気持ち」が、主介護者を献身的な介護に走らせることは知っている。しかし、その「愛」や「気持ち」は内発的なもので、介護を必要とする身になった人の依頼や要請に応えて発揮されるものではない。そのことをよく知っているからこそ、看取りを経験した人たちは、「自分が末期告知をされたとしたら」と問われると、最初に「支える人の大変さ」を慮った発言をするのだろうと思われる。

第五章　死にゆく者の作法

――「看取りの文化」のエッセンス（１）――

死別後の悲嘆と同様、予期悲嘆も表現の仕方や対処のしかたには、それを経験する人が帰属する文化が影響することが指摘されている[1]。アンジェラ－コールらは、ハワイで終末期患者の家族介護者の悲嘆とストレスについての比較文化的研究を実施し、日本出身者の特徴として「両親の介護は、長子――もし長男が結婚していたら長男の嫁――が担う義務がある」という日本の社会的慣習が、介護負担感に影響を及ぼしていることを指摘していた（Angela-Cole and Busch 2011）。また、日本出身者には「介護がどれほどストレスフルであったとしても、大変だと言えない（社会が容認していない）」と考えており、家族介護者が「他の人に「よくやっている」と思われるかどうかを非常に気にかける」という特徴があることも指摘している。

そこで、本章と次章では、アンジェラ－コールらの指摘を足掛かりにして、日本特有の社会的慣習や倫理規範の影響が色濃く見られた終末期介護の体験談を取り上げて詳細に検討し、見失われつつある

「看取りの文化」について論じていくことにした。本章と次章では、終末期介護の体験が豊富な人のケースを集中してとりあげる。

1　「嫁」の看取り

後藤冨美子さん（昭二十五）は、在宅ホスピスを利用して夫の啓司さん（昭二十四）を看取った。その縁で本調査に協力してもらうことになったが、ここで紹介するのは、啓司さんが亡くなる三年余り前に死去した、義母の介護をしたときのことである。

（1）家族背景

後藤家は啓司さんと冨美子さん夫婦に、長女（昭五十二）と長男（昭五十五）の四人家族で、仙台市在住である。啓司さんも冨美子さんも秋田県出身で、どちらの両親も秋田県で暮らしていた。啓司さんは一部上場企業の役員まで勤めた仕事一筋の人。冨美子さんは医療事務の仕事をしていた時期もあったが、義母を介護しなければならなくなった頃には、専業主婦に戻っていた。

啓司さんの父親は会社経営者で、亡くなるまで会長として君臨していた。経済的には裕福な家庭だったが、義母は嫁の冨美子さんを気に入らず、冨美子さん曰く「むかしのあれだったから、虐げられてた「フン！」ってやられてた」。

冨美子さんが初めて介護に関わったのは、義父（大七）が脳梗塞で倒れたときだった。啓司さんには姉が二人おり、義父母は義姉たちを頼りにしていたが、二人とも家族と東京に住んでおり仕事もしていたので、ほとんど秋田まで帰ることができなかった。義父が倒れてから亡くなるまでに、義姉たちは三日ほど、冨美子さんは二十日ほど付き添いにいった。当時、大学進学前の子どもがいたため、冨美子さんもそれ以上家を空けることができず、あとは付き添いさんに頼んだという。

義父は亡くなるまでに三回危篤になった。その度に家族や親族、会社の役員たちが招集され、皆が泣いたり叫んだりしたが、三回とも心臓マッサージをすると息を吹き返した。義父が本当に息を引き取ったのは、倒れてから三ヶ月後、冨美子さんがひとりで付き添っていたときだった。

(2) 義母の大腸がん発覚から看取るまでの経緯

義父が亡くなり、一年もたたないうちに、義母(大十)が大腸がんに罹患していることが発覚した。入院手術後、仙台の後藤家に連れて帰ったが、嫁姑の緊張関係が続き、義母は「ひとりで暮らす」と秋田に戻っていった。

三年後、義母の主治医から連絡が入り、義母の大腸がん再発と末期の告知があった。当初、義母には病名を告げていなかったが、治療の効果がなく痛みがとれないことから、義母自身ががんを疑い始めたので義姉が告知した。

義母はしばらく秋田の病院に入院していたが、義母が頼りにしていた東京在住の義姉たちが介護休暇を取れず、冨美子さんが主介護者になるしかない状況になった。葛藤の末、冨美子さんは覚悟を決めて仙台の自宅に引き取った。

仙台に引き取った当初は、一時的に義母の状態が良くなったが、がん性疼痛が続き、間もなく嫁姑の緊張関係も再燃した。二ヶ月後、冨美子さんと口喧嘩をした後、義母が見当識障害で激昂。翌々日、義母は自ら望んで仙台の病院に入院した。
入院後も冨美子さんへの攻撃は止まず、冨美子さんは精神的に追いつめられていった。しかし、最後の二週間ぐらいから嫁姑の関係性は変化しはじめ、入院から約二ヶ月後、義母は安らかに息をひきとった。

（3）「嫁」の苦悩

告知――誰が介護を引き受けるのか

義母が末期告知されると親族会議が開かれ、啓司さんは義姉たちと義母の今後のことについて相談した。東京の病院に転院させる話も出たが、いつまでも具体的に話が進まず、「みんなが何日かずつ、秋田の病院に付き添いにいけばいい」というところに落ち着いた。しかし、実際に義母が入院すると、義姉たちは介護休暇を取れず、冨美子さんだけしか付き添いにいけないことがはっきりした。現実を見極めた啓司さんに、これからのことをきちんと考えるよう促された冨美子さんは、深い葛藤に陥った。

「（義母とはこれまで）色々色々あったので、「なんで私が？」っていうところと、「私でできるのか？」っていうことと、「なぜ私がしなくちゃいけない？」っていう、その凄いせめぎあいで。（秋田の）病院で付き添うのはよいいんだけど、「お義母さんのこれからを、私が丸抱えできるのか？」っていうところで凄い悩んで。

それで看護師長さんに「すみませんけど、ちょっと時間もらって、話聞いてもらってもいいですか?」って。「私、義母とずっと離れて暮らしてきたし、実はそんなに仲良くやってきた嫁姑ではない」って。「お母さんから、私の性格とか嫌いなんだっていうふうに、はっきり言われたこともあったし、他にも色々言われてきた。そういうことを考えると、私は全く自信がない」ってことを、もう泣きながら話したら、「うんうん、わかる、わかる」って聞いてくれてね。

で、私、泣きながらしゃべっているうちに、「ああ、やっぱり私が看るしかないな」って、そこで心を決めて。「泣いても吠えても、やるのは私しかいないんだな」って」


胸中に渦巻く否定的な感情と葛藤を、看護師長に共感的に聴いてもらっているうちに、「どんなに嫌でも騒いでも、義母の面倒をみるのは、私しかいないんだ」と思い定め、義母を仙台に引き取ることに決めた。義姉たちは、冨美子さんに全てを委ねる形となった。

自宅介護――深まる溝

悩んだ末に覚悟を決め、出した答えだったが、まだまだ葛藤は続いた。

「嫁という立場が、皆さんに「お願いします」って言われることで、ちょっと認められたっていうのかな。だけど、なんか口をきかれると、「なんで、今まで色んなこと言われた私がこうやってやってるのに、また上からそういうふうに言うの？」って、そういうせめぎあいが続いて」

義母は、秋田の病院に入院中、目に見えて認知能力が衰え、認知症様の症状を呈するようになっていたが、仙台の自宅に連れて帰ると正気を取り戻した。そこで、とりあえず通院しながら自宅療養をすることにした。しかし、処方された薬を最大限使用しても、がん性疼痛は緩和されず、すぐに義母の精神状態は悪化していった。冨美子さんは、夜も義母の隣に布団を敷いて寝、トイレに付き添ったりしていたが、元々、感情的に反発し合う嫁姑関係の延長線上でこのような生活が続き、二人のストレスは否応なく高まっていったことであろう。

二ヶ月後のある日、義母が「あんた、財布盗んだ？」と言いはじめ、喧嘩になった。「世界で一番不幸だ」と「グチグチグチグチ」言いつづける義母に　冨美子さんは「カアッとなって」、「お母さんくらい幸せな人いないじゃない？（義姉たちも義叔母も）みんな電話してきて心配してくれてるのに。私だってこんなふうに一生懸命全部やってるじゃない。子どもたちも主人も早く帰って、みんなで見守っているじゃない。こんだけやって何が足りないの？」と言った。

その日の晩のことだった。冨美子さんは、布団の中の義母が寝ておらず、様子がいつもと違うことに気づいた。「どうしたの？」と聞くと、ギロッと見て「ここはどこだ？」と言う。「あなたの息子の家」と答えると、「啓司は離婚している」「あんた誰？」と言った。冨美子さんは驚いて啓司さんを起こして連れてきた。すると義母は、冨美子さんを突き飛ばして部屋の外に追い出し、襖をピシャッと閉めると、啓司さんに「あんた離婚したんでしょ！」と怒鳴った。啓司さんが否定しても聞かず、「娘たちを呼んでくれ。わたしの今後は子どもたちに決めてもらわなければならない」と言うので、義姉たちに来てもらうことにした。翌日、義姉たちと一緒にご飯を食べながら話したが、義姉たちが義母を看るという話しにはならず、結局何も変わらなかった。

一般病棟入院――荒れ狂う姑

翌朝、啓司さんが義姉たちを駅まで送りに行っている間に、腹痛を訴えはじめた義母は、啓司さんが帰宅すると病院に連れていくように頼んだ。病院に着く頃には腹痛は治まっていたが、そのまま入院することになった。

入院中も、義母は度々世話をしている冨美子さんに、「あんた誰なの？」と尋ねてきた。「私、啓司の嫁」と答えると、「もう、あんたみたいな嘘つきは見たことがない。他人は向こうに行きな」とあからさまに敵意をぶつけてきた。

見当識障害があるとしても、こういった義母の言動は、冨美子さんの胸中に鬱積する否定的感情を刺激した。言うに言えない思いを抑え、必死で面倒をみているのに、拒絶され攻撃されるその理不尽さに、冨美子さんの胸中では、姑の抑圧に辛抱を重ねてきた記憶がよみがえり、過去の葛藤と苦悩までが再燃した。冨美子さんは精神的に追いつめられていった。大変な介護になることは覚悟の上だったとはいえ、全て投げ出して終わりにしたい衝動に駆られる瞬間もあった。

「この私が八階の窓から下を見て、「いやあ、こっから落ちれば、今のこの空間から私はいなくなるな」

と考えた。そのときに「この大きさ（の窓）だと、私のお腹が突っ掛かって落ちられないな」と思うから、「まだそこまで切羽詰まってないな」とか、車がビュンビュン走ってるとこに、「今ここでフーっとなったら今の状況から私は逃げられるな」って、何回かやっぱりそういうふうなことはありました」

冨美子さんはいったいどのようにして、このような苦境を乗り切ったのであろうか。

負の感情の落ち着かせ方

冨美子さんは、義母に対する憤りを洗いざらいノートに書き、吐きだしていた。

「ダァッと書いて。おばあちゃんに対する文句でも、「私はこうしてやってるのに、昔と同じでこうやって私のことこういうふうにした」とか何とかっていうことを、やっぱり寝られないから、豆電球を点けて、ずっとノートに書いて「こういうことがありました」「こういうふうに言われた」「こういうふうにやりました」「こういうふうに……」って、全部書くわけ」

また、義母を秋田から仙台に引き取るとき、看護師長に話しながら決めたように、共感的に聴いてくれる人を選んで、自分の経験している辛さを聴いてもらい、気持ちをなだめた。

「同じような経験をしている、さしさわりのないお友だちに話して。全然経験してない人だと言っても意味わからないから。私は運よく、色んなことがあったときに、同じような経験してきたお友だちがいてくれたから、一緒になって「そうだよねえ」って言ってね。「私たち一生懸命やっても、わかんないんだよね」とかって。

あと、お義姉さんに、「私がこうやってるんだけど、お義母さん、こうこうこうで」とかって、上のお義姉さんはちょっときつかったから言えなかったけど、下のお義姉さんが「うんうん」聞いてくれてたから。で、「冨美子さんばっかり、悪いね」って。そういうふうに言われると、「ううん、いや、そういうふうに思ってしまう私も悪いんだわ」って言って。病院にいるときは、ちょっとスーパーに買い物に行ったりするときに携帯で電話かけて、聞いてもらって」

冨美子さんは、共感的に聴いてくれる人を選んで、やり切れない気持ちを吐きだしていたが、夫の啓司さんには、辛いことがあっても十のうち「やっぱり一、二くらいしか言えな」かった。妻から自分の母親の嫌な面を聞く啓司さんの気持ちを思うと、言えなかったのである。ただ、啓司さんがさりげなく冨美子さんを気遣うと、冨美子さんは素直に喜び、その暖かさを活力に変えていた。

「やっぱり自分の親を看てもらってるから、優しくなるわけ。そこがまたポイント。だいたい普通にしてるんだけど、ちょうどお義姉さんとチェンジのときは、病院に車でお見舞いに来て、「蕎麦食べていこうか?」とか何とかって優しくしてくれると、「頑張ろう」って」

〈気遣いが嬉しいですよね〉

「それがほら、全然、普段そんなことをあんまりしない人がしてくれると、それだけで「じゃあ、この人のために頑張るか」って」

(4) 闘いの終結
姑の決断

義母は、仙台の病院に入院してから、冨美子さんへの拒絶感をいっそうあからさまに出すようになった。それでも病院に通うことをやめず、義母の世話を続けていた冨美子さんに、ある日、義母が「死に水は啓司とあんたに取ってもらいたい」と言った。亡くなる二週間程前のことだった。

「「あんた、財布盗んだ?」から始まって、色んなことを言われて、ずっと溜まっていたのが「死に水取ってもらいたい」って。それは、最後は、実の子どもであるお義姉さんたちではなく、私たち夫婦にお任せしますっていうこと。「ああ、ここまでやって認めてもらえたか」っていうところで、「また頑張ろう」っていう気持ちが残った」

最末期になると、義母は何もない病室の空間を見ながら、「あそこにいっぱい顔がある」と言ったり、「お母さーん」「お父さーん」と叫んだりして、冨美子さんには見えないものを見はじめた。一度もそういう呼び方をしたことがなかったのに、突然、冨美子さんを「お母さん」と呼び、「あ、そこに女の子がいる。お金あげるから頂戴」と、まるで幼な子が母親に甘えるように話しかけてきたりもした。そんなとき、冨美子さんは義母に調子を合わせて返事をし、宙に向かって「はい」とお金を渡すふりをしたという。

「わたしも四人も亡くなった人を続けて看て（※わかったんですが）、段々人間っていうのは、いくらなんやかんやあっても、最後には素直になってきますよね。たとえば、しょっちゅう不安になると、手をこうやって「握ってくれ」って。手を握ってやると安心してっていう。そういう風な、自分が頼られている、自分は役に立っているっていう気持ちが、やっぱり介護する側の喜びだと思うんですよね。「自分が必要とされている」っていうところで」

義母の遺言

義母が亡くなった後、義母が妹と三人の子どもたちに宛てて認めた遺書が開封された。そこには、「冨美子さんにはお世話になった」という言葉が綴られていた。冨美子さんが義母を看取る覚悟を決め、仙台の自宅に引き取った直後に、義母はその遺書を認めていた。

「亡くなってから、みんなのとこに「ありがとう」って。正しい精神状態だったときに、「冨美子さんにはお世話になった」っていうふうに書いていてくれていて」

〈ああ、そうですか〉

「それで「ああ、最後には認められたんだなあ」って。まあ、なんやかんやありましたが、チャンチャンっていうところで」

（5） 看取りを振り返って

難しい関係の義母を引き取り、責任をもって介護し看取るという自分に厳しい決断をし、初志を貫徹した冨美子さんの強さは、いったい何に由来しているのだろうか。

ひと通り話を聴いた後、そのあたりことを筆者が問うと、冨美子さんは「ちょっと恥ずかしいけれど」と言いながら、最初は「女の意地で見返してやる」というような気持ちがあったと打ち明けられた。

「虐げられて「フン！」ってやられてた、その人が、「あなたを一生懸命介護しますよ。あなたたちの親の面倒みるの、頑張りますよ」って。女の意地、嫁の意地っていうと、凄い言い方に聞こえるかもしれないけど、よいとこみせようっていうのかな。

だけど、段々元気になっていくのみたり、子どものことは可愛いんだろうけど、まあ段々、わたしのことも頼ってきたっていうのがあって、「この人はもしかすると、子どもより何より、ずっと長くいたことによって、私を一番頼りにしてくれているのかもしれないな」って（思える時があった）。そういうのが、ある意味喜びっていうか、何ていうか」

冨美子さんが義母の介護を引き受けた覚悟の裏には、義母に虐げられ、傷つけられてきた自分の尊厳を回復したいという強い気持ちがあった。その気持ちをバネにしていたので、義母が冨美子さんを頼りにしていることが感じられる言動があると、それが励みになった。そして、最終的に「嫁」の意地を溶かしたのは、「姑」が遺書で公にした「嫁」への謝意であった。

2　社会的慣習と介護負担感

(1)　家族介護者に「迷惑」をかけていたケース

後藤冨美子さんは、社会的慣習に従って「姑」の看取りを全うし、「姑」も社会的慣習に則って「嫁」を認めたことを公にし、両者の長年に渡る葛藤は円満に解決された。しかし、社会的慣習に則って介護役割を果たした主介護者が、全てこのような結末を迎えるわけではない。

介護役割を課された長子や「嫁」が、それを自らの務めだと思い定め、主介護者を引き受けたケースの中で、看取り後、割り切れない思いに人知れず葛藤を深め苦悩していた人たちもいた。

いずれも、元士族の旧家出身であることを誇りにして生きていた親（大正生まれ）の生き様に反発を感じていた子（昭和生まれ）が、その親の老後の面倒をみ、看取ったケースである。両事例に共通していたのは、以下の三点である。まず、長子が親の面倒をみるのは当たり前というような親族一同の共通認識の下、長年にわたって主介護者が親の面倒をみつづけていたということ。次に、親は主介護者に依存して暮らしながら、他の子ども（主介護者にとっては兄弟姉妹）に自分の夢を託し、経済的支援等もしていたが、結果的にその子どもは、ほとんど介護に関わらなかったということ。さらに、親（患者）が主介護者に対して、一度も明確な形で感謝の気持ちを伝えることなく逝ったことである。(2)

両事例の主介護者は、何かを期待して親の面倒をみてきたわけではないという。むしろ、生まれ育った「家」の文化をしかたなく受容し、自分に課せられた役割を果たそうと、我を抑えて奮闘していた。それでも一生懸命介護して病状がよくなっていくのをみると嬉しく、やりがいを感じた。気難しかった親（患者）との距離が縮まったように感じて、気持ちが和らいだこともあったと話されていた。

しかし、看取った後、肩の荷が下りて安堵してもいいはずなのに、全くそうはならなかった。表面的には一連の供養や様々な手続きを卒なくこなしていったが、心の中では「いったいあの人にとって、私は何だったのか」、「これだけ面倒をみてきたのに、親きょうだいには何の評価もされないのか」というような思いが渦巻き、一年間ぐらいは激しい葛藤に気がふさいだということだった。

筆者らが聴き取った体験談の中で、本当に主介護者に「迷惑」をかけていたことが察せられたケースは、このように、社会的慣習に則って介護役割を果たした人が、看取った後に「報われなさ」を味わうケースに顕著であった。

(2) 看取り経験豊富な主介護者を支えるモチベーション

介護経験の豊富な調査協力者たちは、日本の社会的慣習の影響下にあることが多く、どの近親者を看ていた時も、常に「そうせずにはおれない」気持ちで介護に奔走していたわけではない。本節で紹介したケースほどではなくとも、被介護者に対する否定的な感情に葛藤を感じつつ世話を続け看取ったことがある、あるいは（インタビュー調査時に）そのような経験をしていると話された人は少なくない。

介護経験の豊富な調査協力者たちは、「支える人の大変さ」を熟知しているにもかかわらず、何度も主介護者を引き受けて来たのである。しかも、「支える人の大変さ」を思うと、自分の最期は「病院がいい」と言いながら、自分自身は、今後も近親者の終末期介護に積極的に関わる覚悟を決め、状況に応じて自宅で看てもいいと考えている人たちも多い。このような人たちは、なぜ、そのような境地にいたったのであろうか。

深い悔いから生まれた思い

たとえば、内山史恵さんの場合、義父を最後まで介護できなかったときの後悔が、その後の生き方に大きく影響していることがうかがえた。

内山さんの夫は四人兄弟（兄二人、姉一人）の末子で、結婚当初は、内山さんも夫も、自分たちが夫の両親の介護に責任をもつ立場になるとは、全く考えていなかった。だが、義父が脳溢血で倒れたとき、義長兄はすでに亡くなっており、義次兄と義姉は面倒をみようとしなかった。義母は高齢で、介護力不足がみて取れた。相談の上、内山さん夫婦が隣県から義父母の暮らす地域に転居し、史恵さんが義父母の家に通い始めた。義父と史恵さんの関係は良好で、史恵さんは一生懸命介護したが、義母には辛く当たられ史恵さんは毎日泣いて帰っていたという。内山史恵さんも、後藤富美子さんと同様、姑から「虐げられてフン！」とやられながら、それに耐えてきた嫁であった。

ところが、義父の最期が近づいた頃、唐突に義次兄が義父を引き取ると言いはじめた。遺産分与の際、内山さんの夫が多くを要求するのではないかと邪推した義次兄が、そのような事態を回避するために、義父を引き取ると言いはじめたらしかった。義父は義次兄の申し出を断り、そのまま史恵さんの世話になりたいと言ったが、義母が義次兄に同意した。義父の気持ちを聴いた史恵さんは、義父を自宅に引き取るので自分に世話を続けさせてほしいと言ったが、義母と義次兄は取り合わなかった。

義父は、義次兄の暮らす隣県に引き取られていくと、間もなく病院に入院した。史恵さんがお見舞いにいくと、涙ぐんだ目で「早く迎えに来てほしい」と言った。胸が痛んだが、史恵さんには、義次兄と義母の意向を無視し、強引に自宅に引き取ることができなかった。

義父が亡くなってからも、長い間、史恵さんの中には、「早く迎えに来てほしい」と言われたときの胸の痛みと深い悔いが残った。

介護経験が豊富な調査協力者のなかには、内山さんのように「あのとき、私が覚悟を決めて、全てを引き受けていたら……」という悔いが、その後の生き方の核にあることを吐露した人が何人もいた。そのようなときは、饒舌とは言い難い話し方ながら、表情や口調から「もう二度と悔いを残すようなことはすまい」という思いの強さがうかがえた。その思いの強さが、近親者の苦境を見過ごせず、精一杯介護をせずには済まされない人をつくってきたのではないかと思われる。

子どもへの教育的配慮

主介護者にまだ母親を必要とする年頃の子どもがいる場合は、家族介護が子どもたちに与える影響が重く考えられていることも多い。第三章で紹介した牧野久子さんもその一人であった。

義父母が寝たきりになった当時、長女は小学校六年生、次女は二年生だった。牧野さんは子どもたちが、義父母に対して「この人たちがいなければ」という感覚をもつようになっては困ると思っていた。

「子どもたちに「ばあちゃんはあと何年生きるかわかんないから、とにかくいい状態になる手助けしよ」っていうふうに言ってました。「とにかく笑って過ごせるように工夫して」って言って、「今やんなくても来年できんだったら、我慢しなね」とかって。ただ、「駄目だよなってあきらめないで、全部言うこと」っていうふうに言ってたんです。子どもの気持ちを、こう指くわえさせないようにするようにとにかく主体性のある子どもに、と思ってたんですね。自分でやりたいっていうのは大事に。でも「駄目だと思ったら、すぐにやめてもいいよ」っても言ってたんですよ。「早く自分に合うものを見つけたほう得なんだからね」っていう感じだったんですよ」

牧野さんに限らず、介護経験豊かな調査協力者の中には、「子どもが見ている」、そして「子どもが健全に育つように」という意識が献身的な介護の原動力になり、苦境を乗り切る強さの源にもなっていた人たちが少なからずいた。

母親が近親者の世話をすることに何の疑問ももっていないような家庭で育った子どもたちは、介護関係が発生する前から近親者と親密な交流をしているケースが多く、自分自身を連綿と続く親族の歴史の中に位置づけられる環境で育っていることも多い。また、牧野さんの子どもたちのように、祖父母に愛情を注がれて育った孫たちは、母親が介護に追われはじめても、母親が心配するほど祖父母を邪魔に思うことはなく、むしろ、自然に介護を手伝うようになるケースが多いように見受けられた。

被介護者を看取り、介護に追われる日常から解放された後、母親が「あの時、もっと子どもの相談に乗ってやればよかった」、「もっと面倒をみてやればよかった」などと自省することは珍しくない。しかし同時に、「子どもたちは、（母親が多忙だったので）何でもきょうだいで相談して、支え合って育ってくれた」、「自分から、おじいちゃん（あるいは、おばあちゃん）が喜びそうなことを考えて、色々やるような子に育った（いい子に育った）」というような言葉もよく聞かれた。

3 死にゆく者の作法

（1）「姑」の苦闘

ここでは後藤冨美子さんの義母の視点から一連の出来事を見直してみよう。

義母は、秋田の病院から、仙台に引き取られてきてすぐに、冨美子さんへの謝意を認めた遺書を準備していた。これは、それまでの嫁姑の関係を知ると、画期的な出来事だったのではないかと思われる。義母は、頼りにしてきた娘たちがいるのに、直接本人に「嫌い」だと伝えるほど気に入らず、衝突してきた嫁に、自分の最期を託すことに葛藤はなかったのだろうか。その後の展開を考えると、おそらくあっただろうと思われる。だが、この時点の義母には、冨美子さんの覚悟をしっかりと受けとめ、それに応えようとする理性があった。

しかし、病気の進行に伴いがん性疼痛のコントロールが困難になり、心身の状態が悪化してゆくと、義母の理性は後退した。この嫁姑の元々の関係性を封印して、二十四時間顔を突き合わせて暮らすことは、どちらにとっても大きなストレスだったであろう。冨美子さんと衝突した日の夜、義母はせん妄状態に陥った。「啓司は離婚した」と言い、冨美子さんを「嫁」ではないと言って突き飛ばし、部屋から追い出した。

その時、義母が、「わたしの今後は、子どもたちに決めてもらわなければならない」と娘たちを招集したのは、「わたしの今後は、子どもたちが看てくれるはずだ」、「嫁ではなく、娘たちの世話になりたい」という思いがあったからだと思われる。娘たちはすぐに駆けつけた。しかし、義母の思いは叶わなかった。

この時義母は、末期告知に勝るとも劣らない、大きな精神的痛手を受けたのではなかったか。娘たちが帰宅の途に着くと、義母は腹痛を訴えはじめ、その日の内に入院が決まった。腹痛は、義母の内界で渦巻き荒れ狂う、怒り、悲しみ、孤独感、寂寥感などが、身体愁訴の形を取ったものだったのではないか。啓司さんと冨美子さんの家で、これ以上「嫁」の世話になりつづけることに対しても、心理的限界がきていたのではないかと思われる。

入院初期は、義母の妄想が活発で、冨美子さんに容赦のない攻撃性を発揮した。このときの義母の攻撃性の強さは、果たして冨美子さん個人に対して向けられたものだったのだろうか。義母自身はすでに末期であることを認識しており、病状の進行に伴い、様々な次元での喪失体験を複合的に経験していた。不安定な精神状態の義母にとって、子どもたちの決めた「今後」が、心の拠り所を崩壊させるほどの大きな喪失体験として経験された可能性は否めない。その大きな喪失体験に起因する強い悲嘆反応として、認知機能の低下や情動のコントロールの困難、強い怒りが呼び起こされていたとしても不思議ではない。

おそらくこの時期の義母は、冨美子さんの何かが気に入らず、怒りをぶつけていたというよりも、自分自身の身に起きている現実を受け入れられず、苦闘していたのではないかと思われる。

（2） 人生の清算

義母が入院してからも、「嫁」と「姑」は、それぞれ内界で苦闘を続けながらつきあいつづけた。そして、死の二週間前、義母は、とうとう冨美子さんに「死に水は啓司とあんたにとってもらいたい」と告げた。義母は、娘たちではなく、啓司さんと「嫁」である冨美子さんに、「自分を看取ってほしい」と伝えたのである。義母のその言葉を、冨美子さんは「やっと認められた」と受けとめた。その言葉によって、冨美子さんはくじけそうだった気持ちを立て直し、最後まで一生懸命世話することができた。

さらに、義母の死後、義母が最も信頼を寄せた親族（実子達と妹）に宛てた遺書に、冨美子さんへの謝意が綴られていたことがわかった。義母が冨美子さんを認めたことを、遺書で親族に公表したことで、冨美子さんの「女の意地」をかけた静かな闘いは報われ、公にも、嫁姑の対立関係に決着がついた。

義母は、冨美子さんとの間にあった長年の緊張関係に、社会的慣習に則った方法で自らけじめをつけ、きれいに人生を清算して旅立って行ったといえよう。

このように、後腐れがないように片をつけて旅立つ知恵を体現して逝った故人のエピソードを話した人は、後藤冨美子さんだけではない。他には、自らの死を覚悟した終末期患者が、家族や親族を集め、居住まいを正して「よろしくお願いします」と深々と頭を下げたエピソードが話されたケースが複数あった。いずれも家族に改まって挨拶をした患者は、何代も前からその地に住んでいる家系の、本家の実質的な家長として、同居の家族だけではなく近隣に住む親族を牽引してきた人であった。

圧倒的に強い立場にあった人（患者）が、末期告知に打ちのめされ、それでも集まった親族を前にして、「よろしくお願いします」と深く頭を下げた姿を見た時のことは、遺された人たちに強い印象を残していた。ある時は、話者がそのエピソードを話していると、それまで遠巻きにしていた家族や親族が「あれは立派だったね」と集まってきて、急に場の雰囲気がほぐれた。このエピソードが、親族の中で語り継がれていくことが自然に想像された。また同様の経験をした他の話者は、それまで家長であったその人の強さに振り回され反発していたが、深々と頭を下げた姿を背後から見ていて、その背中の小ささに胸をつかれ、見る目が変わったと話された。

たとえそれまでの関係性が必ずしも良好ではなくとも、明らかに死期の迫っている人から居住まいを正して「よろしくお願いします」と言われると、その言葉を向けられた人は、胸をつかれるものなのであろう。いずれのケースでも、患者が居住まいを正して、死を前にした覚悟と気持ちを伝えてから、主介護者が庇護者のような気持ちで介護に勤しむ傾向がみられた。

おそらく、後藤さんの義母のけじめのつけ方や、末期を告知された家長のけじめのつけ方は、彼ら彼女らが生きてきた社会の文化の中で、肯定的な評価を受けてきたやり方で、何かの折に人々の口の端に上るような類のものだったのではないだろうか。

たとえば「死に水を取ってもらいたい」という言葉の意味とその重みは、そういう民俗を踏襲してきた文化圏で育ち、その民俗固有の世界観や価値観を先人から吸収してきた人たちの間でしか通じないだろう。秋田の病院に入院中、認知症様の精神症状が出ていた義母が、退院して仙台に移り、小康状態を得たとき、冨美子さんへの謝意を記した遺書を認めたのも、急な思いつきなどではなく、長い人生の中で蓄えられてきた経験知があってこその判断であり、行為だったのではないだろうか。

日本で初めて、病院で亡くなる人が自宅で亡くなる人より多くなったのは一九七六年のことで、今では、親の死に目に会うことさえ難しいような世情になった。だが、そうなる前は、老若男女全ての人が、日々の暮らしの中で、身近な人たちが様々な形で死を迎える姿を見たり、死を迎える前後の話を聴いたりする機会があった(3)。だからといって、その機会に何を感じ、それがどのように影響するかは個人差があり、一様に論じることはできないが、中には「死にゆく者の作法」と表現してよいようなものを、感得してゆく人たちもいたのではないだろうか。後藤さんの義母も、そのような人たちのひとりだったのではないかと思われる。

第六章　家族に継承される「看取りの文化」
――「看取りの文化」のエッセンス（２）――

　先にも紹介したとおり、アンジェラ－コールらは、ハワイで末期がん患者の家族介護者を対象にした悲嘆とストレスの文化比較的調査を実施し、ヨーロッパ出身者が「介護はまさにストレスフルだ」と認識しているのに対し、ネイティヴ・ハワイアンには、全くそのような認識がないことを明らかにした。また、中国出身者と日本出身者は、介護ストレスを口外することを、社会が容認していないという認識をもっており、家族介護者は自分の介護が周囲の人々にどのように評価されるかということを、非常に気にすると指摘している（Angela-Cole and Busch 2011）。

　アンジェラ－コールらの調査に協力した日本出身者を、現在日本で暮らしている「日本人」の平均像として捉えてもいいのだろうか。近年、日本で実施された終末期医療に関する意識調査などの結果を見ると、大半の人が、終末期介護を「まさにストレスフル」なものだと認識していることは明らかである。アンジェラ－コールらの調査した日本出身者のように、「親の世話は、長子――長男が結婚している場合は長男の嫁――がするのが当たり前」という考えをもっている人は、確かに、核家族化が進む前は珍しくなかった。しかし、今では圧倒的に少数派だろう。アンジェラ－コールらの調査に協力した日本出身者は、大半がハワイの日系人社会に帰属している人たちなのではないだろうか。

とはいえ、筆者らが実際に末期告知された家族を看取った方たちに話を聴いてみると、これまでに紹介した数例の事例からだけでもうかがえるように、「まさにストレスフルなもの」という表現が合致するような話し方をした人は、確かに少なかった。筆者の客観的判断では、「まさにストレスフル」だとしか言いようのない介護体験を話された方もおられたが、そのような方に限って、次々と介護が必要になった近親者の世話を引き受け、何人もの近親者を看取っておられた。

これは、不可解な現象であった。矛盾している。なぜ、終末期介護の大変さを知っているのに、何度も介護を引き受け、看取ってきたのだろうか。

筆者が率直に尋ねると、介護経験の豊富な人の多くが、「宗教じゃないけど、何かある」というふうに言われた。死にゆく人を支えることに対して、積極的に関与している人たちの心の中には、「宗教じゃないけど、何かある」らしい。それでは、「宗教じゃないけど、何かある」の「何か」とは何なのだろうか。それはどのようにして形成されて来たのだろうか。

本章では、客観的に見て「まさにストレスフル」だと言ってもおかしくない介護体験がありながら、「介護は辛いものだ」という前提に立って終末期介護の体験を話すことに明らかに反発を示した方たちの死生観を探究し、そこから「宗教じゃないけど、何かある」の「何か」が何なのかを追究することにしよう。

1　同時に家族三人が末期患者になったケース

上村麻里さん（昭三十七）は、姉の依子さん（昭三十一）を緩和ケア病棟で看取った縁で本調査に協力してもらうことになった。麻里さんの介護体験はきわめて特殊であった。四人家族の内三人が、同時期に末期患者として介護を必要とする状態になったのである。

（1）　家族背景

上村麻里さんは、四人きょうだい（男・女・男・女）の末子。次兄以外は未婚で、実家を離れて暮らしたことがなく、皆で両親が建てた家に住んでいた。次兄は東京の大学への進学を機に実家を離れた。父親（大十五）は、平成七年に心筋梗塞のため急逝した。

姉の依子さんの末期がんが発覚した当時は、母親（大十四）と長兄（昭二十八）、依子さん（昭三十一）と麻里さん（昭三十七）が同居していた。母親は、進行した糖尿病に加えて心臓喘息を起こしやすく、十年ほど前から依子さんがつきっきりで世話をしていたが、何度も生死の境を行ったり来たりしていた。麻里さんは、母親のことは姉に任せて、運送会社にパートで長く勤務していた。麻里さんが母親の介護に積極的に関わらなかったのは、もともと母親と姉の仲がきわめてよく、他方麻里さんは二人と考え方が合わず、けんかになることが多かったからである。長兄も会社勤めをしており、母親の介護にはほとんど関わっていなかった。

次兄（昭三十五）は、結婚して家族（妻＝元看護師・子ども二人）と東京近郊で暮らしており、妻の実家とのつながりの方が強いが、夏休みや冬休みには家族そろって帰省していた。

（2）姉の末期がん発覚

依子さんは、母親の病状悪化に伴い仕事を辞め、「介護が趣味」と言われるぐらい、母親につきっきりで世話をしていた。だが、自分自身の健康には無頓着で、十年ぐらい前からたまに大便に血が混じっていたらしいが、あまり気にかけず、特に検査も受けないままでいた。

そんな依子さんが病院に行ったのは、異常を察知した麻里さんに強硬に検査をするように言われたからである。麻里さんは、依子さんの口臭があまりにもひどく、しかもよく咳をするので、たまりかねて病院で検査を受けるよう抗議したそうだ。病院から帰ってきた依子さんは、家族に「私、たぶんがんだから」と告げた。長く医療事務の仕事をしていた依子さんはカルテが読めた。がん患者のレントゲン写真も見慣れていた。依子さんの言葉に、麻里さんも長兄も「ああ、そう」と答えた。

検査の結果、依子さんが大腸がんの末期であることが明らかになった。依子さんからその報告を受けたとき、麻里さんはご飯が喉に詰まって食べられなくなった。だが、三十分もすると、だんだんイライラしてきて「冗談じゃない、私に全部面倒みろっていうの？」と怒りが込み上げてきた。当時母親は、一日四回インシュリンを投与し、二ヶ月に一度は入院するというような状態だった。

依子さんはかつて勤めていたA病院に入院し、手術を受けた。摘出された悪性腫瘍はただならぬ大きさで、肺と肝臓にも転移していた。集められた家族は、医師から「明日破裂して死ぬかもしれないが、もしかしたら半年生きるかもしれない」と告げられた。依子さんは入院や延命治療は望まず、通院治療を受けながら自宅で暮らすことを望み、家族にも反対する者はなかった。

これを機に、母親の介護は依子さんから麻里さんに託されることになった。麻里さんは、依子さんに懇願されて仕事を辞めた。この時点では、依子さんはまだ誰の手も借りずに療養生活を送っていた。

（3）長兄の病気発覚

依子さんが末期がんの告知を受けてから一年五ヶ月が過ぎた頃、長兄の病気が発覚した。その少し前から、長兄はなぜか車をぶつけて帰ってくることが増えていた。そのうち長兄がひどくからだを傾けて歩くようになった。家族が病院に行くように言っても、長兄は全く聞く耳を持たなかったが、とうとう勤務先で病院に行くように言われ、ある朝早くA病院に行った。

昼ごろ、心配して依子さんが覗きにいくと、長兄は受付も済まさず待合室に座っていた。しかも、本人は受付を済ませたかどうか、その記憶があいまいだった。依子さんの機転で時間外診療をしてもらえることになり、レントゲンを撮ると、間もなくレントゲン技師が走ってきた。A病院では対応不能だということで、救急車で専門医のいるB病院に搬送された。その結果、脳腫瘍で五年生存率は〇％だと告げられた。

長兄はすぐに入院し手術を受けることになった。ちょうどその頃、母親はC病院に入院していた。依子さんは自宅療養中だったが、立って歩くということが難しくなっていた。麻里さんは、依子さんが自宅にいると、心おきなく長兄に付き添えないと考え、依子さんに「あなたの世話までできないから、入院してほしい」と頼んだ。

（4） 姉の入院生活と死

依子さんはA病院の一般病棟に入院した。麻里さんは、予断を許さない長兄の手術の付き添いを最優先にしたが、兄の容態が峠を越すと、母親が入院しているC病院と姉の入院しているA病院を巡回するようになった。とはいえ、病室に顔を出しても、病人のためになにをするわけでもなく寝る麻里さんに、依子さんは「あんたのは介護じゃない」と言ったりした。麻里さんはそんな状態だったが、A病院は依子さんの元職場だったため、事情を知った旧知の間柄の医師や看護師たち、そして依子さんの親友が、依子さんの入院生活を支えてくれた。依子さんは、「生きていたい」という思いが強く、出された食事は無理をしてでもできるだけ食べようとした。鎮痛剤の副作用で発疹ができ、強烈なかゆみに苦しんでいたが、モルヒネの投与は「眠りたくない」と言って嫌がった。

入院期間が長引くにつれて、依子さんは精神的に不安定になり、感情を爆発させることが増えていった。ある日、主治医が、依子さんに個室から四人部屋に移ることを薦めると、依子さんが「私を見捨てるのね」と泣いて暴れはじめた。医師がどう謝っても収まらず、依子さんは一晩中ナースコールを鳴らしつづけ、泣きわめいて暴れた。

翌朝、病院から「付き添いに来てほしい」と麻里さんに連絡が入った。だが、その時麻里さんはインフルエンザで寝込んでおり、行こうにも行けなかった。そこで次兄に連絡すると、元看護師の兄嫁がすぐに駆けつけてくれた。依子さんは、その兄嫁にも悪態をつき荒れ狂ったが、兄嫁は慣れたもので難なくやり過ごし、その後も依子さんが亡くなるまで、何度も東京から付き添いに通ってくれた。麻里さんは、依子さんが周りの人に迷惑をかける度に、依子さんを殺しかねない勢いで罵倒し、周囲の人々に止められたが、それで依子さんはおとなしくなった。

ある日麻里さんは、依子さんの主治医に、緩和ケア病棟へは入院できないのかと尋ねた。すると、主治医から「私もその方がいいと思い薦めたが、依子さんは緩和ケア病棟を嫌っていて怒鳴られた」と言われた。麻里さんは、依子さんから「緩和ケア病棟に入ってもいいと思っている」と聞いていたので、「話が違う」と驚愕した。麻里さんは、緩和ケア病棟を実際に見学して、緩和ケア病棟に良い印象を持っていた。中には二年程前から、緩和ケア病棟に入ったり出たりしている患者さんもいると聞き、「それいいじゃないの」と思っていたので、麻里さんは主治医に「とにかく緩和ケア病棟にお願いします」と依頼した。

そのことを依子さんに伝えると、「あんたたちって、どうしてそう言うの？」と泣いた。緩和ケア病棟への移動が決まった時、依子さんは「ああ、わかった。あんたたちの考えはそうなのね」と言った。

緩和ケア病棟に入院すると、依子さんは「生きるのをやめた」。食事を取らなくなったのである。さらに、それまでの依子さんを知る人たちには考えられないような冷たい態度で、悪口や暴言を吐くようになった。モルヒネの投与も嫌がらなくなり、寝ている時間がだんだん長くなった。ただ、最後まで携帯だけは手離さず、一生懸命ボタンを押してメールを書いたり電話をしたりしようとした。しかし、もはやボタンを確実に押すこともできなくなっていたので、ほとんど実害はなかった。

依子さんは、緩和ケア病棟に移った十日後（入院三ヶ月後）、長兄がB病院を退院し、自宅に戻った二日後に亡くなった。末期がんと告知されてから一年八ヶ月後のことだった。

（5）残された家族のその後

母親は、依子さんの遺体を見たショックで心臓喘息の発作を起こして入院し、再び家に戻ることなく二ヶ月後に亡くなった。

筆者が麻里さんに初めてお会いしたのは、長兄の脳腫瘍発覚後、約三年が過ぎた頃だった。長兄は最初の手術後、いったん職場復帰した。麻里さんは家事と介護に専念し、再就職はしなかった。長兄の病状は進行し、やがて会社に行けなくなった。視野狭窄が進み、家の中でさえひとりで移動することが難しくなった。記憶力や注意力の低下も顕著になり、麻里さんは、長兄の緩和ケア病棟への入院時期を探りながら、在宅介護をつづけていた。

（6）麻里さんの苛立ち――「全然、辛いってことはないです」

麻里さんから、依子さんの末期がん発覚からインタビュー調査時までの経緯をひと通り聴き終えたとき、筆者は大いに戸惑っていた。調査の目的のひとつは、介護経験のなかで最も精神的苦痛を感じた経験を明らかにして、それにどのように対処したかを聴き取ることだった。しかし、麻里さんは一貫して「わたしは、辛いことはしないようにしてきた」と主張し、質問の手がかりさえつかめなかった。念のために「辛いこと、なかったんですよね」と確認すると、次のような返事が返って来た。

「全然、辛いってことはないです。よく辛いっておっしゃる人いますけど、何が辛いのかが分からない。あの、その、ねえ、介護に没頭してるわけじゃないし。まあなるほど、ご飯食べるの手伝ったり、からだ拭くの手伝ったりっていうこともするけど、でもそれ以外、自分の時間ちゃんと持ってるし」

麻里さんは、介護もしているけれども、自分のしたいと思うこともしている。猫を二匹飼っていて、本当は犬も飼いたいけれども、さすがに今はこれ以上飼えないし、旅行にも行けない。そういう意味では我慢していることがないわけではない。だが、耐えられないほど辛いことはない。あえて言うなら、「睡眠時間が一日に四十時間ぐらいあれば幸せ」ということぐらいで、「介護に関しては何もない」と話された。

そこで質問を変えた。世間では、終末期介護は辛さやしんどさと切り離して考えることが難しいと思っている人の方が多い。まだ介護をしたことがなく、そういう先入観をもっている人たちに対して、「そんなに辛いことばっかりでもないのよ」というようなことはありますかと問うと、次のように答えられた。

「どうなんだろう。私、そういうことを最初から思ったことがないので、そういうことがわからない」
〈なるほど。あの～、普通にしておられるんですよね〉
「普通の人生の、普通の生活の中にある出来事なので、何のあれもないんですよ。特別なことがないので。だから私、そんなないんですよ。う～ん、だからみんなには通じないと思います（笑）」

自分以外の家族全員が末期告知をされ、一人で三人の世話をするといったことは誰もが経験する出来事ではない。しかも麻里さんは、四人きょうだいの末子で、母親のことは姉任せにして自分はほとんど介護に関わらずに生きてきていた。それが可能だったのは、麻里さんが自覚していた役割分担のせいでもあっただろうが、家族の中で、自然発生的にできていた役割分担のせいでもあっただろう。生まれた時からずっと一緒に暮らしてきた家族の中で、当人たちにとっては空気のように、あって当たり前の役割分担と連携のなかでそれぞれが安住し、それなりに守られて生きてきたのだろうと思われた。麻里さんは、その家族を次々と看取り、間もなくひとり遺されようとしていた。麻里さんにとって本当に辛いのは、病状の進行とともにますます手がかかるようになってきた長兄の面倒をみることではなく、長兄を看取れば、家族が誰もいなくなるという現実ではないか。そのことについては深く考えないようにしながら、張りつめた気持ちで日々を過ごしていたのではないだろうか。

だが、それにしても麻里さんは、「死」を前にして、あまりにも胆がすわっているように思われた。不思議に思い、よく話を聴いてゆくと、麻里さんの身近な人たちの生き様が、麻里さんに大きな影響を与えていたことが徐々に明らかになっていった。

2　看取りを支える死生観

（1）父親から受けた影響

父親の仕事

麻里さんは、見た目も性格も父親（大十五）と似ていた。ものの考え方も、母親より父親から強く影響を受けたという。

「うちの父親、看護師だったんですね。ただ、精神病棟の看護師だったので、結局、生き死にを見て生活してきている人なんですよ。やっぱりああいう人たちって、突発的に目の前で飛び降りたりとかっていうことも。ちっちゃい頃から「今日はこういう人が目の前の池に身を投げて死んだよ」とかっていうことを聞かされて来てるので」

父親があっちこっち傷だらけで帰ってくることは、珍しいことではなかった。大暴れする患者に殴られて、血だらけで帰ってきたこともあった。上村家では、家庭の中で、人の生き様や死に様に関する話題が、ごく当たり前のように話されていたという。

父親は、宵越しの金は持たないタイプの人だった。ギャンブルも好きで、麻里さんたちきょうだいは子どもの頃から父親に連れられて、麻雀屋や競馬場、パチンコ屋などにも出入りしていた。勤務先の病院では、欠勤かと思えば患者のベッドで寝ていたりと、破天荒なところもあった。そのためか、父方祖父は、次男である麻里さんの父親を嫌い、神童と言われ孝行息子だった長男を特別扱いしていた。その長男が戦死すると、「お前だけには面倒みてもらいたくない」と言い渡し、今度は末弟を頼って同居した。父親と祖父の確執は最後まで続き、父親は祖父の死に目にも会いにいかなかった。

ところが、祖父が亡くなると、末弟夫婦は祖母（父親の実母）を入院させてしまった。祖母はすぐに歩けない状態になり、それを知った父方のおばたちが騒ぎだした。皆でもめていると、そこに父親が祖母を連れて帰ってきた。その日から麻里さんの家に祖母が同居することになり、上村家は七人家族になった。

祖母の死にまつわる記憶

祖母は、麻里さんが小学校六年生のとき、自宅で亡くなった。その時のことを、麻里さんは鮮明に記憶していた。

「父親は、おばあちゃんが死んだ時、おばあちゃんが「寝かせてくれ」って言った瞬間、すべての治療を止めたんですよ」

〈ほ〜〉

「家でごほごほってなったときに、すぐ塩水持ってこいっていうことで、塩水飲ませて痰を吐かせようとしたんだけど、「やめてやめて。もう眠らせて」っておばあちゃんが言った瞬間、「ああ、いいわ。

じゃあ、ばあちゃん寝ろわ」って感じでとめたんですよ」

〈ふ～ん〉

「で、母が「いやだいやだ！」ってすがるのを、「いいからやめろ」って言って」

〈ふ～ん〉

「お医者さんが来た時点で医者に、「寝かせておいて下さい」って言って」


麻里さんの祖母が亡くなった当時、日本では自宅で亡くなる人の方が、まだ少しだけ病院で亡くなる人より多かった(1)。ましてや麻里さんの両親の世代なら、子どもの頃から幾度となく、日常生活の中で多くの人の死を見てきたことであろう。寿命というものに対する諦念、あるいは達観が、今よりは多くの人々の心の中に根をおろしていたのかもしれない。特に麻里さんの父親は、職業柄、患者の死に何度も遭遇してきていた。自分の母親から「やめてやめて、もう眠らせて」と言われたとき、麻里さんの父親は瞬時に本人の意思を尊重することにした。

だが、父親の判断は、必ずしも一族の総意を反映したものではなかった。父親の女きょうだいたちは、麻里さんの母親同様、自分の母親の気持ちより、自分自身の「死なせたくない」という気持ちに素直だった。

「親戚のおばちゃんとかに、ばあちゃん死んだ時は、「なんで兄さん、ちゃんとしてくれなかった」みたいなこと言われて、「寝るっていうものをなんでとめるのー！」みたいな、けんかになって。母はひとりでいつまでもしくしく泣いてるし。うちの長男長女はうろうろ、おろおろですよ」

この時、小学生だった麻里さんと中学生だった次兄は、騒ぎの渦中には巻き込まれず、傍観者的に一連の動きを眺めていたようだ。しかし、いずれにせよ、家族全員にとって強烈な印象が残る出来事だったと思われる。

父親の最期

麻里さんの父親は、ある日突然亡くなった。麻里さんが三十二歳の時だった。その日は偶然、家族全員が家にいた。前日に通過した台風の影響で、家の近くの幹線道路がひどい交通渋滞になり、出勤しようにも車もバスも動かなかったので、しかたなく家で待機していたのだ。

その日の朝十時ごろ、突然、父親がズドンと倒れた。「お父さんが、倒れた！」と騒然となり、長兄は救急車を呼んだ。麻里さんは、慌てて近所のかかりつけ医を呼びに行った。

父親が倒れた原因は心筋梗塞だった。救急隊員からも医師からも、「病院に連れて行って蘇生したとしても植物人間になる」と告げられた。「どうする？」と尋ねられたとき、「病院には連れていかなくていい」と家族全員が思っていたことがわかった。父親は、そのまま家で亡くなった。

祖母が亡くなったときは、父親のとった行動に対して納得できなかった父親の女きょうだいが抗議し、けんかになった。しかし、父親が脳梗塞で倒れたときは、家族全員が当然のように合意して、延命措置を施さないという選択をした。

父親が麻里さんの死生観形成に与えた影響

ギャンブル好きで破天荒なところがあったという麻里さんの父親は、精神を病んだ人々の看護に携わっていた。先に紹介した八木弘さんは、統合失調症を発症した弟のおかげで病気の世界を知り、「世の中、常識だけでは通んねぇなっていうの、教えられた」と語ったが、麻里さんの父親も、常識的とは言い難い人生を歩むことになった人たちの、様々な生き様や死に様に触れることの多い人生を歩んだ人だった。[2] 麻里さんは子どもの頃から、家庭の中で、社会の表層には出てこない人の生き様や死に様に関する話を、ごく自然に聞いて育った。さらに小学生の頃、最晩年の祖母と生活を共にし、実際に人が老い、死にゆく姿も見ていた。祖母を看取ったときの状況は、父親の言動と母親の言動、その後の周囲の大人たちの反応までが詳細に記憶に刻み込まれていた。この時、父親が体現した死生観は、図らずも父親が亡くなるとき、家族全員に共有されていたことがわかった。

このように、麻里さんの「死」に対する構えは、父親の生き様と生き死にに対する考え方に大きく影響されていることがうかがえた。

（2）親類縁者から受けた影響

麻里さんは、依子さんと母親と長兄が入院したとき、いとこひとりを除いて他の親戚には全く報せなかった。[3] 麻里さんの両親は、どちらも地元出身で、そろって十一人兄弟だった。しかも、父親は父方祖父亡き後、上村家の仏壇を家に置いて当主となったため、父方の親戚が頻繁に家に出入りしていた。母親は、結婚前からずっと実家の家業を手伝っており、日常的に実家に出入りしていた。依子さんはまめに親戚づきあいをしていたが、麻里さんはそれが嫌だった。
父方祖母を看取った時、父親が女きょうだいたちと喧嘩になったエピソードを紹介したが、麻里さんは、父方母方どちらの親戚も、一事が万事、遠慮がなさすぎると思っていた[4]。麻里さんは、誰にも家の事情に口を出されたくないという気持ちが強く、両親のきょうだいたちとは努めて一線を画すようにしていた。それでも親類縁者の情報網の目をかいくぐってプライヴァシーを守ることは至難の業で、ひとたび情報が漏れると、あっという間に親戚が集まってきた。仏事は、これまでの慣習を踏襲するように、特に圧力をかけられるもののひとつであった。

「死んだ後、一週間に一遍ね、二七日、三七日、四七日ってありますよね。うちのおじさんおばさんたちは、その前の日はお逮夜だっていって、みんなが来て、食事をふるまったりしなくちゃいけない。そういう行事をしなくちゃいけないっていうのも、もう、うるさく言われるからしかたなくやってる」

両親共に十一人きょうだいでそれぞれ配偶者がおり、その大半が地元から離れず、普段から家によく出入りしている。冠婚葬祭の際は、いちいち親戚の顔を立てなくてはならないと聞けば、親戚づきあいの煩わしさは想像に難くない。招かれる方が、招く方に昔ながらの慣習の踏襲を強要し、遠慮なく口を出すと聞けばなおさらである。
しかし、麻里さんの両親は二人とも大正生まれで、筆者が麻里さんにお会いした当時、麻里さんの両親のきょうだいは、若くても八十代になっていた。かつての口うるささを知っている麻里さんからすると、ずいぶん、親世代の勢いは削がれて来たという。また、最近は、二ヶ月に一度は火葬場に行っているとも言っていた。身近に接してきた親世代の人たちが、ひとり、またひとりと欠けて行くなかで、親類縁者の勢力地図も変化してきていたのであろう。麻里さんは、世間一般の人々より一足早く、超高齢社会のもたらす一側面を経験し、身近な人の死に慣らされてきていたのかもしれない。

麻里さんの生き方や考え方は、親世代の親類縁者からだけではなく、同世代の友達やいとこたちからも大きく影響を受けていた。麻里さんの親しくしている友達は、ずっと地元で暮らしている未婚女性が多く、大半が親の面倒をみてきたか、これから自分が主になって世話をする覚悟をしているという。

「結局、お嫁さんは他人ですし、親も自分の娘が一番いいですよ、面倒をみてもらうなら。だから結構そういう感じで、友達もそういう状態で。ま、友達も似たり寄ったりの性格で考えだから、いつまでも一緒にいられるわけで。

友達なんかは「でもさぁ、父親ががんだっていわれたときには、さすがにちょっとさ」なんて、みんな言うんだけど。でもね「歳取ってんだし、しゃぁないさ」みたいな。だから、「まぁちょっとはショックでも、だからってそこで泣くっとかていうことではなかったよ」って、友達も言ってるんですね」

友達だけではなく、すぐ近所に住むいとこは、悪性中皮腫を患う父親の在宅介護をしていた。考えてみると、一番身近にいた姉の依子さんは、十年も母親につきっきりで介護をしてきていた。麻里さんの周囲には介護経験者が多く、自分が家族の介護を中心的に担うことになる前から、色々なケースを見聞きし、親しい人たちと立ち入った話もしてきていたのだ。そのような環境で暮らしてきた麻里さんだからこそ、介護も看取りも、日常の延長線上にあるものだと言い切れたのではないかと思われる。

（3）麻里さんの死生観

麻里さんは、依子さんが入院していた間に、近所の葬祭場に行き、事前に葬儀について相談をしていたため、依子さんが亡くなったときは電話一本で手配できた。依子さんが亡くなっても、麻里さんは涙が出なかったという。この時、麻里さんはどのような心境だったのだろう。

生きている人のほうが大事

「私、生きてる人のほうが大事っていう考えなんです。死んだ人はそこで終わっちゃうので、いくら死んだ人のことを考えてもしかたないから、生きた人が大事だから、生きた人のための介護しようって」

依子さんが亡くなっても、麻里さんの前には気の抜けない病状で麻里さんを必要とする家族が二人もいた。麻里さんの身になって考えてみれば、依子さんの死は想定の範囲内のことであり、他の二人のことを考えると悲嘆に陥っている余裕などなかったのであろう。実際、脳腫瘍の手術を受けた長兄が退院して自宅に戻ってきていた。一方母親は、依子さんの死を受け入れられず、遺体を見ると心臓喘息の発作を起こして病院に入院してしまった。

筆者が初めて麻里さんにお会いしたとき、長兄の病状は、緩和ケア病棟への入院審査を受けるほどに進んでいた。長兄の入院審査に付き添っていった麻里さんは、医師や看護師に「これから私が生きていくのに、そのあと寝込んでもしかたない」、「共倒れになるのは嫌なので、とにかくお願いします」と言ったという。麻里さんの「死にゆく人よりも、生きていく人のことを重視する」という考え方は、遠からず死を迎えることがわかる状態になった長兄にも向けられていた。このような言動だけをみると、麻里さんには家族の死を悲しむ気持ちはなく、介護の大変さから解放されたいだけなのではないかと思われるかもしれない。つまり、終末期介護を「全然、辛いと思わない」と言うのは、悲嘆感情を感じられない冷たい性格だからで、所詮は自己中心的なのだと。だが、決してそうではない。なぜなら麻里さんは、自分に死期が迫った場合についても同様の考え方をしており、しかも、後に遺される人のことを考えているからだ。


「姪っ子とかに「麻里ちゃんはどうすんの?」っとかって聞かれると、「この家さ、麻里ちゃんがいなくなったら朽ち果てるでしょ。でも売るとして、この家で死んだら売れなくなるでしょ。そうなるとあれだから、一番いいのはやっぱり車でどこかの林に行って、こっそり死ぬのが一番じゃないかな」って」

〈自分の死に方の話ですか?〉

「うん。結局車なら廃車にしてもいいし、家はやっぱし次に買う人が嫌じゃない、ここで人が死んでると思ったら」

麻里さんが感情に溺れず、合理的にものごとを考えようとするタイプであることは、間違いない。自分の死に方についても、死を迎えるまでだけではなく、死後に遺る物の価値のことまで考えて、思いめぐらせていた。麻里さんが、自分の死後、遺していかざるを得ない物のことを気にしていたのは、それに先立つある経験が、強い印象を残していたからではないかと思われる。

遺品整理の経験

麻里さんは、父親が突然亡くなってから六年間、誰も手をつけなかった父親の遺品を、ごみ袋に詰めはじめた時のことを次のように話された。

「あの9・11の日、あの日に私が父のものを捨てはじめたんですよ。背広とか何とか。「何年もこんなもの置いてたって、誰も着ないんだよ」って言って。下着からなにから全部残ってたから。それを、なんとなく9・11のあの光景を見ながら、押入れ整理してて。母親に「冷たい人間だね、あなたって」って言われて。もう五つも六つもゴミ袋出して」

麻里さんは、依子さんが末期がんだとわかったとき、すぐに「あなたの荷物やら何やらを整理するのは私は嫌だから、今のうちから全部整理して」と言いわたしたという。また、ある日病院から、麻里さんの血液検査の結果に異常があったという電話がかかってきて、思わず「がんだ」と早合点したときも、最初に考えたのは、「とにかく、荷物の整理と家のことだな」、「どうしよう、この大量の荷物」ということだったと話された[5]。麻里さんにとって遺品の整理が、どれほどストレスフルな作業であったかが察せられよう。

遺品の整理が、なぜそれほど精神的負担感を生じさせるのか。このことについては、他にも言及した人がいた。第五章でも紹介した、四人きょうだいの末子と結婚したにもかかわらず、義父の終末期介護で味わった深い悔いを胸に、次々に病に倒れる身内の介護と看取りを引き受けてきた内山史恵さんである[6]。内山さんは、両親を自宅に引き取ったのを機に、約十年にわたって介護をしては看取るということを繰り返してきたが、それ以前は自宅で人形制作の教室を開いていた。筆者がお会いしたときは、親の世代の身内を看取り終え、身寄りのない義姉――くも膜下出血の後遺症で重度障害が残り、意思疎通が困難。施設に入所中――の実質的な後見人（※書類上は夫が義姉の成年後見人）をしておられた。内山さんにも、両親や義母を看取った後、継ぐ人のない家をたたんだ経験があった。遺品整理については、次のように話された。

「たとえばね、ほんとつまらない話なんだけど、こうやって私人形作ってるじゃないですか。自分の趣味で色んなことやってるじゃないですか。そうすると亡くなれば全部なげられるんです。

お義母さんが大切だと思ってた物も、お義姉さんが大切だと思ってた物、うちの父や母が大切だと思ってた物のなかのほんの一握りしか、ほかの人たちにはわけられないわけだし、全部捨てなきゃいけない。その思い」

死んでしまえば、その人が所有していたものの大半は価値を失う。亡くなった人のものを整理し捨てる作業は、亡くなった人の想いを「なかったもの」にし、「ここにこうして生きていた」という痕跡を消してゆく作業でもある。故人の在りし日を知っている者にとってその作業は、茫漠とした無常の感覚と喪失感を呼び覚ますものなのではないか。麻里さんも、内山さんも、打ち沈んで行く気持ちに抗いながら、誰かがしなければならないからしかたなく、亡くなった人が遺したものを処分したのであろう。その経験が、「死」を予期したときの反応や、自分が遺していかざるを得ない物についての語りに、強く影響していたのではないかと思われる。

身近な人たちと共有している他界観

麻里さんは「生きている人の方が大事」と言っていたが、亡くなった人を切り捨てて生きているのかといえば、決してそうではない。麻里さんも麻里さんの周りの人たちも、亡くなった人のその後を、同じような霊魂観の中でイメージし、語っていた。

「母が亡くなったのって、姉の四十九日すぎて、まだ百箇日までいってないから。「まだ依子、そこら辺にいるだろうから、迎えにきてるんじゃない?」って。私なんかは「一緒に行ったんじゃない?また」って感じで。「ちょうどいいんじゃない、二人で。姉は親孝行だし、妹孝行だよ。一周忌も一緒に済ませられるし、なんでもかんでも一緒で楽ちん」って。みなさんは「一年のうちに二回も葬式出すなんて大変でしょ」なんて言うけど、逆に楽ちんだよって」

この語りからは、霊魂観に関して、次の三つのイメージが共有されていることがうかがえる。すなわち、①人は亡くなり、たとえからだが荼毘にふされても、生前の個性や関係性を保持したまま存在するというイメージ[7]。②百箇日を経ていない時点では、故人のたましいは、死後に行くべき世界にまだ到達しておらず、姿かたちは見えなくても、ついこの間まで生きていた場所の辺りに存在するというイメージ[8]。③人は亡くなると、先に亡くなった近親者(のたましい)が迎えに来て、あの世に連れていってもらえるというイメージ。

麻里さんには、このような霊魂観を共有する人間関係があったのである。

麻里さんの他界観

しかし、麻里さんはそのような霊魂観にもたれかかり、先に逝っている人たちに全てを委ねてしまったわけではない。自分自身はこの世に残った者の勤めとして、従来の慣習通り、親戚一同に声をかけて葬儀を執り行うと同時に、従来の慣習を破り、依子さんや母親のために、遺体に着せる衣裳や納棺するものに自分の想いを込めて見送っていた。

「白装束っていうの、私着せてないんですよ。姉と母には。それもおじさんおばさんには不満だったかもしれないけど」

〈あ、そうなんですか〉

「最初っから葬儀屋さんには「そういうものは着せたくない」と言ってて。「普段、気に入っていた服を着せたい」って言って、どっちにも気に入ってた一張羅。あと、姉だったら普段着のTシャツとジーパンとって。とにかく姉はTシャツとジーパン着てるってイメージがみんなにあって。だから姉のよく着てたTシャツと、そのほかに普通出かけるときに着てたズボンとワンピ、ブラウスと着せてあげて。

母のときは、母は足が悪かったので、常にズボンをはいていたから、ズボンとブラウスに、あとはお気に入りのワンピース。あとは着物。一度も袖を通さなかった着物が何枚もあったんだけど、袖を通してないのもかわいそうだから。「もったいない」ってみんな言ってたけど、私は「別にいいじゃん」って。「その人が着たいと思って買った着物なんだから」ってそれも入れてあげて」

〈「向こうで着てね」って〉

「ねって。だけど「白装束は着せないよ」って、最初からみんなに。だから、よくある三角とかも付けさせなかったし、全部、横に。着せたつもりで。「もし向こうで必要になったら、これから着てきな」っていう状態で」

〈じゃあ、白装束はともかく、要するに旅の支度をしてあげたわけですよね〉

「そうです、そうです」

麻里さんは、「私、変に思われちゃうかなぁ?」と言いながら、亡くなった人たちについて、普通に

「あの世で会ってるんじゃない?」という感覚があると語った後、このエピソードを話された。ただ、人は亡くなった後「あの世」に行くという感覚自体は、両親と同世代のおじさんやおばさんたちとも共有しているのだが、細かい部分で噛み合っておらず、その部分については、反対される前に手を打って自分の思う通りにしておられた。たとえば、親世代は、あの世に送る時「白装束を着せることが凄くいいることだ」と思い込んでいるのに対して、麻里さんは「普段着が一番いい」と思い、姉や母の遺体に普段着を着せていた。麻里さんは、事前に葬儀屋と相談していたので、自分が望む方法で、円滑に二人をあの世に送り出すことができたのである。

「生きている人の方が大事」という言葉の背後にある死生観

麻里さんは、「生きている人の方が大事」と言い切り、割り切った考え方で介護にあたっていた。だがそれは、早晩死を迎えることがわかっている人や、亡くなった人の尊厳を軽んじていたからではなかった。

麻里さんが生きていた現実は、非常に厳しいものだった。姉が亡くなった時は、手術後間もない脳腫瘍(末期)の長兄が自宅に戻ってきたばかりだった。また、母親は姉の遺体を見るとショックを受け、心臓喘息の発作を起こし入院した。麻里さんは二人のことを気にかけ、支えながら、姉の葬式を出し、その後も親戚を招いて毎週のようにお逮夜をしなければならなかったのだ。その上、四十九日が過ぎた(もうお逮夜をする必要がなくなった)頃に、母親が亡くなったので、また葬送儀礼を一からしなければならなくなった。その合間を縫って、役所や金融関係に提出する書類を整えたり、親類縁者を招きもてなす手配もしなければならなかっただろう。麻里さんは、そのような状況の中で、長兄の介護に支障をきたさないように、自分が倒れてしまわないように、必死で優先順位を考えながら、しなければならない用事をこなしてきたのである。麻里さんがこの異常ともいえる事態を乗り切るためには、感情よりも合理的思考優先で乗り切るしかなかったのではないだろうか。

このように、少し考えただけでも当時の麻里さんの多忙さは想像出来る。しかし、ここで改めて注目すべきは、麻里さんが葬送儀礼や葬後の供養を「せずに済ます」という選択をしなかったことであろう。麻里さんは、親の世代の親戚の強要に屈して、一族が継承してきた葬送のしかたを踏襲していたわけではない。むしろ、口うるさい親戚の先手を打って、自分なりの想いを込めた葬送の仕方を実現して、姉と母親を見送っておられた。手間を惜しまず、姉と母親をあの世に送り出し、その先のことは、あの世の人たちに任せて大丈夫という感覚があったので、麻里さんは安心してこの世に生きている自分は「生きている人の方を大事にする」と言い切れたのではないかと思われる。

(4) 麻里さんの死生観を育んだもの

現代の日本では、公然と自分は宗教を信じていると言う人は少数派である。麻里さんも宗教には良い印象をもっておらず、特に、積極的に布教活動を展開する宗教に対しては、家族全員が嫌悪感をもっていたことを明かされた。だが、実際のところ麻里さんは、霊魂観や他界観といった宗教的な観念を身につけておられ、しかもそれらを身近な人たちと共有していた。自覚的には宗教をもたない麻里さんは、どのようにして宗教的な観念を身につけてこられたのだろうか。

上村家の家風

麻里さんは、霊魂観や他界観を体系的に教えられてきたわけではない。ただ、「お仏さんをとにかく大事にするように教えられてきた」と言う。

「子どものころから必ず朝、お仏壇でチンチンっとしてお参りするっていうのが習慣なんですよ」

〈毎日ですか？〉

「そりゃあ毎日ですよ」

上村家には、仏壇だけではなく神棚もある。上村家の神棚は、神社を模した小型の宮形のものではない。神棚の上には、家族の人数分のだるまが、大きいのから順に小さくなるように並べて飾られていた⑨。実は、麻里さんの母親の実家は、戦時中から何十年もだるま屋を営んでおり、家には人間より巨大なだるまも置いてあった。そのように幼い頃からだるまに馴れ親しんできた麻里さんにとっては、神棚にだるまが並んでいるのは当たり前のことで、宮型の神棚には違和感があるとのことだった。

麻里さんは、毎朝、神棚に供えた水と仏壇に供えた仏飯とお茶を新しいものに取り替える。毎朝、神棚と仏壇にお参りするのは、子どもの頃からの習慣で、家族全員がそうしてきた。

仏壇は、家を新築したときに、仏間ではなく茶の間に置くことにした。家に頻繁に顔を出す親戚のおじさんやおばさんが、いつも最初に仏間に行き、仏壇にお参りしていたので、思い切って茶の間に置くことにしたのだ。この変化は、おじさんやおばさんに喜ばれたそうだ。茶の間の鴨居には、かつては先祖代々の遺影がずらっと並んでいた。だが、姉と母親が亡くなってから、麻里さんは、壁にかかっていた遺影を下ろした。そして、コンピューター処理をして小さいサイズに修正し、その人のイメージに合った写真立てに入れ、仏壇周辺に可愛く飾って置くようにした。父親の写真だけは、遺影として使ったものではなく、本人が気に入っていた二十代の頃に撮った石原裕次郎風の写真に替え、母親と姉の写真も若い頃の写真を飾った。


「ちっちゃくして置いておいたら、「あら麻里ちゃん並べたのね～」なんて言われるんですけど、「だって上に圧迫感あるでしょ？」って。子ども心に嫌だったってのがあったんで」

〈ずら～っと見つめられてるんですもんね〉

「そうなんです。ずら～っと、おんちゃん、おばちゃん、じいちゃん、ばあちゃん、お父さん。ずら～っとあるんですからね、うち、ほんとに」

〈なんか、家ん中にあの世があるみたいな感じですね〉

「そうですよ（笑）」


上村家では、普段から一番みんながよく集まる部屋の中に、亡くなった親族の居場所があった。家族は朝起きたときに、親戚は家に上がると、まずは仏壇にお参りする。東京の次兄の子どもたちは、最初何も知らなかったが、小学校に上がる頃には、朝起きると自発的に仏壇の鈴を鳴らすようになっていた。

麻里さんは、お仏さんを大事にするのは、「信じる信じないとかじゃなくて、お勤めだと思ってやってる」と話された。子どもの頃から、「これはしなくちゃいけない」と「刷り込まれた」お勤めなのだという。

地域社会に息づく民俗

毎年、正月には、神棚に貼る七福神のお札を新しいものに貼り替える。はがしたお札は、一月十四日の〝どんと祭〟に、正月の門松や注連縄、だるまとともに神社に納めて燃やす。だるまは神棚に並べてあるもののなかから、一番古い一体を選んでどんと祭に持って行き燃やすが、替わりに新しいだるまを一体買って帰る。神棚には、家族全員のだるまを並べているので、たとえば五人家族なら、神棚に五体のだるまが並んでおり、それぞれのだるまは五年に一度新しくなる。ただ、家族の誰かが亡くなった翌年は、亡くなった人の分にあたるだるまをどんと祭に持って行き、新しいのは買って帰らない。

つまり、朝拝む神棚に並ぶだるまは、現在生きている家族を模したものだということであろう。神棚の上に並ぶだるまは、神社を模した宮形の中にお札を入れる神棚と比較すると、神秘性には欠けるが心理的距離感は近い。だるまを祀る風習は、神道とは別の信仰体系の民俗信仰だと考えられる。このような民俗信仰は、日常生活の一部に溶け込んでいるため、教義の理解を軸に展開する「宗教」と、同じ括りで捉える人はほとんどいない。だが、確かに人とこの世のものではない世界との橋渡しをしているといえよう。

麻里さんが、決まって参加する民俗はどんと祭だけではない。麻里さんは周囲の大人たちから、お盆やお彼岸には「絶対にお墓参りに行かなければならない」と教えられてきた。子どもの頃は親について行ってたが、二十歳を過ぎた頃からは、親に代わって父方母方両方の親戚のお墓参りをしてきたという。他のきょうだいは行かなかったと言っていたので、おそらく家族の中で役割分担があったのだろう。ただ、一人でお墓参りに行ったことはなく、いつも親戚の誰かと一緒なので、しきたりから外れたことはできないという。母方も父方も、それぞれ同じ寺の墓地にある程度まとまって墓が建っている。おかげでまとめて回れるが、それでも全部のお墓にお参りするのに一日かかる。毎回、花代だけでも二万円近くかかるという。

このように、地域社会に根づいた民俗を支える年中行事への参加は、合理的思考では割り切れない行為の継承を含む。だが、年中行事の踏襲は、それらを実践する人々の潜在意識に働きかけ、一定の所作と宗教的感覚の結びつきを強めたり、宗教的観念の形成を促し、その地に固有の宗教的風土への共感を育んできたりしたのではないだろうか。

年中行事への参加は、日常を非日常化し、活性化する働きがある。特定の人の死を起点として行われる仏事には、非日常的な出来事によって生じた様々な混乱を、日常の中に収めてゆく働きがある。いずれも身近な他者と共感できる宗教的感覚や宗教的観念を確認し合う機会を提供しているのではないかと思われる。

贈与経済が生きている社会

麻里さんの親戚は、日頃から「お仏さん」を大事にしており、お盆やお彼岸には自分の家の墓だけではなく、親戚全ての家の墓に参る。それに加えて、麻里さんの親戚は父方も母方も、誰かが亡くなると、三回忌まで頻繁にある供養の機会を省略することなく、親戚全員に声をかけて供養をする。そのため麻里さんも、依子さんと母親の一周忌は親戚中に声をかけて法要を行い、広い部屋を借り切って会食の場も設けた。

だが、麻里さんはその時、翌年の三回忌も同様にするよう期待されていることを十分承知した上で、集まったおじさんやおばさんたちに、「三回忌はしません」と宣言した。

「別にお仏さんって、毎年何十万もお金をかける必要ないなあって。実際、おじおばがいれば、葬式にお金もかかりますから。ああしなきゃいけない、こうしなきゃいけないって」

地縁血縁関係者への依存度が低く、個人主義が浸透した大都市圏では、冠婚葬祭は専門業者の提供するサービスを利用するものとなり、親類縁者が惜しみなく時間と労力とお金を費やして執り行なうものだという認識をもつ人は、ほとんどいなくなったのではないかと思われる。特に葬送儀礼は縮小傾向が顕著で、密葬や家族葬が好まれ、宗教色を一切排除した、もはや儀礼ではなくお別れ会のような形式のものも増えてきた。葬送儀礼も仏事も、合理主義的志向を強めた人々にとっては、煩わしいものでしかなくなったのであろう。だが、麻里さんを取り囲む人間関係のなかでは、葬送も仏事も重要なポジションを占めつづけており、そこに多額の金額が費やされてきた。個人主義が浸透した大都市圏とは違う経済感覚が生きていると言えよう。

麻里さんの家族の中に、第一次産業に従事している人はいない。だが、漁業や農業を生業とする人の割合が高い地域では、現在でも、収獲期には、貨幣の獲得を目的として市場経済に商品を流通させるほか、余剰分を、普段からつきあいのある人たちに贈与・分配することが多い。換言すると、市場経済と贈与経済の両方が生きている。高度経済成長期の市場経済の発展は、個々人の蓄財への欲求を高め、贈与経済を支える互酬関係への配慮を煩わしいものとして切り捨てさせてきた。しかし、今回の調査地を含む東北地方には、豊かな農産地帯や漁場が散在している。大量に収穫した旬のものは、惜しみなく身近な人間関係のなかで分配される。第一次産業従事者もそうでない人たちも、生活の根幹はもちろん市場経済に支えられているのだが、大都市圏と比較すると、贈与経済の占める割合は依然として高い。したがって、贈与経済を支える互酬関係への配慮は、社会的慣習として命脈を保っており、葬送や仏事を行うときは、親類縁者が踏襲してきたやり方をできるだけ踏襲し、過去にさかのぼって経済的不均衡が生じないようにする配慮が求められるのである。

ただ、麻里さんは、依子さんと母親の三回忌については、自分の抱えている事情を鑑みて、現実的な判断を下した。

「こないだ、三回忌のこと言われたときに、「ごめん、おんちゃん、今うちの兄ちゃんが病気で、今生きてる人間のほうが大事で、死んだ人間にお金をかけるなら、生きた人間にお金をかけたい」って私が言ったんですよ」

〈うん。うん〉

「そしたら、「あ〜、そうか」って、すぐに引き下がったんです。そう言ったら。だから少しはわかってくれたかな、みたいな」

麻里さんは、親戚関係のなかで継承することを求められてきた慣習を、基本的に守ってきた。麻里さんが守るべきは守った上で、「今は、死んでしまった人に、そんなにお金をかけるわけにはいかない」という事情を口にすると、おじさんもそれ以上は何も言えなかったのであろう。麻里さんが「生きている人の方が大事」という言葉を発した背景には、親類縁者の間で踏襲し守ってきた秩序と、どう折り合いをつけるかという問題も存在したのである。

民俗が支える死生観

麻里さんは、自分が信心深いという認識はなく、宗教嫌いだと自認していた。しかし、本人の認識とは裏腹に、麻里さんの日常生活は宗教行為に満ちていた。生まれ育った環境のなかで、自然と「この世だけが全てではない」という感覚を身につけていた。しかも、亡くなった家族や親戚は、死後も麻里さんが暮らす家の茶の間で生き続けていた。管見では、初めて大切な人を亡くした人が、「今、どこで、どうしているのか」と、人知れず亡くなった人を探し求めることは、珍しいことではない。しかし、麻里さんにはまったくその気配がなかった。「四十九日を過ぎて、まだ百箇日までいってないから」、依子さんはまだ「そこら辺に」いて、母親を「迎えに来てるんじゃない？」と、仏教の影響が感じられる霊魂観を、当たり前のように口にされた。

麻里さんは、特定の宗派宗教の教義を体系的に教わってきたわけではない。麻里さんは、周囲の大人たちが、前の世代から継承して来た生活文化――すなわち、民俗――を踏襲しているうちに、いつのまにか宗教的な感覚や考え方を受け継ぎ、周囲の人たちと通じ合う霊魂観や他界観を身に着けてきていたのだ。麻里さんの「生きている人の方が大事」という言葉に象徴される死生観は、無宗教、もしくは、現世主義に基づくものではなく、民俗の中に息づく宗教文化的基盤に支えられていたのである。

3 「介護は辛いものだ」という考え方への抵抗感の由来

ヨーロッパ系アメリカ人に特徴的だという「介護はまさにストレスフルなものだ」という意見に、強い違和感を表明した人は、上村麻里さんだけではなかった。本節では、「介護が辛い」と言う人に、全く同調できないと言ったもうひとりの調査協力者、中島たまみさんのケースを簡単に紹介し、上村さんと中島さんが感じる抵抗感の由来について考察する。

(1)「全然辛くなかった」と言い切ったもう一人の家族介護者

中島たまみさん（昭三十六）は、母親（昭十二）を緩和ケア病棟で看取った縁で、本調査に協力してもらうことになった。たまみさんも麻里さんと同様、長子ではないが、二人姉妹の姉は地元の大学を卒業後、海外で働く道を選び、国際結婚をしてアメリカで家族と暮らしているため、日本にいる身内の介護は、妹のたまみさんが全面的に引き受けてきた。

たまみさんは、結婚後も実家の近くで、夫（昭三十五）と長女（昭六十一）、次女（平一）と一緒に暮らしている。夫婦共働きだったので、実家の両親には子どもたちの面倒をよくみてもらった。両親が夫のことを大事にしてくれたので、夫も自分の実家よりもたまみさんの実家の方が居心地が良さそうだとのことである。

たまみさんが四十代に差しかかった頃、施設に入所していた父方祖母の認知症が進み、付き添いが必要になった。父方祖母は、たまみさんが付き添うことを望み、それを機に、たまみさんの介護生活が始まった。たまみさんは、それから七年の間に、三人の近親者（父方祖母、母方祖父、実母）の世話を引き受け、看取ってきた。父方祖母（介護期間：約一年）は介護施設で、母方祖父（介護期間：約二年）は自宅に引き取り、母親（介護期間：四年）は、専門的な治療を受けられる病院に長く入院していたが、最後は緩和ケア病棟で看取った。母方祖父と実母はほぼ同時期に介護を必要とするようになったので、そのときに会社を辞めた。

たまみさんは、寝る間を惜しんで、介護にも家事にも子育てにもお稽古事にも、全力投球するようなタイプの人である。そんなたまみさんのがんばりは、夫と娘二人の理解と協力、たまみさんだけではなく、たまみさんの家族まで手放しで褒める周囲の人々、そして、それを喜び「本当によくやってくれる」と感謝し、経済的な支援を惜しまない実家の両親が支えていた。

たまみさんが、子育てをしながら七年間も介護を続け、三人の身内を看取ったという話を聴いたとき、筆者は思わず「大変でしたね……」と言った。すると彼女はすぐに同意した。しかし、それは、たまみさんではなく、娘たちの「大変さ」を念頭に置いたリアクションであったことがすぐにわかった。たまみさんは、同意の後に、母親である自分が多忙だった時期、二人の娘たちがどのように支えあい、成長していったのかを話し始めたのである。自分自身の大変さにも触れたが、それは「どれだけ忙しかったか」ということであり、気持ちの問題には言及されなかった。そのことを筆者が指摘すると、次のように話された。

「何ていうか、よくお友達の話聞いたりすると、「もうつらくて、大変で、もう……」」
〈そうそう。そういう話、すごくよく聞くんです……〉
「私は全然そういう感情にはなりませんでしたね」

たまみさんは、母方祖父を自宅で介護したときは、オムツ交換などに抵抗を感じたこともあったと話された。母方祖父は無口な人で、何を考えているのかもよくわからなかったそうだ。だが、その話題もすぐに、お稽古事を通して知り合った、介護経験のある先輩たちから色々話を聞けたことや、先輩たちから励まされて「最後まで一生懸命やれた」という話になり、悔いなく看取れたことに安堵しておられることがうかがえた。母親の終末期介護は、「介護をしている」というよりも、「ずっと一緒にいられる」としか思わず、「逆にもう楽しかった」と話された。

(2) 上村麻里さんと中島たまみさんの共通点

上村麻里さんと中島たまみさんは、語り口が全く違い、対面で話を聴いているときに受ける印象も全然違っていた。しかし、遺族からうかがった話を全て活字に起こし終わり、全体を俯瞰できるようになってみると、思いがけず二人には共通点が多いことに気づかされた。

まず、年齢と姉妹順位。次に、介護歴の長さと主介護者として看取った人の数。四十代半ばにしては、二人とも死期の迫る身内の介護に費やしてきた年月が長く、密度も濃いように思われた。麻里さんは未婚で、たまみさんは結婚していて二人の娘の母親というところは違ったが、家族介護に対する考え方や、「死」の受けとめ方が非常に似ていた。つまり、死生観が似ているのだ。

上村麻里さんの死生観がどのようにして形成されてきたのかは、これまでに見てきたとおりである。では、中島たまみさんの死生観は、どのようにして形成されてきたのだろうか。そう思って中島さんからうかがったお話を読み返すと、実際のところ、両者が生まれ育った環境と生育歴には、非常に共通点が多かったのである。

生育環境

たまみさんも麻里さんと同様、生まれ育った土地を離れて生活したことがなかった。両親も共に地元出身者で兄弟が多く、日頃から近所の人たちや親戚が気軽に訪ねてきては上がり込んでしゃべっていくような家庭で育っていた。中でも、両家の親戚関係のつながりの濃さは、地元から離れて流入した人々で形成されている現在の日本の大都市圏の様相と比較すると、隔世の感がある。

たまみさんの父親豊さんは、生まれて数ヶ月で実父を亡くした。その時、実父は六十二歳で、先妻の子（父親にとっては異母兄弟）八人と、後妻である実母の子五人が遺された。豊さんは、子どものなかった異母兄弟の末兄夫婦の養子となり、その夫婦の子として育てられた。

豊さんは、たまみさんの母親千秋さんを、幼い頃から知っていた。なぜなら、千秋さんは、豊さんの養母の姉の子だからである。養母を訪ねて伯母が来たとき、幼い娘の千秋さんを連れてきたこともあった。千秋さんが適齢期を迎えた頃、二人の結婚話がもちあがった。豊さんと養母は血のつながりがない。したがって、豊さんと千秋さんは、血はつながっていなかった。しかし、二人は夫婦であると同時に、戸籍上は叔父と姪の関係でもある。たまみさんは、このように入り組んだ親族関係の中に生まれ落ち、両親だけではなく、祖父母の愛情も十分に注がれて育った人だった。

友人知人との関係も、一朝一夕にできたものではない。たまみさんの実家は、商店街のなかで自転車屋を営んでおり、店の奥が居住スペースになっていた。父親が十八歳のとき（昭和二十三年）から住みつづけており、筆者が訪問した際も、おかずを届けに来る人がいたり、旅行の話をしに来る人がいたり、家族のようなつきあいをしている人が何人もいることが察せられた。

たまみさんも、麻里さんに負けず劣らず、身近に身内の介護をしている人や経験者が何人もおり、事情を理解し気持ちを察してくれる友人知人にも恵まれていた。家族も周囲の人々も、たまみさんが介護中心の生活を長期間続けることに対して、肯定的かつ協力的だった。そのため、たまみさんが介護によって生じるストレスをひとりで抱え込み、孤立感や疎外感に苛まれるといったことはなかったように見受けられた。

子どもの頃に経験した「死」の記憶

死生観について問いはじめると、すぐに話題が幼少期の記憶と結びつき、祖父母が亡くなる前後にあった出来事に言及したことも、両者に共通していた。たまみさんは子どもの頃、両親と姉が暮らす家には帰らず、父方祖父母の家に寝泊まりしていた時期があったそうだ。

「私、おじいちゃん子で、中学三年のときに亡くなったんですけど、おじいちゃん死んでからも、おじいちゃんの遺体といっしょに寝てましたから。もうおじいちゃん大好きで。おじいちゃんが本当に亡くなる前、「たまみちゃん、たまみちゃん」って呼ぶんですよね。「たまみちゃん、おじいちゃんね、たとえば死んだとしたって、たまみのこと絶対におそばから見てるし、おじいちゃんは決して怖い世界に行くわけでないから、もっといい世界で待ってるからね」みたいな感じで、あの頃から言ってたんですよね。だから私もすごく……。うちの母も、今、きっといい世界に行けて、楽しく暮らしてるんだろうなっていうような気持ちになる」

たまみさんの父方祖父はがんだった。闘病中からたまみさんに「おじいちゃん、もうちょっとしたらば、とってもいい世界に行けるんだよ」と言っていたそうだ。亡くなる直前に祖父が遺した言葉は、唐突に発されたものではなく、日常の延長線上にあった。普段から祖父母も両親も、「生きている時に一生懸命功徳を積めば、死後は穏やかないい生活ができる」とよく言っていたという。

家風

たまみさんの実家の店舗の奥にある二間続きの部屋には、あちこちに様々なときに撮影した家族の集合写真（故人も写っている）が飾ってあった。奥の方の部屋の中央に立派な仏壇があり、上部の神棚にはだるまが飾られ、富士山の絵も貼ってあった。生活空間に、神仏も、亡くなった家族も、生きている家族も、皆同居している光景が、たまみさんの実家でも見受けられた。たまみさんの父親は、食事の前に必ず神棚と仏壇に手を合わせるそうだ。

このような家庭で生まれ育ったからであろうか。麻里さんもたまみさんも、特定の宗教を信仰しているという自覚はないが、この世が全てだとも思っていなかった。

二人が育った家庭では、親や祖父母が日頃から、神仏を祭ることを疎かにせず、特別な教えや言葉を介さずとも、あの世とこの世がつながっているという感覚が、そこここに生きていた。二人が、死に対する忌避感や抵抗感、「死」に対する不安感がなく、自分にできる精一杯のことをして生きているのは、このような家庭環境のなかで育ったことが、大きく影響しているのではないかと思われる。

ただ、たまみさんは、実母の介護で七キロ痩せたという。麻里さんも、インフルエンザで寝込んだり、急に血糖値が上昇し糖尿病を発症したり、免疫力の低下が顕著に身体症状として表れるという形で、体力的限界を経験していた。「全く辛いことはない」という「気持ち」に偽りはないかもしれないが、それは「無理をしなかった」ということではないだろう。身体的には辛い時期もあったはずである。それにもかかわらず、二人が「全く辛くない」と言ったのは、なぜなのだろうか。

（3）身近な人の「死」が育てる観念

「人の死」は子どもにとってなんであったか

ここでは、田原開起の『死と生の民俗――産湯で始まり、湯灌で終わる』を参考にしながら考察を進める。[10]『死と生の民俗』には、主に広島県在住の高齢者から聴き取った話が収録されている。田原は、「死の民俗」を報告した後、「「人の死」は子どもにとってなんであったか」を論じている（田原 二〇〇八、一二六－一三〇）。田原によると、「聴き取りで出会った多くの高齢者が、今日では考えられない多様な死因による死に出会って」おり、子ども心に「生と死は、対比的に両極として受け止めるものではなく、移り逝くもの」として受け止められていたという。さらに、かつては「死は生々しさをともなって、子どもたちの日常生活の一部を占めて」おり、「その生々しさが、子どもたちに生きる意味を考えさせ、一連の日々が、命の尊厳を無言のうちに教えていた。家の中や身の周りで生活を共にし、可愛がってくれた肉親や縁者などの「人の死」を教訓にして、自分のいのちを精一杯生きようとしていた」と指摘している。

計算してみると、たまみさんの祖父が亡くなったのは、昭和五十年頃であった。麻里さんの祖父が亡くなったのが昭和四十九年頃だったので、二人は同じ頃に祖父母を看取ったことになる。日本で病院で亡くなる人の数が、家で亡くなる人の数を上回ったのが、昭和五十一年だったことを考えると、この頃までは、死が日常生活から隔離されていなかったと考えられる。二人は高齢者ではないが、日常生活の中で身近な人が死にゆく姿を間近で見ていた時代の、最後の子どもたちだったと言ってもよいかもしれない。

祖父母が拓いた他界との経路

たまみさんの祖父は、死の間際にたまみさんへの愛情が伝わる言葉を遺して逝った。死にゆく人が、遺してゆく人たちに、愛情や感謝の気持ちを伝えて亡くなっていくケースは、他の事例でも見られた。たとえば、牧野久子さんの義母が亡くなるときもそうだった。パーキンソン病で長患いの末に最期のときを迎えた義母は、自分を喜ばせることが好きだった孫（当時十三歳）に「絶対に守ってやるからな」と言った後、絞り出すような声で「ありがとう」と言い遺して亡くなった。義母の死後二十年以上たっても、久子さんはその時のことを語り出すと、胸に熱いものが込み上げてくるのを抑えきれないようだった。実母の最末期に、「そばにいてくれる人に感謝の気持ち述べなきゃ、罰が当たる」と諭したのは、義母が見せてくれた生き方に感銘を受け、受け継いだものを、実母に伝えたというふうに捉えることもできる。

田原は、かつては「日常のすぐ隣へ徐々にやって来る死と、予告なしに突然にやって来る死とがあり」、「そのいずれも、大人と子どもの目に触れる形で日常生活の中にあった」と述べている（田原 二〇〇八、三二）。また、「その頃、人々は家族や一族の中で、数多くの「死に目」に出会っている。高齢者の話は一様に、日常の生活で、日頃から精一杯尽くしていたからこそ、徐々に死に対する覚悟もでき、死を自然の流れとして受け入れることができたと言う」と指摘している（田原 二〇〇八、三四）。

たまみさんの祖父も、後藤さんと牧野さんの義母も、麻里さんの祖母も父親も、日常生活のなかで何度も身近な人の死を経験した世代の人たちである。それこそ子どもの頃から、何度も「人の死」を経験してきていたのであろう。亡くなっても守護神のような存在として、遺された人のなかで生き続ける人がいることも、経験的に知っていたことであろう。

「看取りの文化」を支えて来た観念

麻里さんとたまみさんは、二人とも子どもの頃、日常生活の延長線上で、祖父母が死にゆく過程全体を見聞きしていた。その時の記憶が、彼女たちの死生観に少なからず影響を与えていることは、それぞれの語りから明白である。彼女たちはそのとき、言葉を越えた場の力学の中で、上の世代が身につけてきたものを全身で感じ取っていたのかもしれない。私が出会ったとき、彼女たちはすでに亡き人たちとつながりを持ちながら生きていた。彼女たちのイメージのなかでは、この世の生を終えたとしても、先に逝った人たちと再会することが予期されている。いや、この世とあの世に居場所が分かれても、亡くなった近親者に話しかけ、相談したりして、まるで一緒に生きているようであった(11)。

以上のことを踏まえて改めて考えると、アンジェラ－コールらがヨーロッパ系アメリカ人の特徴として挙げた「介護はまさにストレスフルなものだ」という感覚を自明視することに、彼女たちが反発や違和感を表したのは、そこに欠けているものが、彼女たちにとっては重要なものだったからではないかということに思いいたる。アンジェラ－コールらは、日本出身者の特徴として「介護の辛さを公言することを、社会が容認していないと認識している」ことを明らかにしたが、上村さんと中島さんが「全然辛いと思わなかった」と言ったのは、おそらくそのような理由からではない。もしも、彼女たちが、他者の視線を意識しているとすれば、それは彼女たちの周囲を取り巻く社会を構成する人の視線ではなく、彼女たちのなかで生きている故人の視線だ。彼女たちが、直接深く関わって生きてきた、そして、その死後も形を変えて一緒に生きている人の視線だ。

彼女たちを含めて、私の出会った家族（近親者）の終末期介護を経験した人たちは皆、終末期介護のときだけ介護を必要とするようになった人と関わっていたわけではない。終末期介護が始まるまでに関わっていた時間の方が長く、過去をさかのぼれば色々な記憶がよみがえり、それが介護関係にも影響を及ぼしていた。終末期介護の体験を、一般論に合わせるような形で語ることへの違和感は、もしかすると誰もが感じていたのかもしれない。

死にゆく人を支える営みには、どうしても、支える人が自分の限界を感じさせられるような側面がある。一生懸命支えても、支えてきた人は、最後は亡くなってしまうからだ。管見するかぎりでは、「もっとああしていればよかった」、「良かれと思ってしたが、裏目に出てしまった」、「あの時、本当はどうしたらよかったのだろう？」、「本当はこうしたかったけれども、できなかった」等々、振り返れば悔やまれることのひとつやふたつ、あるのが普通である。ただ、そのような悔いも、亡くなった人と対話を続け、泣いたり怒ったり謝ったりしながら、徐々に心に収めて行く人が少なくない。クラスらが論じたように、日本では亡くなった人との絆を保ちながら、悲嘆反応でいったん崩壊した日常を再建してゆく人が多い（Klass et al. 1996）。故人の死をもって、故人との関係が消滅するわけではなく、その後も故人と終点の見えない関係性を生きている人が多いということである。

日本では、臨終の場が病院に移行してしまう前まで、家族を看取ることは、上村麻里さんが言っていたように、「普通の人生の普通の生活の中にある出来事」だった。麻里さんやたまみさんは、祖父母や両親、親世代の親戚から神仏に対する感覚や生き死に関する考え方を吸収し、自然に死後のイメージなども周囲の人たちと共有するようになっていたが、それと同じように、家族を看取ることに対する感覚も、上の世代から自然と受け継いできたのであろう。彼女たちは、家族を看取ることが「普通の人生の普通の生活の中にある出来事」だった時代に、意識されることなく、しかし確実に存在した「看取りの文化」を、今に受け継いでいる数少ない若い世代の継承者だったのだ。

ここで最初に立てた問い、看取り経験豊富な方たちの多くが言われた「宗教じゃないけど、何かある」の「何か」とは何なのかという問いに戻ろう。「宗教じゃないけど何かある」の「何か」とは、心の中に亡くなった縁の深い大切な人を宿し、その人を意識しながら生きる在り方なのではないだろうか。そして、それこそが、「看取りの文化」を支えてきた宗教文化的基盤のエッセンスなのではないかと思われる。

第七章　「看取りの文化」の再構築に向けて

ここで、これまでに論じてきたことを簡単に振り返ってみることにしよう。

第一章では、筆者が、がん患者の遺族インタビュー調査への参入を決断するに至った経緯を紹介した。第二章では、「なぜ、今、いかに「死」をうけとめたかを論じるのか?」を、現在の日本の社会的背景と学術的背景を解説しながら論じた。この章で明らかにした本書の目的は、大きく分けて二つある。一つは、「看取り経験のない多くの人々に、同時代を生きる人々が、いかに「死」を受けとめ、死にゆく人と共に生き、看取ったのかを伝えること」、もう一つは、「喪われつつある看取りの文化の伝承経路への気づきを促し、安心して最期を迎えられる地域社会をつくるための議論に必要なたたき台を提供すること」であった。

本書の第三章から第六章は、一つめの目的を果たすために、遺族インタビュー調査の協力者が話して下さった話の中から、各章のタイトルに示されたテーマを論ずるにふさわしいものを選んで紹介し、

「その時、何が起こっていたのか」が俯瞰的に理解できるよう多角的に検討しつつ、話者の予期悲嘆を探究するという方法をとった。なお、第五章と第六章は第七章への導入部にあたり、二つめの目的、「喪われつつある看取りの文化の伝承経路への気づきを促す」ために執筆したものでもある。それでは各章の内容を簡単に振り返ろう。

第三章「「死」の否認に起因する諸問題」では、「死」の否認によって適正な現状認識が阻害されると、どのような形で患者や家族に悪影響がもたらされるのかを詳しく紹介し、誤った現状認識に固着することを防ぐためには関係者間のコミュニケーションの充実、及び第三者の支援が有効であることを論じた。

第四章「余命告知の副作用」では、はじめて主介護者として家族を看取った人たちの体験談の中から、余命告知前の患者との関係性が異なる三つのケースをとりあげて詳しく紹介した。いずれのケースでも話者は家族の余命告知で強度の悲嘆反応を体験し、それを機に突き動かされるようにして患者を支えるために奔走していたが、終末期介護中は複合的な喪失体験に葛藤と部分適応とを繰り返していたことが明かされた。ただ、当時の心境については、「苦にならなかった」、「ずっと一緒にいたかった」、「それはもう、がむしゃらっていうかね」、「もうやるしかない」、「嫌々やってたわけじゃない」、「一種の恋心だよ」というように、内発的な動機に支えられていたことを強調する傾向が見られ、「介護する家族に負担をかける」ことが、必ずしも家族介護者にとって「迷惑なこと」だとは限らないことが示唆された。

第五章と第六章では、主介護者として家族や親族を何度も看取ったことのある人たちに注目し、「看取りの文化」のエッセンスについて論じた。

第五章「死にゆく者の作法」では、長子及び長男の嫁に介護役割を課してきた「看取りの文化」は、確かに介護役割を課された人に多大な負担を負わせ「迷惑をかける」面があったことは否めないが、自らの「死」を覚悟した人の言動によって、家族介護者の負担感は大きく軽減する傾向があることを紹介した。

戦前生まれの高齢者たちの中には、自らの「死」を覚悟した時、礼儀にかなった身の処し方をすることで介護にあたる家族や親族との関係性を新たにし、きれいに人生を清算して旅立つ人たちもいれば、最期まで世話をしてくれる家族や親族に依存するだけで、感謝のことば一つ残さずに逝き、遺された人たちに深刻な葛藤を味わわせる人たちもいた。「看取りの文化」はそのような出来事すべてに形づくられてきたものであろうが、何度も身近な人の死に触れているうちに、「死にゆく者の作法」と表現してもよいような身の処し方を身につけてゆく人たちが、一定数存在していたことが示唆された。

第六章「家族に継承される看取りの文化」では、「看取りの文化」が日常生活に溶け込んだ宗教行為や、家族や親族が踏襲して来た民俗信仰に類する宗教儀礼と不可分の関係にあることや、「家族を看取る」という営みを経ることで、それまでは漠然としていた他界観や霊魂観にリアリティが生じること、故人との信頼関係が遺された人に「宗教じゃないけど何かある」と表現される超越的な視座をもたらすことなどを論じた。「看取りの文化」を支える宗教文化的基盤は、家族を看取り、他界へ送る営みを繰り返すなかで、代々受け継がれてきたということであろう。つまり、「喪われつつある看取りの文化の伝承経路」は「家族」だったのである。

ここまでの論を踏まえて、本章では主に「安心して最期を迎えられる地域社会をつくるための議論に必要なたたき台を提供する」ために論を展開してゆく。

まず、ここで筆者の立場を改めて明らかにしよう。筆者は、「死」を覚悟した家族を間近で支え看取る営みと、家族の生活習慣化した宗教行為とが、主になって看取った大人だけではなく、子ども（孫・曾孫世代）の宗教性の深化・強化にも直接的に関わっていることを重視している。したがって、「家族で看取る」文化の再構築こそ、「安心して最期を迎えられる地域社会をつくるため」に必要不可欠だという立場に立っている。

だが、現在日本では「看取りの文化」の再構築を真剣に考えねばならないほど、「看取りの文化」は衰退している。第二章で言及したように、看取るという営みをもっぱら負担として受けとめる人たちは決して少なくない。しかも、介護してくれる家族に負担をかけることを負担に感じ、「子どもたちに迷惑をかけられない」と考える高齢者は、一見、子ども思いで自立心のある申し分のない親のようにみえる。しかし、本当にそれでよいのだろうか。「子どもたちに迷惑をかけられない」と考える高齢者は、じつは「看取りの文化」の負の側面に囚われすぎているだけで、子どもの世代のさらに下の世代に与える肯定的影響が視野に入っていないのではないだろうか。本章は、そのような問題意識をもちながら、安心して最期を迎えられる地域社会をつくるための議論に必要なたたき台を提供するために執筆するものである。

構成としては、最初に国内の「看取りの文化」の現状を把握し、次に「看取りの文化」の母体であり継承経路でもある「家族」の現在について論じる。続いて高齢者の孫世代・曾孫世代にあたる子どもたちにとって「死」を体験すること、あるいは「死」を体験している人を間近に見ることが、どれほど重要な意義を持っているのかを改めて論じ、最後にこれからの「看取りの文化」のありようについて筆者なりの展望を示す。

1　国内の「看取りの文化」の現状

第二章でも紹介した、アンジェラ－コールらの「がんの高齢者の家族介護者たちのストレスと悲嘆――ハワイからの多文化比較研究」が指摘した日本出身者の特徴は、主に次の三点だった。まず、老親の介護は、長男・長女、長男が結婚している場合は長男の嫁がするものだと考えられていること。次に、介護負担感を表明することは社会的に容認されていないと認識されており、家族に言う場合ですら「愚痴をこぼす」と言うように否定的に捉えられがちであること。最後に、他者から自分が「よくやっている」と思われるかどうかを、非常に気にするということであった。これらの特徴には、明らかに明治民法が制定した家制度の影響が認められる[1]。だが、現在日本国内で暮らしている人々の内、果たしてどれほどの人が、これらの特徴を自分自身や周囲の人たちに重ね合わせてみた時、「まさにそのとおりだ」と思うだろうか。おそらく若い世代になればなるほど、違和感をもつのではないだろうか。

（1）　一九九四年の「大学生とその両親の死の不安と死観」

今から約二十年前の一九九四年、大阪市立大学で教鞭を取っていた金児暁嗣は、大学生一、二年生とその両親に実施したアンケート調査の結果を分析し、「現代にあっても、宗教的態度は親から子どもへと伝承されている」が、「死への態度に関しては、親の死観は子どもに伝えられてはいない」ことを明らかにした[2]（金児 一九九四）。そして、その原因について、「これまで死をタブー視してきた現代社会において、死を語ることは家族の中ですらできなくなっている。語るためには「死」が実在していなければならないが、それが実在するための場を現代人は喪失してしまっている」と述べている。また、死への不安は父親が最も低く、母親、男子学生、女子学生の順で高くなっているが、「死の不安が低い人は、死の問題から逃避したり、あるいは人間の存在や生の意味を否定する人」だと分析されており、父親が子どもに伝えるべき死観をもっていたとは論じられていない。むしろ、「死の精神的苦痛が、来世観やある種の宗教的信仰によって癒される女性と比べると、科学的・合理的思考に馴らされてきた父親は、死を「虚無」とみなして救われるほかにはとるすべがない」と指摘し、父親の癒されがたい孤独感や息子の生きがいの喪失感に言及されている。

当時の大学一、二年生は、ちょうど臨終の場が自宅から病院に移行する一九七五年頃に生まれた世代で、日常生活の延長線上で身近な人が死にゆく姿を目にする機会が、急激に減って行った時代に成長したことは確かである。現在、当時の学生たちは四十歳前後、その両親たちは七十歳前後になっている。この二十年間に、「死」をめぐる世代間断絶を埋めるような出来事を経験した親子はどの程度いるのだろうか。現在四十歳前後のかつての学生たちにとって、家制度の影響が色濃く残る「看取りの文化」は、ますます遠い過去のものとなったのではないか。彼らの両親、特に「科学的・合理的思考に馴らされ」、「死の問題から逃避」していると指摘された父親の多くは、今でも死を「虚無」とみなしているのだろうか。

残念ながら、彼らの現在については不明である。また、金児の調査研究は、大阪市という大都市圏の中心にある大学に通う学生とその両親が対象だったので、この論文だけを拠り所にして、当時の日本の「看取りの文化」について論じることにも限界がある。そこで、次項では、家族社会学の分野で論じられてきた日本の「近代家族論」を援用しながら、国内の「看取りの文化」の現状について俯瞰的に考察してゆくことにする。

（2） 時代の変わり目――一九七五年

もともと近代家族論はヨーロッパや北アメリカについての理論として発達した。わたしを含めて八〇年代日本の近代家族論者たちは、その枠組みをほとんどそのまま日本にあてはめて論じていたのだが、やがて自分たちの社会がこれらの地域とは異なる家族的伝統から出発したことに目を向けざるを得なくなった。（落合 二〇〇〇、iii）

この文章は、家族社会学者の落合恵美子によって書かれたものである。筆者は、欧米とは異なる文化的伝統を強く意識して「看取りの文化」を探究してきたが、それが「家族」のあり様と深く関わっていることに気づき、家族について学び始めたところ、ここに紹介した落合の文章に出会い、家族社会学者たちが追究して来た日本の「近代家族論」へと導かれることになった。

落合恵美子は、『21世紀家族へ――家族の戦後体制の見かた・超えかた［第三版］』の中で、日本の

「家族」を、終戦から一九九〇年代前半までの期間を、出生率の低下の度合いに着目して三段階に区切って論じている（落合 二〇〇四）。まず、終戦直後から、ベビーブームを経てすぐに始まった出生率の急降下が底をついた一九五五年まで期間が第一の段階である。続く一九五五年から始まる第二の段階は、一九七〇年代半ばに出生率が低下し始めるまでの約二十年間である。出生率が横ばいを続け、安定していたこの期間は、「女性は結婚と同時に家庭に入って専業主婦となり、子どもの数は二人か三人」という家族が大半を占めていたという。落合はこの二十年間を「わたしたちが「ああ、これが家族なんだな」と思い浮かべるような家族の時代」と評し、「家族の戦後体制」と名づけた。そして、最後に、再び出生率が低下しはじめ「家族の戦後体制」が崩れていった一九七五年以降が第三の段階である。

ここで筆者は、落合が一九七五年を時代の画期と捉えていたことに特に注目したい。一九七五年は、「看取りの文化」を考える上でも大きな転換期として位置づけられる。なぜなら、一九七五年は、自宅死率のほうが病院死率より高かった最後の年で、その翌年に、日本では史上初めて自宅死率と病院死率が逆転し、死が病院の中に隔離される時代が始まったからである。しかし、落合の「家族の戦後体制」論は、もっと多様な視点から吟味した上で、一九七五年前後が日本の家族的伝統というものを考える上で、非常に重要な転換点であったと見なしていた。

落合は、一九七五年までの二十年間に多くみられた家族の特徴を、「核家族化はしていたけれども、大家族を夢見る家族」、あるいは「家制度と訣別しないままの核家族化」だったと分析している（落合 二〇〇四、八五）。当時、女性は二十代半ばまでに結婚し、専業主婦となって家庭に入り、男性は経済的支柱として一家を養うという家族体制が普及し、一見、夫婦と二、三人の子どもで暮らす核家族が増加したようにみえた。しかし、この時期に結婚した世代は総じてきょうだいが多く、新しく核家族を作った人たちにはだいたい家制度を守る「田舎のお兄さん」がおり、親の扶養を引き受けてくれていた。つまり、三世代世帯の実数は変わらないまま、核家族が増加していったのがこの時代の核家族化の実態だったという（落合 二〇〇〇、八二‐八三）。また、実家を離れ、都会で核家族を作っても、この時期までは、きょうだい同士、あるいは親族ネットワークに支えられていた人が多く、「近隣ネットワークや公共的施設の援助を求めないで、子ども育てられたし老人の介護もできた」と述べている（落合 二〇〇四、九四‐九五）。つまり、落合が「家族の戦後体制」と名づけた段階までは、家制度の影響は全国各地で命脈を保っていたということであろう。そうであるならば、家制度の影響下にあった「看取りの文化」も、この時期までは全国各地で命脈を保っていたと考えられる。

しかし、一九七五年頃から、家族をめぐる状況は大きく変化した。落合が、一九七五年を「いろいろな意味で画期となる年」だったと評した理由を簡単に紹介しよう（落合 二〇〇四、一九八‐二〇九）。まず、経済的には石油危機が鎮静化し、高度成長後の新しい局面が始まった。また、七五年は国際婦人年で、それに続く「国連婦人の十年」の間に日本の女性たちは主婦役割を離れ、生き方を変えはじめた。人口学的にみると、一九五〇年以降生まれの少子少産世代、つまりきょうだい数が少ない世代が結婚して家族を形成するようになったことで、核家族化が頭打ちになった。親の扶養責任が足かせになって結婚が難しくなった。結婚して子どもができても、前の世代のようにきょうだいネットワークをつくれないこの世代の女性たちは、必要に迫られて近隣ネットワークをつくりはじめ、結果的に家族や親族とのつながりが徐々に希薄になっていった。このような変化が、「家族の戦後体制」の特徴である「みんなが結婚し、みんなが同じように二、三人の子どものいる近代家族をつくるという体制」を崩壊させることになったという。

落合が画期とした年の翌年、自宅死率と病院死率は逆転し、そのまま病院死率は上昇し続けた。ということは、「看取りの文化」も一九七五年前後から、徐々に継承される機会が失われて行ったと考えるのが妥当であろう。

一九九八年

落合の提示した日本の戦後の家族体制の時代区分は、一九九四年に発表されて広く受け入れられたが、家族社会学の分野では、その後、一九七五年以後にもう一年、重要な画期と見なされるようになった年がある。それが一九九八年である。ここでは、山田昌弘の『迷走する家族――戦後家族モデルの形成と解体』にもとづいて、一九九八年前後に何が起こっていたのかを紹介することにしよう（山田 二〇〇五）。

戦後の「家族」を論じるにあたり、山田も時代区分をしている。山田の区分の仕方は、一九五五年から一九七五年までを「戦後家族モデルの安定期」、一九七五年から一九九八年までを「戦後家族モデルの修正期」、一九九八年から現在までを「戦後家族モデルの解体期」としている（山田 二〇〇五、一五八）。なぜ山田は、一九九八年で区切ったのか。端的にいえば、「現在日本で問題化されている家族に関連する現象（雇用や教育、犯罪を含む）の多くが、一九九八年前後に問題化、もしくは、深刻化している」と捉えたからである（山田 二〇〇五、二一八）。そこで、ここでは一九七五年以降に限定して山田の論を見てゆき、「看取りの文化」のその後について考察することにしたい。

まずは一九七五年から一九九八年までの家族の特徴を、山田がどのように捉えているか、簡単にまとめて紹介しよう（山田 二〇〇五、二一一）。

山田は、一九七三年のオイルショック以降、日本は低経済成長の時代に入り、男性被雇用者や自営業（農業も含む）の収入の伸びが鈍化したというのに、家族生活に期待する生活水準（経済的・情緒的）は上昇する一方だったと指摘している。その上で、それでも「「夫は仕事、妻は家事で豊かな生活を目指す」という戦後家族モデルの基本は揺るがず、「妻のパート労働者化」「結婚生活に入る時期の引き延ばし」「恋愛と結婚生活の分離」という三つの微修正戦略によって乗り切ろうとした。その結果、男女の職業差別の温存、パラサイト・シングルの出現、夫婦の潜在的不満の蓄積という新たな問題状況が出現」したと論じている。

では、次に、家族のありかたを論じる上で、なぜ一九九八年を画期の年とみなしたのかをみていこう（山田 二〇〇五、二一六－二一九）。

山田はその理由を、「家族にかかわるさまざまな指標」が「目に見える形で転換」したからだと述べている。「家族にかかわるさまざまな指標」とは、「自殺者の急増（増加したのは、中高年の自殺で、その多くは経済的理由）」、「雇用悪化の深刻化」、「若年層の失業率の急上昇」、「学卒者の就職率の急減」、「ニートの増加」、「児童相談所における虐待処理件数急増」、「少年犯罪急増」、「夫婦一組当たりの子ども数の減少」等である。そして、これらの家族問題は、一九八〇年頃に問題となったものと質的に異なっており、「「戦後家族モデル」から「はみ出る」人々の増大、そして、「はみ出る」確率の上昇による不安の高まりがもたらした問題」だと指摘し、「家族モデルの実現どころか、家族自体から排除される人々の増加となって現れている」と論じている。

ここで山田が「家族にかかわるさまざまな指標」として挙げたものが、日本経済の長期に渡る低迷と深くかかわっていることは一目瞭然であろう。実際、山田も、近年の経済学や社会学の国際的な研究成果を踏まえた上で、社会―経済構造の根本的変化、さらには、資本主義社会の発展と成熟が必然的に行き着く新たな段階が、これらの現象の背後にあることに言及している。

この他に、山田は「家族の個人化」という観点からも、日本の家族問題を論じている（山田 二〇〇四）。その内容を要約すると、日本では一九九〇年代に「家族の枠内での個人化」と「家族の本質的個人化」というふたつのタイプの個人化が「ほとんど間をおかずに進行しているよう」だが、特に「家族の本質的個人化」は、「家族関係自体を選択したり、解消したりする自由が拡大するプロセス」であり、戦後家族モデルの解体を進める要因の一つだと論じている。

これらのことを踏まえて、山田は、経済成長をその基盤としていた「戦後家族モデル」は、もはや多くの人々が実現可能な「モデル」としての役割を終え、解体に向かっていると論じた。しかし、それに替わる新しい家族モデル――大多数の若者が実現できるモデル――はまだなく、そのことがもたらす「現代家族の機能不全」を、次のように説明している。

少子化は、理想的家族モデルがつくる条件が整っていないために、結婚や子育てを先延ばしにし、最終的に条件が整わず子どもを産み育てることができなくなる人が増えているから生じるものである。一方、理想的家族モデル形成の条件が整わない中で子育てをせざるをえない親が増え、子どもに十分な養育環境を与えられないケースが増える。経済的不安定ゆえに、生活リスクを家族で引き受けられず、弱者となった家族員を排除するケースが増える。（山田 二〇〇五、二四八）

これが事実であるならば、一九九八年頃を境に、国内では「看取りの文化」を継承する対象自体が、存在し得なくなってきたと見なすのが妥当ではないかと思われる。

ただ、ひとつ気になることがある。山田は、このような戦後家族モデルの解体がもたらしている扶養実態、年金制度の整備や介護保険の導入といった高齢者の自立支援政策が相互に作用し、「子どもは親の扶養、介護をしなくてもかまわない」という社会意識の普及を促していると述べているが、だからと言って「高齢者扶養や介護が家族でなされなくなったわけではない」と述べ、社会意識と実態にはズレがあると指摘しているのである（山田 二〇〇五、一九一-二一〇）。

これらのことを踏まえて、改めて国内の「看取りの文化」の現状について考えると、表層的には、良くも悪くもかつての「看取りの文化」は忘れられかけているように思われる。しかし、戦前生まれの高齢者層や、一九五五年から一九七五年の「戦後家族モデルの安定期」に家を継いだ「田舎のお兄さん」たちが多く暮らしていた地方の、三世代世帯で育った人々の中には、本書の五章と六章で紹介した後藤冨美子さんや上村麻里さん、中島たまみさんのように、今も「看取りの文化」を継承している人々がおられると思われ、潜在的な「看取りの文化」の継承者を含めると、まだ命脈が断たれたわけではないとも考えられる。

ただ、確かに、生まれ育ったところを離れて核家族を形成し、家族との死別経験もなく、「死」とも

「看取りの文化」とも無縁で生きてきた人は少なくない。さらに、一九九八年以降の「家族」をめぐる変化を踏まえると、かつての「看取りの文化」が、家制度を支えた社会規範——長男・長女、あるいは長男の嫁が老親の扶養と介護をするものだという考え方——を拠り所にするような形で息を吹き返す可能性はきわめて低いと思われる。

(3)「看取り」に対する意識は欧米化したのか?

アンジェラ - コールらが指摘した、ハワイの日系人の特徴——介護負担感を感じていてもそうは言えず、周囲の人たちに「よくやっている」と思われるかどうかを非常に気にするという特徴——は、「言われてみれば確かに」と思わせるものがある。しかし、近年の日本における高齢者扶養や終末期介護をめぐる論調を考えると、その特徴は半ば過去のものとなっているようにも思われる。現在ではむしろ、ヨーロッパ出身者と同様、介護は「まさにストレスフルなもの」だという認識の方が日本でも広く市民権を得てきたのではないだろうか。

しかし、本書の第三章から第六章で詳しく紹介したように、実際に末期がんの家族を支え看取ったことのある人たちに直接話を聴いてみると、ことはそれほど単純ではなかった。家族や近親者を看取るという営みは、他者の客観的評価を拒む重層的な体験を内包している。

余命告知は患者と家族、それぞれの内界に、当事者も予期できない変化をもたらすことが珍しくない。患者と家族介護者の関係性にもともと大きな問題がなかったケースでは、介護自体は負担だと認識されず、患者の顔を見られないことの方が家族介護者にとっては耐え難いことだと認識されていた。このことが示唆しているのは、死にゆく人を支える営みは、家族介護者が一方的に患者を支えるといった性質のものではないということであろう。予期悲嘆のさなかにある人は、日常とは異なる濃密な時空の中で、生身の感情に身をさらしながら、「死」を前にして揺れ動く内面を抱える「身内」と共に揺れ、共に生きていた。ミルトン・メイヤロフが論じていたように、ケアには、ケアを介して結ばれる両者が相互作用によって互いに変化し、それぞれの人格の成長が深い次元で促されるという作用があることがうかがえた（メイヤロフ 一九八七）。

看取り経験が豊富だった人たちのなかには、患者や親族との人間関係に苦悩し、「まさにストレスフル」な介護を体験してきた人たちが含まれていた。それにも関わらず、何度も介護役割を引き受けてきたのは、被介護者に対する思いを上回る「何か」に支えられてのことだった。その「何か」は、記憶のなかの誰かへの思いであったり、子どもたちへの思いであったりしたが、さらに突き詰めると、「宗教じゃないけど何かある」と表現されるもの――自分の人生に大きな影響を及ぼして逝った故人のまなざしを意識して生きる在り様――に行きついた。

結果的に、筆者らが出会った遺族たちのなかには、「死」を意識しながら家族（近親者）を支え看取る過程のことを振り返ったとき、「まさにストレスフルなもの」だった」で終わるような話し方をした人はいなかった。しかもそれは、自分の介護に対する社会的評価を何より意識していたからではなかったように思われた。日本人の「看取り」に対する意識は、表層的には欧米の影響を受けているようにみえるが、実質的にはそれほどあっさり変化しているわけではないのではないか。

しかしながら、ここに一つ、大きな問題がある。本書で紹介したような、家族や親族を看取ることに前向きな人たちですら、自分自身の最期のこととなると「誰にも迷惑をかけたくない」という気持ちが先走り、具体的なイメージが思い描けなかったということである。配偶者を亡くした人たちは、「子どもたちに迷惑はかけられない」と言い、未婚の人たちは、親きょうだいがいても、甥や姪をどれほどかわいがっていても、「自分の世話をしてくれる人はいないと思っている」と話した。ここには、家族社会学者たちが論じていた「近代家族の崩壊」という問題が深く関わっているのではないかと思われる。

2　日本の家族の現在

ここまで「看取りの文化」について、明治政府が民法で制定した家制度の影響を強く受けていると述べてきた。だがじつは、老親扶養や看取りを直系性家族が担うものだという規範自体は、近世にはすでに根づいていた(3)。それに対して、北西ヨーロッパやアメリカは、産業化以前から核家族を基本とする社会である（Laslett 1972）。日本とは、家族のあり方が根本的に違っていたのである。ところが、家族社会学の知見によると、戦後、日本の「家族体制」は二度の転機を経て解体しはじめ、まるで北西ヨーロッパやアメリカの後を追いかけるように、個人化の方向に突き進んでいるという。これは、日本の家族をめぐる文化的伝統が、まさに今、北西ヨーロッパやアメリカの文化的伝統の流れにのみ込まれようとしているということなのだろうか。

まずは、戦後、日本人の中で家族に対する意識がどのように変化してきたか、概観するところから始めよう。

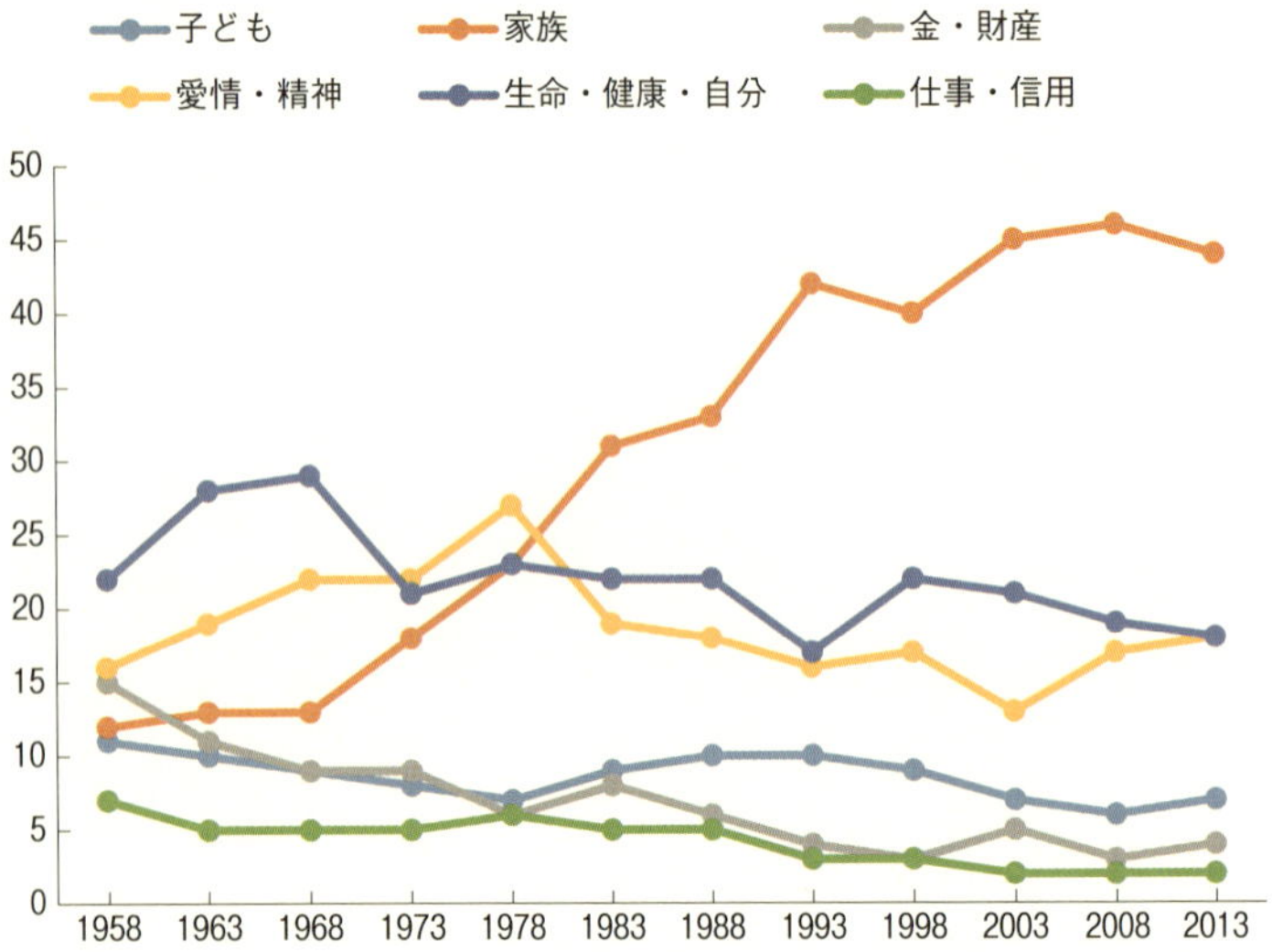

図7−1　「一番大切なもの」の回答の推移（統計数理研究所 2014）

（1）あなたにとって一番大切と思うものはなんですか？

統計数理研究所が、五年ごとに行っている「日本人の国民性調査」のなかに、「あなたにとって一番大切と思うものはなんですか。一つだけあげてください。（なんでもかまいません）」という設問がある。調査員への注意書きに「品物、愛情、子供などなんでもよいが、こちらからは絶対に例をあげるな」と書かれているので、多様な回答が集まりそうだ。しかし、**図7−1**を見ると、一九八三年以降、「家族」と回答する人の割合が突出して高く、しかも「家族」の回答率の上昇傾向は他の回答を抑えて圧倒的であることがわかる。家族社会学者たちが指摘しているように、実際には、日本の家族のあり様は一九七五年頃から揺らぎはじめ、今では未婚化や少子化も進展し、解体する方向に進んでいる。しか

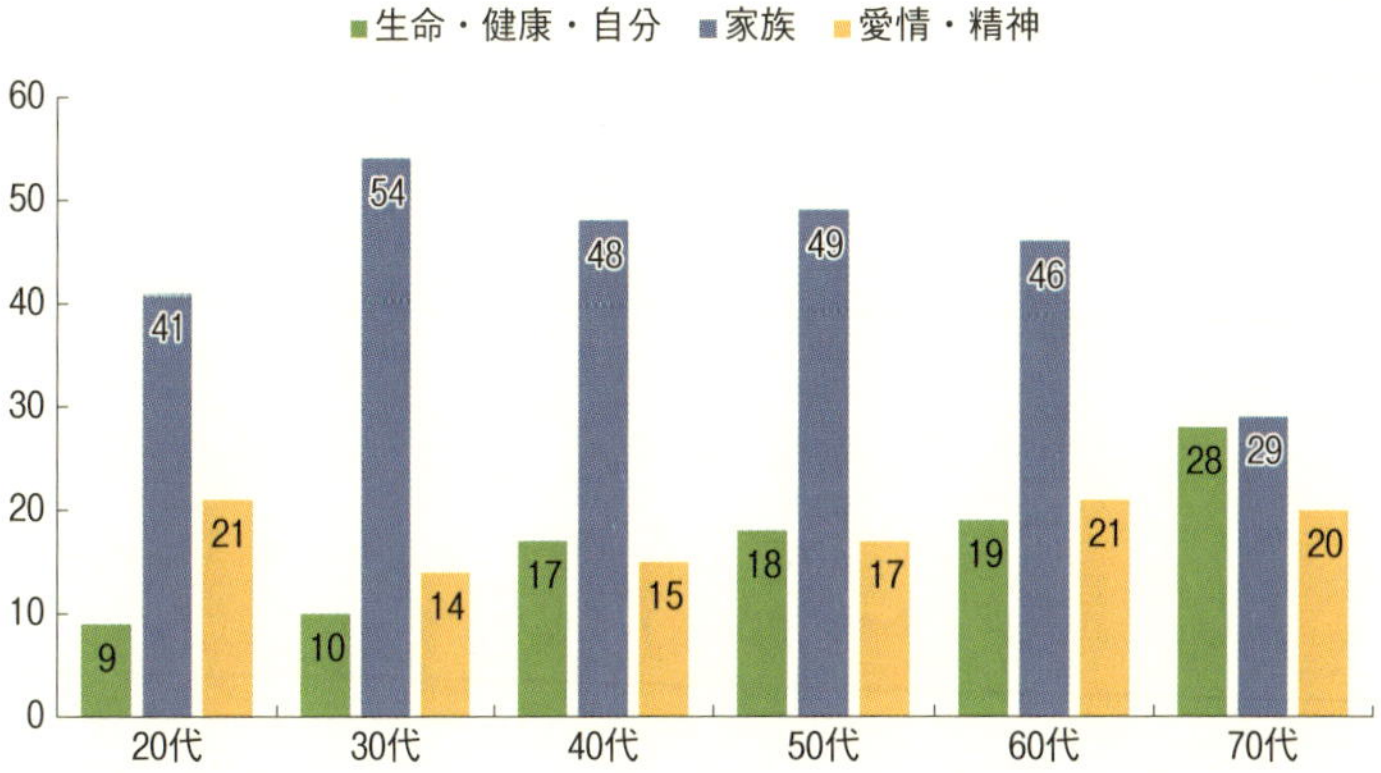

図7－2　「一番大切なもの」の年齢層別比較（統計数理研究所 2014）

し、だからこそという方が適切かもしれないが、家族の解体という現象の裏で、家族を希求する心理はどんどん強くなっていっていたことがうかがえる。[4]

ちなみに、**図7－2**で、二〇一三年に行った「一番大切なもの」調査の結果の年齢層比較を見ると、二十代から六十代にいたるまでは「家族」の回答率が圧倒的に他を抑えて高いが、七十代になると、一気に「家族」の回答率が下がり、そのかわりに「生命・健康・自分」の回答率が高くなっている。これは、老いの自覚が導いた結果ではないかと思われるが、老いの自覚は、家族に対する気持ちに何か変化を生じさせるのだろうか。

この問題については、高齢者を対象とする国際比較調査を参考にしながら、考えてゆくことにする。

（2）　日本の高齢者の特徴

「心の支えになっている人」は誰ですか？

内閣府は、二〇一〇年に実施した第7回「高齢者の生活と意識に関する国際比較調査」[5]で、日本及び、韓国、アメリカ、ドイツ、スウェーデンの高齢者（施設入居者は除く）がどのような人たちを「心の支え」としているのかを明らかにした。その結果をグラフ化したものが、図7－3である。

図7－3の棒グラフの色の分布を見ると、根本の二色の回答率がいずれも高く、分布にばらつきが少ないことがわかる。すなわち、日本に限らずどの国の高齢者にとっても、「配偶者あるいはパートナー」と「子ども」は、「心の支え」の中核に位置づけられると考えられる。特に日本と韓国では、「親しい友人・知人」の回答率が相対的に低く（日本一五・五％、韓国六％）、高齢者の「心の支え」は、ほぼ親族で占められているのが特徴的である。日韓の高齢者にとって、親族ネットワークはセイフティネットのような意味をもっており、自分が結婚して築いた家庭こそが、この世における究極の安全基地《アジール》として認識されているのであろう。しかも、そのイメージは、子どもたちが巣立ち、たとえ物理的に離れたところで自分の家庭を作っていても、さほど変化しないということが示唆されているように思われる。

それに対して、アメリカとドイツとスウェーデンの高齢者は、「心の支えとなっている人」として、「配偶者あるいはパートナー」と「子ども」を挙げる人はもちろん日韓と同程度いるが、それだけに留まらず、その他の関係性の人もそこそこ挙げている。特に、「親しい友人・知人」の回答率（アメリカ四六・五％、ドイツ三二・三％、スウェーデン二四・八％）が、日韓と比較して相対的に高いことは、この両者の基盤にある文化的伝統の差異をうかがわせる。

図7－3の棒グラフを一見すると、アメリカのグラフが飛び抜けて高く、「心の支えとなる人」として挙げた人の平均人数の多さで、他の四ヶ国を引き離している。アメリカの高齢者の回答率の分布を他国と比較すると、「配偶者あるいはパートナー」は有意に低いが、その他の項目は全般的に高く、多様

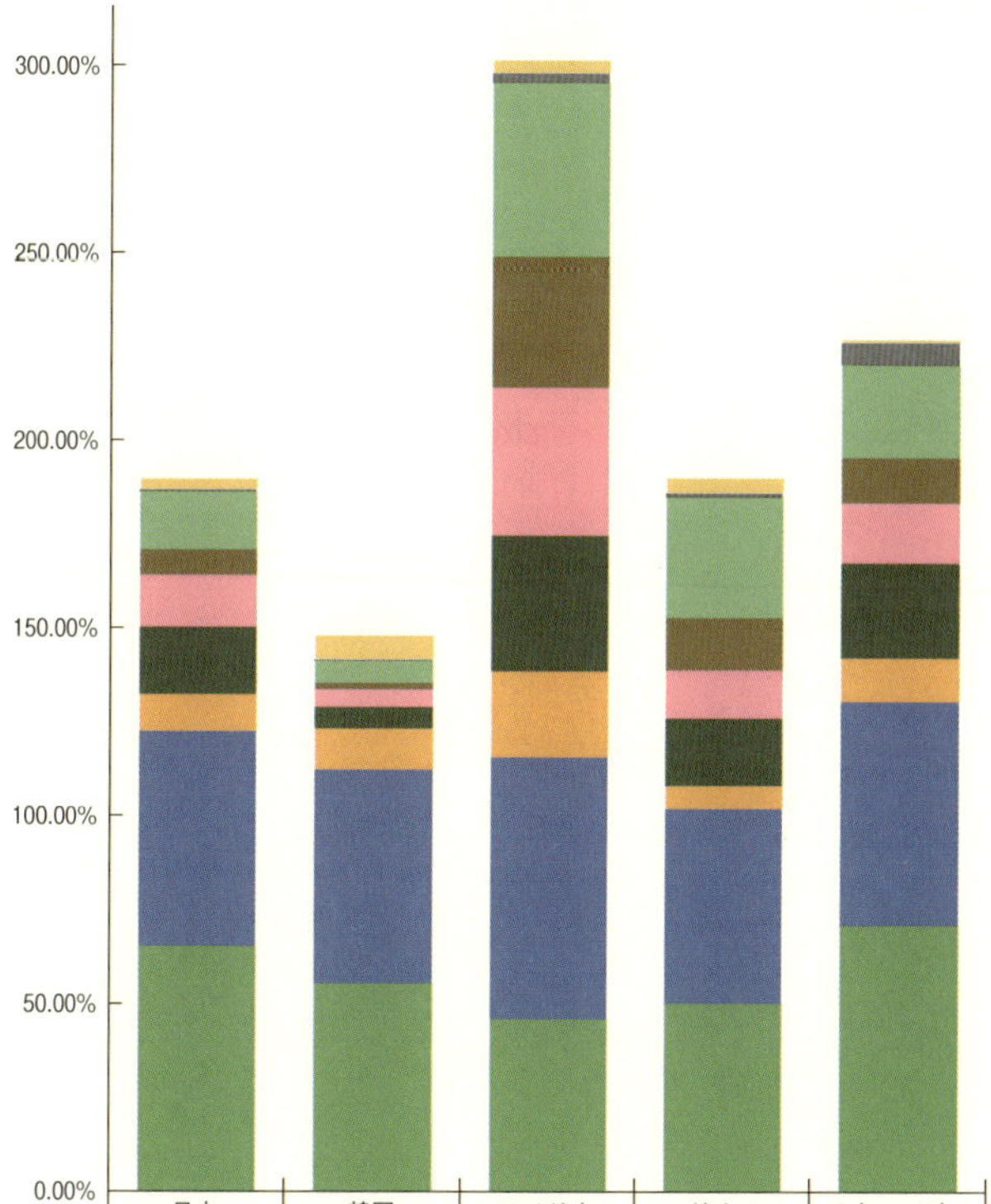

	日本（1.87人）	韓国（1.42人）	アメリカ（2.98人）	ドイツ（1.86人）	スウェーデン（2.27人）
誰もいない	2.70%	6.20%	3.20%	3.80%	0.50%
その他	0.50%	0.30%	2.60%	1.10%	6.10%
親しい友人・知人	15.50%	6%	46.50%	32.30%	24.80%
その他の家族・親族	6.80%	1.70%	35%	13.90%	12.10%
兄弟・姉妹	13.90%	4.70%	39.30%	12.80%	15.90%
孫	17.90%	5.70%	36.20%	17.90%	25.40%
子どもの配偶者	9.80%	10.90%	22.90%	6.10%	11.60%
子ども（養子含む）	57.40%	57.10%	69.80%	52%	59.80%
配偶者・パートナー	65.30%	55.40%	46%	50.20%	70.90%

図7－3　「心の支えとなる人」（複数回答）（内閣府 2011）

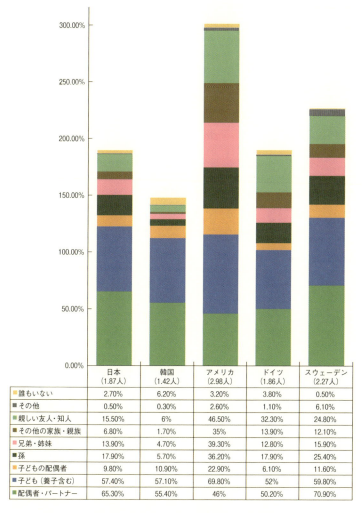

な存在を「心の支え」にしていることがうかがえる。藤崎宏子は、このようなアメリカの特徴には、離婚率の高さが影響していると指摘している[6]（藤崎 二〇一一、七六）。

「心の支え」にしてはいるけれど

日本、及び韓国、アメリカ、ドイツ、スウェーデンの高齢者の「心の支えとなっている人」についての調査結果からだけでも、日韓の類似性と欧米三ヶ国の類似性、及び両グループを分かつ文化的伝統の存在がうかがえた。

しかし、そうはいうものの、日本では、戦後約七十年をかけて核家族化が進行し、今では高齢者の過半数が、ひとり暮らしか夫婦二人暮らしで、今後も増加してゆくことが見込まれている。日本はこのまま順調に核家族社会の仲間入りを果たすことになるのだろうか。

引き続き「高齢者の生活と意識に関する国際比較調査」が提供している、調査対象者の世帯構成（図7―4）を参照しながら、日本の高齢者の家族関係を俯瞰してみることにしよう。

最初に目を引くのは、日本の単独世帯率が、五ヶ国の中で際立って低いという事実であろう。夫婦のみの世帯の比率と合わせても、それが全高齢者世帯の中で占める割合は、五か国中日本が最も低い。国内では、高齢者の一人暮らしや老夫婦だけの世帯の増加が社会問題化しているが、こうして日本以外の国々と並べて俯瞰してみると、日本の高齢者の同居率は今もって高く、それが日本の特徴をなしていることに気づかされる。韓国も、日本より単独世帯率こそ高いが、夫婦のみの世帯率と夫婦と未婚の子どもの世帯率、三世帯世代の世帯率は大差がない。

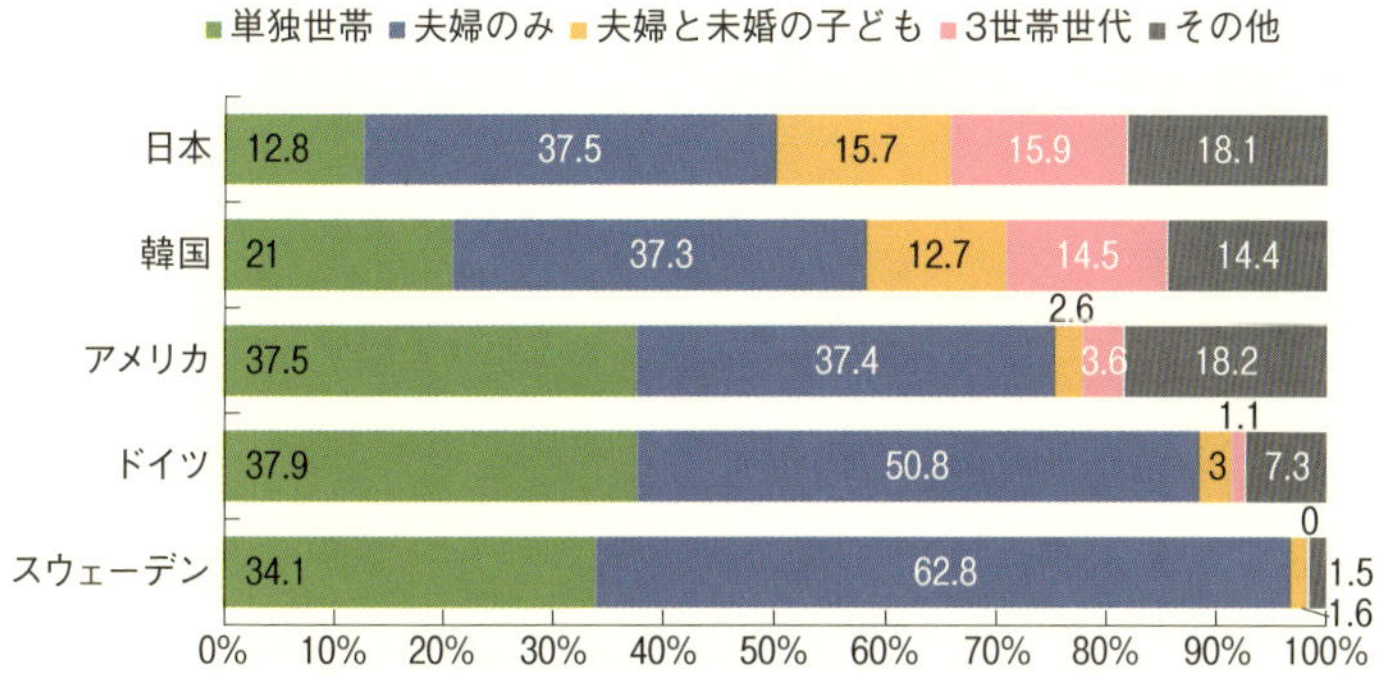

図7－4　世帯構成（内閣府 2011）

一方、欧米三ヶ国は、子どもと同居している高齢者がきわめて少なく、特にスウェーデンでは、単独世帯と夫婦のみの世帯だけで九七%を占めている。稲葉昭英は、このデータを含む調査対象各国の基礎データを総合的に分析し、その結果、欧米三ヶ国は「配偶者との離別・死別後に独居を選択するものが多いと思われるが、逆に日本と韓国では無配偶になった時点で子どもと同居するなどの選択が取られていることが推察される」と述べている（稲葉 二〇一一、二〇）。また、アーリンは、欧米の高齢者が子どもに対して依存しようとしないのは、親子関係のなかで親が子どもを庇護し支援する立場から、子どもに親が庇護され支援される立場への変化が起こり、役割逆転が生じることが、高齢者のモラルと矛盾するためではないかと指摘し、平等な立場にある友人関係や近隣関係のなかでの相互支援が重視されていると論じている（Arling 1976）。

では続いて、調査対象各国の高齢者と別居している子どもの接触頻度を見ながら、親子のつきあい方についてみてみよう。**図7－5**で、別居している子どもとの接触頻度が、「ほとんど毎日」と「週に一回以上」という回答の合計比率を比べると、

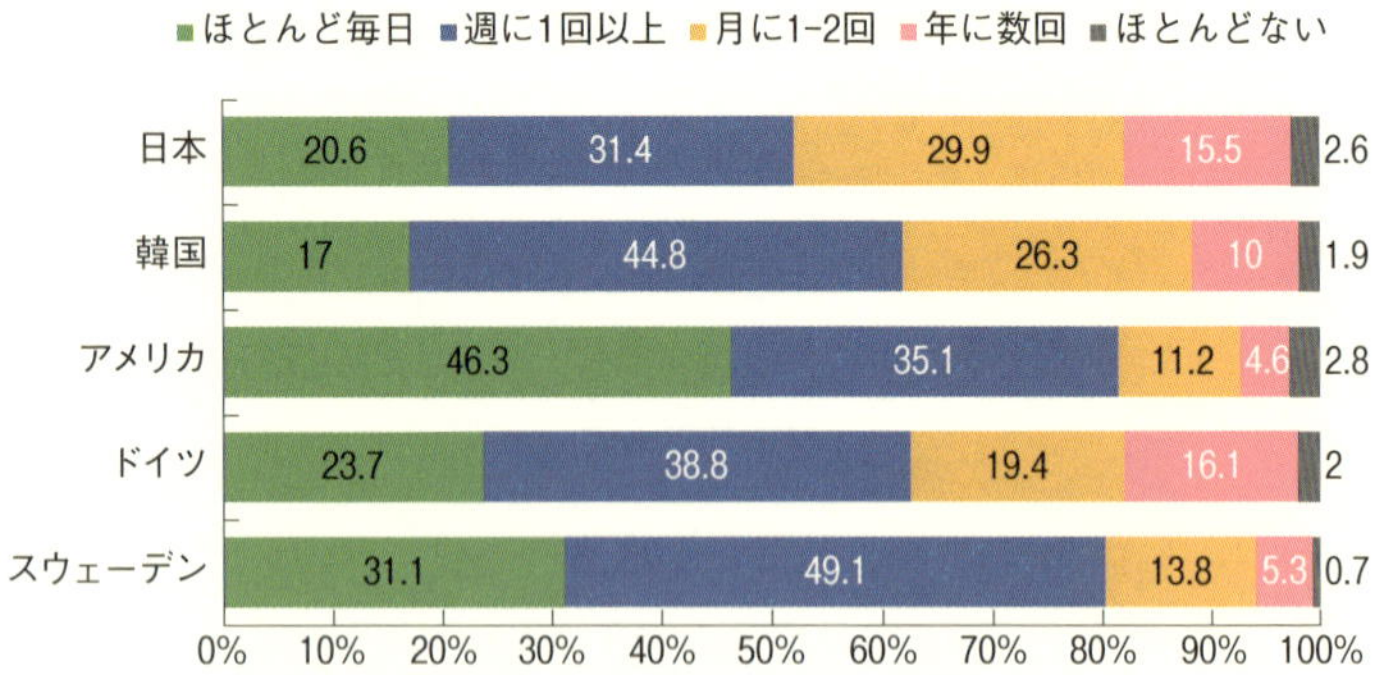

図７－５　別居子との接触頻度（内閣府 2011）

五ヶ国中日本の数値が最も低く、他方、「年に数回」と「ほとんどない」の合計比率をみてみると、日本とドイツが同率で最も高いことがわかる。総合的に判断すると、別居している子どもと親の接触頻度は、日本が際立って低いといえる[7]。それに対して、欧米三ヶ国は、日頃から親子間で頻繁に連絡を取り合う習慣が根づいており、特に離婚率の高いアメリカと、子どもとの別居が当然のこととなっているスウェーデンで、親子の接触頻度が目立って高いのは、理にかなっているように思われる。欧米では、高齢者が直面する孤独の問題は、これまでに十分、その対応に苦慮して来た歴史があり（Wenger et al. 1996）、別居している子どもたちとの接触頻度が高いのも、「心の支えとなっている人」のなかに「親しい友人・知人」が含まれる割合が高いのも、そういった歴史があってこそのことだと考えられる。

ひるがえって、日本の高齢者と別居している子どもの接触頻度の低さを、このような形で突きつけられると、日本でも高齢者が直面する孤独の問題が、遅かれ早かれ、社会問題化することが考えられる。二〇一一年に、高齢者の暮らしを支援する制度の一環として、「高齢者の住居の安定確保に関する法律」が全面的に改正され、現在日本では、サービス付き高齢者向け住宅が急増している。この政策が、孤立無援の高齢者の増加に歯止めをかける可能性は十分に考えられるが、国際比較調査では、施設入居者が除外されているので、これは、あくまでも推測の域を出ない。そこで、次に、施設入居者の心情と実態についてみてゆくことにする。

施設に入居している高齢者の「大切な人」

じつは海外の先行研究では、介護施設への入居によって、かえって孤立してしまう高齢者が少なくないと指摘されている(8)。しかしながら、日本では、施設に入居した高齢者の社会ネットワークの状態や変化について探究した研究は進んでおらず、全国レベルでの実態の把握は難しい。調査地域は限定されるが、ここでは郷堀ヨゼフらの研究から、国内の特別養護老人ホーム入居者が意識している「大切な人」についての情報を紹介する（郷堀ほか 二〇〇九）。

郷堀らは、関東地方（都市部）と上越地方（郡部）の特別養護老人ホーム入居者五二名（認知症患者は除く）を対象として、社会ネットワークに関するインタビュー調査を実施した。対象者の平均年齢は八十五歳である。男女の内訳をみると、女性の方が圧倒的に多く、男性は女性の三分の一程度であった(9)。それでは、調査結果をみてゆこう。

最初に、「大切な人」の回答数をみると、男性の四割は一人もいなかった。それに対して女性で一人もいなかった人は一割強に留まっており、著しい性差がみられた。「大切な人」の回答数で最も多かったのは、一人か二人で、約半数を占めている。三人以上「大切な人」を挙げた人たちは、配偶者と死別していない人に有意に多くみられ、郷堀らは配偶者の存在が「大切な人」のネットワーク規模に肯定的な影響を及ぼしていると指摘している。

次に、「大切な人」の内容に注目すると、「子ども」を挙げた人が最も多く、次に多かった「その他の家族」と合わせると、家族だけで「大切な人」が構成されている回答が大半だった。ただ、車で四時間以上のところに子どもたち（長男・長女の約三割、次男・次女の約四割）がいることが少なくなく、しかも、子どもたちの過半数は、ほとんど面会に来ていないことが明らかになった。近くにいる友人や介護士は、接触頻度が高くても「大切な人」の中心に位置づけられることは非常にまれであった。

郷堀らの報告は、先に紹介した国際比較研究が示した日本人のデータと重なるところが多いが、施設入居の男性の四割が「大切な人」を一人も挙げなかったのは気にかかるところである。日本の高齢者にとって、家族以上に心の支えになる存在はいないが、実際には、子どもが親の支えになっていないことも多いのではないかと思われる。

こんなことになるなんて……

じつは、近年発表された家族関係についての国際比較調査は、いずれも日本の家族の相互扶助機能が目立って低いことを示している。(10)

たとえば、岩井紀子らが二〇一〇年に韓国、中国、台湾と日本で行ったアンケート調査の結果によると、日本は、性・年齢に関わらず、情緒的支援も経済的支援も家事など手段的支援も、家族や親族から受ける割合が目立って低く、しかも高齢者ほど支援を受けていない（岩井・埴淵 二〇一三、七四－七七）。

岩井らの調査対象国は、もともと家族や親族の相互扶助機能が高いことで知られており、この調査結果自体はそれほど驚くに値しない[11]。しかし、それに続く一連のデータが、日本では、友人や同僚、近所の人など身近な人間関係の中でもあらゆる面で相互扶助が盛んではない上に、社会的支援に積極的に頼る人も少ないということを示しているのを知ると、中には危うさを感じる人もいるのではないか（岩井・埴淵 二〇一三、七八－八三）。

他者への信頼感が低いのかと思えばそうではない。日本は中国とともに「一般的に、人は信用できますか」という問いに肯定的な回答をする人の割合が高い（岩井・埴淵 二〇一三、八四）。他者への不信感の増加、つきつめていうと、社会への信頼感の希薄さを示しているというわけではなさそうである[12]。

しかし、気にかかることはある。中国では男女ともに年齢を重ねるにつれて他者への信頼感が緩やかに上昇してゆくのに対して、日本では男女ともに五十代でピークを示し、六十代で急に下がる。しかも男性は六十代で下げ止まるが、女性の場合は七十歳以上で一段と低下するのである。これは何を物語っているのだろうか。

六十代といえば、サラリーマンが定年を迎える年代である。自営業者や専業主婦に定年はないが、壮年期から老年期への移行時期と捉えれば、社会的役割が変わり新しいライフステージが始まる年代だということは、おおむねどの人にも当てはまるだろう。日本ではそこで壁にぶつかる人が少なくないことがうかがえる。しかし、中国はそうではない。なぜなのだろうか。

まず、目についたのは、調査対象四ヶ国の中で、中国は男女ともに、従業員をもたない自営業主（主に農林漁業従事者）の割合が目立って多いということである（岩井・埴淵 二〇一三、一一）。つまり、日本とは違い、定年退職を経験する人が少ないということである。さらに、落合によると、「中国の伝統では子どもの面倒をみるのは祖父母という規範があり、本来育児は母親がするものだという意識は希薄」（落合 二〇〇七b、二八七）で、「子どもと同居する高齢者が六－七割」（落合 二〇〇七b、二九七）、「孫が高齢者と居住する「隔世家族」」（落合 二〇〇七b、二九九）も珍しくないという。このような社会であれば、壮年期から老年期への移行は穏やかに進むであろう。

日本も、一九五五年には農林漁業従事者が四割を占めた。しかし、高度経済成長期に産業構造が大きく変わり、じつに多くの人々が第二次・第三次産業従事者となった。かくして現在の日本は、八割以上が雇用者というサラリーマン社会になったが、隈研吾はこの「サラリーマン社会」という新しい共同体のいいかげんさを、次のように指摘している。

> 戦後の日本社会は、昔ながらの共同体を地域や村ではなく「会社」に代替し、「サラリーマン社会」という新しい共同体を生み出しました。サラリーマン社会は決してバーチャルなものではなく、その中で人々が日々、喜怒哀楽を感じながら生きている場所です。ただしそこは、生きている人間を縛っておきながら、最後にほっぽり出してしまうところ、つまり、当初から一番肝要な死のシステムが欠落していた、いい加減な共同体だったのです。（養老・隈 二〇一四、二一六－二一七）

したがって、六十代で定年を迎えると、そこから自分自身で残りの人生の過ごし方を考えなくてはならなくなる。しかも新しいモデルがない。そのことが多くの元サラリーマンの壮年期から老年期への移行を難しくしており、他者への信頼感にも負の影響を及ぼしていることがうかがえる。

また、女性の場合、七十歳以上になると、人生を共にしてきた配偶者と死別する人の割合が増える。サラリーマン家庭の専業主婦として生きてきた女性は、配偶者との死別で経済的基盤が大きく変化するケースが多い。子どもたちが遠くで暮らしていると、その年齢からひとり暮らしが始まることもまれではない。長くつきあってきた親しい人たちと支え合っていても、歳を重ねるにつれて互いに少しずつ不自由なことが増えてゆく。高齢になればなるほど、友人・知人の訃報に接することが増え、子に先立たれることもある。たとえ経済的に余裕があっても、老いには勝てない。本当に支えがいるとき、心の支えにしている家族をあてにできないという現実を、ひとりで受けとめなければならない高齢女性は確実に増えていることだろう。

日本社会の相互扶助機能の著しい低下は、若年層よりも、育児世代よりも、うつ病罹患率の高い中高年よりも、戦前生まれの高齢女性たち――まだ日本社会の相互扶助機能が高かった時代に家族を支えてきた女性たち――の他者への信頼感を、心もとないものにしているように思われる。

(3) 家族に遠慮する高齢者の盲点

さて、ここで少し視野を広げるために、別の角度から改めて「家族」について考えたい。山極寿一は『家族進化論』の中で、霊長類学及び人類学の立場から家族が果たしてきた役割と我々が直面している危機について論じているので、当該箇所をごく簡単にまとめて紹介しよう(山極 二〇一二、三三三－三四七)。

山極によると、家族という社会単位は、おそらくホモ・エレクトスの時代に完成したという。それ以来、人口や集団の規模が大きくなるにしたがって、社会の構造や社会関係が変わっていっても、世界のすべての社会で底辺に至るまで家族という組織は温存され、ここで人間の繁殖が営まれてきた。

家族がつねに社会の基本的な組織として命脈を保ち続けてきたのは、どの時代でも、どの条件でも、社会をつくる資本が共感に基づく信頼関係だったからだ。家族は、「分かち合い」の精神が息づいているまとまりであり、互酬ではなく見返りを求めない向社会的な感情によって支えらえている。家族の中では、言葉によるコミュニケーションやしぐさの接触など、直接的なコミュニケーションが主流となり、共感と同情の精神がなんのためらいもなく発揮される。

共感は、特別な状況におかれた特定の相手に対して向けられるものだ。共感は、人々のあいだに助け合いや協力をもたらす装置でもある。家族は、人間にとって「共感を育む器」であり、家族を取り巻く人々の輪が共感を向ける対象だった。

しかし、現代の人々は便利な電化製品や通信機器に囲まれて自立した生活を満喫するようになった。間接的なコミュニケーションに頼り、隣人との接触を減らしたことで、共感を向ける特別な相手を失いつつある。この状態を放置しておけば、社会を支えてきた人々のきずなは緩み、ばらばらになって収拾がつかなくなる恐れがある。

多産の特徴のもとに発達した人間の家族が、少子高齢化を生き抜くことは難しい。しかも現代の通信革命と経済優先の社会は、家族のきずなを解体するように働いている。もはやこれまでのような家族を維持していくことは難しいかもしれない。ただ、家族というのはこれまで人間がつくりあげた最高の社会組織だということを忘れてはいけない。人間がこれほど大きな社会をつくりあげることができたのは、家族に生まれ、共感にあふれた人々の輪のなかで育った記憶があるからだ。現代の社会もその原則を見失ってはならない。山極の論の要約は以上である。

山極は、このように家族の果たしてきた役割と、「家族の解体」現象への危機感を表明している。「家族の解体」の進行をなんとかして押しとどめなければ、いずれ社会が音を立てて崩れ落ちる恐れがあると警告している。確かに、昨今の日本の相互扶助機能の低下を告げる各種調査の結果は、崩壊の兆しのようにも思える。これらのことを踏まえて、「家族を看取る」ということについて改めて考えてみよう。

繰り返しになるが、現在日本では、たとえ余命告知をされたとしても、「子どもたちには迷惑をかけられない」、あるいは「かけたくない」と考える高齢者が多い。家族介護者にかかる負担の大きさに思いを致し、諸々の現実的な事情を合わせて考えると、子世代からの支援を望んではいけない、あるいは望めないという合理的判断が先立ち、自らの感情や不安を抑制してしまう親が多いのではないかと思われる。もしかすると、欧米の高齢者と同様に、親子関係の中で親が子どもを庇護し支援する立場から、子どもに親が庇護され支援される立場への変化、つまり役割逆転が生じることに抵抗を覚えるという面もあるのかもしれない。

しかし、ここで「死にゆく家族を支え、看取る」という営みには、子・孫・曾孫たちの死生観に深い影響を及ぼし、よりよく生きようという意志を芽生えさせる肯定的側面もあるということを、思い出していただきたい。

確かに末期がんの終末期介護には、「死」と隣り合わせであるという独特な緊張感があり、家族介護者は非日常を生きることになる。体力的にも精神的にも家族介護者にかかる負担が軽いとは言えない。

しかしながら、家族が「人間にとって共感を育む器」であるという原点に立ち返ると、子や孫にとって祖父母の死にゆく姿に触れることは、将来多様な他者と共感をもってつながるために必要不可欠な何かを獲得する、貴重な機会になるのではないかと思われる。

そこで次節では、家族を看取るという営みが、未成年の家族に及ぼす影響を視野に入れて論を展開することにする。

3　安心して最期を迎えられる地域社会をつくるために

(1) 子どもにとっての「死」
子どもは、どのようにして「死」を受けとめていたのか

まず、第六章で紹介した上村麻里さんと中島たまみさんのエピソードを思い出すところから話を始めよう。二人とも子どもの頃に経験した祖父母の死の前後のことをとてもよく覚えていた。

上村麻里さんの祖母の死因は、老衰だったのではないかと思われる。ごほごほと咳き込んだ祖母に、母親が塩水を含ませ痰を吐かせようとすると、祖母が「やめてやめて。もう眠らせて」と言った。それを聞いた父親は「ああいいわ」とすんなりそれを受け入れ、「じゃあばあちゃん、寝ろわ」と痰を吐かせるのを止めさせた。そして祖母は亡くなった。

駆けつけた父親のきょうだいたちは、事情を聴いて激しく怒った。麻里さんの母親は、父親と叔母たちが言い争う中で、ずっとしくしく泣いていた。長兄と姉は、おろおろしていた。小学校六年生だった

麻里さんとすぐ上の次兄は、比較的冷静にその様子をうかがっていたという。

中島たまみさんは、中学二年生の時、祖父を見送った。がんだった祖父は、いよいよ最期だというとき、たまみさんを呼び寄せて、「おじいちゃんは、たとえ死んでも、たまみちゃんのことをすぐおそばで見守っているよ」、「おじいちゃんは、決して怖い世界に行くわけではないからね」、「とってもいい世界で、たまみちゃんを待っているからね」と言い聞かせたという。

大切な人を亡くし深い悲嘆に陥ったとき、往々にして人は、繰り返し故人に「今、どこで、どうしているの？」と問いかける。たまみさんの祖父は、そのことを知っていたのだろうか。「どこで、どうしているのか」という問いに対する答えを、直接たまみさんに伝えて旅立った。

上村麻里さんと中島たまみさんが子どもの頃に経験した看取りの記憶の質は、かなり対照的である。小学校六年生だった上村麻里さんにとって、父親のむき出しの死生観は強烈なインパクトをもって伝わっただろうが、母親を含めた周囲の大人たちの反応やきょうだいの反応まで鮮明に覚えているということは、父親の考え方が周囲の人たちの賛同を得にくいものだったということも、同時に受けとめていたということだろう。一方、中島たまみさんにとって、祖父が言い遺した言葉は衝撃的な内容ではなく、すんなり受け入れられたことがうかがえた。たまみさんの周囲の大人たちは、日頃からよく似た話をしており、何の違和感もなかったそうだ。

上村麻里さんと中島たまみさんの育った家庭は、落合が「家族の戦後体制」と呼んだ時期に結婚した夫婦の築いた家庭であったが、「女性は専業主婦で子どもは二、三人」という当時の典型的な「核家族」ではなかった。両家とも地元に密着して暮してきた一族の中の一家族で、両親のきょうだいの多さと親族の結びつきの強さは格別であった。麻里さんもたまみさんも、好むと好まざるとに関わらず、子どもの頃から密度の濃い人間関係の中で育てられてきており、祖父母の死も、周囲の大人たちの反応を確かめながら受け入れていった様子が見受けられた。

このように、日頃からひんぱんに顔を合わせる大勢の親類縁者の中で、一人の人の「死」を受けとめるあり方は、高度経済成長期以前の日本では全国各地で見られたもので、近世から続く「看取りの文化」の本質だと思われる。だが、今では、このようなタイプの家族はきわめて少なくなった。それでも、誰もがいつかは「死」と直面しなければならないのであれば、子どものうちに「死」に触れる機会をもてる方がよいのではないか。

人はどのようにして「死」を理解してゆくのか

だが、そもそも、人はいつ頃から「死」というものを理解し始め、どのようにして「人が亡くなるのって、悲しいことやんかぁ」という感覚を獲得してゆくのだろうか。児童期における死と生の理解に関する先行研究レビューを整理した大井妙子の論文から、本書と関連のある部分を抜粋要約して紹介しよう（大井 二〇一一）。

大井によると、海外の先行研究は、大部分の子どもたちが五歳から七歳の間で死の概念を獲得すると結論づけているという（Speece et al. 1984）。日本でも死の概念をあつかった研究は数多く行われており、概して、幼児期から児童中期（三歳から小学校四年生）にかけて、「死んだ○○は生き返ることができない」、「死んだ○○は～することができない」、「○○は死ぬ」という流れで認識が進むことが明らかになっている[13]。また、ペットの飼育経験のある子どもの方が、死の普遍性を認識している割合が高い[14]。

死後観については複数の研究が、児童期中期から児童期後期（小学校三年生から六年生）にかけて、天国・地獄へ行く、霊魂は残る、生まれ変わるといった死後の世界を想像するようになることを示している[15]一方、児童期中期から後期（小学校三年生から六年生）において、死は無であるという認識が進むという知見も得られている[16]。

大井はこのほかに、祖父母と同居している子どもは、核家族家庭の子どもと比べて、死後に「天国や地獄へ行く」、「神様や仏様の所へ行く」と回答した割合が高いことや（佐藤・齊藤 一九九九）、家族で死について話すことがない子どもたちは、死について話すと嫌な気持ちになる割合が高いこと（館野 二〇〇九）、同居者との死別体験がある子どもたちは、死の操作や人工妊娠中絶といった生命操作の許容度が低い傾向があること（金児 二〇〇六）なども紹介している。大井論文からの抜粋は以上である。

ここまでに紹介した知見からわかるのは、おおよそ小学校四年生頃までに「死」というものがどういうものか、一応の理解は得られ、小学校五年生頃からその「死」をどう理解するかが主題になるということ、祖父母との同居や死別が子どもの死生観を豊かにする傾向があることなどであろう。

次に、青年期前期（中学生）と青年期後期（高校生）については、丹下智香子の「青年前期・中期における死に対する態度の変化」を要約して紹介する（丹下 二〇〇四）。なお、この論文は、特定の中学校・高等学校の生徒に、五年間、毎年一回実施した調査のデータを分析し、「死に対する態度の変化」を考察したものである。

丹下によると、中学の間は全体として学年が上がるにつれて、次第に死を恐れる気持ちが薄れ、死を苦難からの解放とみなす考えを否定しなくなる。さらに困難な状況下でも最後まで生き続けようという意識が弱まったり、身体のみの生に執着しない気持ちが強まったりする。しかし、決して彼らは死に対する恐怖心を否定するわけではないし、死を軽視しているわけでもない。むしろ、生を全うさせようという意志は持ち続けながら、死が人生に対して肯定的な作用をもつという認識を抱き続けている。

中学時代は、心身の変化の開始に伴う自己概念の動揺や心理的な不安定さのために、次第に生きることに対する内的な推進力を失うが、同時に、児童期前半まではあまり直視せず、〝恐怖〟というラベルで封をしていた死に対して関心をもつようになり、それまで漠然と受け入れていた死後の存在について改めて問い直すなど、死に対する態度に変化が生じる。

高校時代には、死への傾倒が落ち着き、生きることに積極的に取り組みはじめる。学年が上がるにつれて生を全うする意志は強くなり、その中で死に対する態度を形成してゆく傾向がある。

ここまでに紹介した知見を踏まえると、上村麻里さんと中島たまみさんは、ちょうど死への関心が高まる発達段階で祖父母と死別したことになる。彼女たちが祖父母の最期の姿だけではなく、周囲の大人たちの言動まで印象深く記憶に留めていたのはそのせいもあろう。さらにいえば、その時に最も感化され、現在に至るまで彼女たちの生き方に大きな影響を及ぼすことになった考え方を示した人が、麻里さんの場合は父親であり、たまみさんの場合は祖父だったのではないかと思われる。

最近の子どもたちの「死」の経験

上村麻里さんや中島たまみさんが子どもだった頃と比べると、総体的に人間関係が希薄になってしまった現在の日本で、子どもたちは、どのような形で「死」に触れ、どのようにしてそれを受けとめているのだろうか[17]。

最初に、得丸定子らが小・中・高等学校で約一一八〇名に実施した「悲嘆を伴う死別に関する意識調査」の結果から紹介しよう（得丸・吹山 二〇〇五）。

得丸らによると、調査対象者のうち六割が何らかの悲嘆をともなう死別を経験していた。喪失対象は、小学生ではペットが目立って多く（四六％）、中学生もペットが多い（三九％）が、同居の祖父母（三〇％）がそれに続く。高校生ではペット（三五％）と別居の祖父母（三四％）と同居の祖父母（三三％）がほぼ同率で並んだ。

「悲しみやショックを感じた時、あなたはどのように思い考えましたか？」という問いには、「ショックで何も考えられなかった」という回答が最も多く（三六％）寄せられ、「その時どのように行動しましたか？」には、「自分一人で考えた（四五％）」「何もしなかった（二四％）」の回答率が高かった。ただ、高校生に限っていえば「友達に相談した」の回答率が目立って高かった。

この調査は、最近の子どもたちは、大きなショックや深い悲しみに襲われる「死」を、ペットの死で初めて知るケースが多いことを示している。ちなみに、小学生の子どもを持つ養育者を対象にした茎津智子らの調査も、小学生にとっては大切な人（主に祖父母）との死別より飼っていたペットの死の方が、より悲しみが深いことを示している（茎津ほか 二〇〇九）。とはいえ、身近な人間関係のなかだけに限れば、未成年者の多くは祖父母との死別ではじめて「死」と遭遇するわけだが、孫と祖父母の関係は、孫の成長と祖父母の加齢にそって変化する。杉井潤子は、孫が小学生の時には情緒的にも金銭的にも祖父母は親密な関係にあるが、中学生になる頃には反発的になり、高校時代は特段の特徴がみられず、大学生になると祖父母の老化を認識しつつも、客観的に祖父母をポジティブに認識できるようになり、祖父母の老いや人生、世代継承について考えるようになると報告している（杉井 二〇〇六）。先に紹介した心理学の知見と合わせて考えると、祖父母と情緒的に親密な時期はまだ孫の死の理解度が浅く、祖父母に反発的になる時期の方がショックや悲しみを感じやすいがひとりで抱え込みがちで、高校生になるとショックが大きくても抱え込まず、友達に相談する割合が増えるという理解がおおむね成り立つ。

近年の大学生を対象にした死別体験に関する調査は、学生の八割前後が過去十年以内に身近な人の死を体験しており、その中で最も多いのが祖父母との死別であること、祖父母との親密度が高かったと認識していた孫（祖父母との死別を経験していた学生の約半数）ほど、大きな衝撃を受けていたことを明らかにしている[18]。とはいえ、身近な人との死別体験のない大学生（二から三割）と、身近な人との死別体験はあるが、さほど大きなショックはなかったという大学生（四割）を合わせると、過半数をゆうに超える。今の日本の子どもたちにとって「死」は、決して身近なものではないといってよいだろう。

（2）高齢者の役割 何が「死」の受容を促すのか

朝日新聞が二〇一〇年に実施した日本人の死生観についての全国世論調査によると、二十代では七割が死を「怖い」と回答している。しかし、年齢が上昇するにしたがって「怖い」の回答率は下がってゆき、七十代で「怖い」と「怖くない」の比率が逆転する。このように、日本では、相対的に高齢者ほど死を怖れる気持ちが希薄であることは、複数の先行研究が指摘している[19]。それにしても年齢を重ねるほど、自らの死を意識せざるを得なくなるであろうに、なぜ、高齢者の方が死への怖れが希薄なのだろうか。

堀江宗正は、朝日新聞の全国世論調査の結果を精査し、どの年齢層でも、宗教を信じることで死の恐怖が和らぐとは思っていない人の方が多いが、高齢になるほど、宗教は大切だと考える人が多くなることに注目して、次のように述べている。「加齢にしたがい、親族や知人の葬儀に出席、関与する頻度は高くなる。かといって、宗教を「信じる」とまでは言わない。だが、人を喪うのに宗教（葬式仏教）は大切である。このような儀礼的宗教性との関わりのなかで、死への恐怖も和らいでゆくと考えられるであろう[20]」（堀江 二〇一四、四―五）。

堀江がこのように「死」に対する怖れと宗教を関連づけて分析しているのは、古来宗教が、死後の世界を説くことで死への怖れを緩和させるという役割を担ってきたからであろう。しかし、先の全国世論調査の結果を見るまでもなく、日本では今、宗教のそのような力を信じている人は明らかに少ない[21]。そのためか、日本では、宗教が「死」に対する態度に及ぼす影響について、実態を把握しようと試みた研究成果の蓄積が非常に少ない。しかも、それらから得られる研究知見に一貫性がない。川島大輔は、その原因を、日本の宗教観の特異性にあるとした（川島 二〇〇五、二五三―二五四）。すなわち日本では、「特定の教義や教祖を抱く宗教や宗派に属さない個人は言うまでもなく、特定の宗教を持つ個人においてさえ土着の自然宗教や民間信仰からの影響を暗黙裡のうちに受けており、明示的な教義をもつ宗教と同様にわが国における個人の死に対する意味づけの形成に大きく寄与していると考えられ、特に幼少より生活のあらゆる場面において素朴で豊かな信仰の中に育ってきた現在の高齢者にはその傾向は顕著であるにも拘わらずこれまで軽視されてきた」(川島 二〇〇六、二六七)。つまり、「個人の宗教性の多次元性」への目配りが十分でなかったのだと指摘した(川島 二〇〇六、二六七)。さらに、「老年期における宗教への関わり方は生涯に亘る宗教との関りの所産であるという生涯発達的視点がこれまでの研究においては十分に考慮されていない」とも述べている(川島 二〇〇六、二六七)。

そこで、ここで再び田原開起の『死と生の民俗——産湯で始まり、湯灌で終わる』を取り上げ、「幼少より生活のあらゆる場面において素朴で豊かな信仰の中で育ってきた現在の高齢者」たちが、どのような経験をへて、「死」に対する態度を獲得してきたのかをみてゆくことにする。

むかしの子どもたちの「死」の経験

田原は、二〇〇一年から明治・大正生まれの高齢者に会いにゆき、日々の生活の話を聴き取り始めた。田原を魅了した話し手の多くは、広島県央の農村地帯で根を張って生きて来た百姓、つまり、幼少の頃から、両親や祖父母のかたわらで働きながら、自然と対峙して生きてゆく術を身につけ、一人前の働き手となっていった人たちであった。[22] ここでは、田原が古老たちから聴き取った「死」に関する話と、それを読み手に理解しやすく提示するため田原が添えた文章に依拠しながら、むかしの子どもたちがどのように「死」を経験していたのかを紹介する(田原 二〇〇八、二六一-一二五)。

明治・大正生まれの高齢者たちが子どもだった頃は、昨日まで元気だった人が、事故や病気で呆気なく死んでしまうことが珍しくなかった。子どもや若年での死も多かった。家族の死も日常のつづきにあった。人生の途上で多くの逆縁に出会った人もいた。田原は、高齢者の話す死には「日常のすぐ隣へ徐々にやってくる死と、予告なしに突然やってくる死」の二種があり、「そのいずれも、大人と子どもの目に触れる形で日常生活の中にあった」と指摘している。そして、前者については、「高齢者の話は一様に、日常の生活で、日頃から精一杯尽くしていたからこそ、徐々に死に対する覚悟もでき、死を自然の流れとして受け入れることができたと言うのである」と言及している。また、後者については、「衝撃的な体験であり、強烈な印象として脳裏に焼きつけられている。「死に目」という瞬間だけでなく、総じて死の前から、死後に及ぶ「死に逝く」過程全体を、死として受けとめているように思える」と考察している。

田原は、多くの高齢者が、昭和五十年頃から身内の「死に目」に会うことが急激に減り、葬式の場で子どもの姿を見ることが少なくなったと話していることや、それ以前は、死にゆく者の寿命を当人も近隣の人たちもおおよそ感知していたが、医学の力で生かすようになってから、なかなか死が予測できなくなったと話す人がいることも紹介している。実際、自分の死を予知していたとしか考えられない逸話を遺して逝った人たちの話を、いくつも収録している。臨終の場に、家族や親戚が集まり、死にゆく人が、あの世からの迎えが来ていることを告げて亡くなってゆくのを、多くの人で看取ったという話も複数収録されている。おおむね「日常のすぐ隣へ徐々にやってくる死」を迎えようとしている人たちは、臨終の時までに自らの「死」を受け入れ、親しい人たちが見守る中、あの世に旅立って行った様子がうかがえる。

見守っていた人が息を引き取ると、集まっていた人たちは葬送儀礼の準備にとりかかる。もちろん、突然亡くなった人についても、医者の検死を待って葬送儀礼の準備をする。葬儀社などはなく、故人をよく知っている人たちが湯灌《ゆかん》をし、棺桶をつくり、納棺をし、葬式をし、野辺送りをし、土葬か火葬にふした。田原は、葬送儀礼のこの一連の流れへの関与が、故人の「死に逝く」過程を自覚的に捉えることを促すと指摘している。葬式には、子どもたちも大勢参加していた。子どもたちにとって葬式は遊びのようなものだったが、大人たちは、意図的に子どもたちに役割を担わせることで、子どもに地域社会の一員としての存在感と自覚を持たせていたという。またどこの家でも、祖父母は法事や寺参りによく孫を連れて行ったそうだ。田原は、「祖父母に育てられた場合は、二世代前の文化が伝えられていたと思えるふしがある」（田原 二〇〇八、七）と述べており、祖父母から孫に暗黙の教育や伝承がなされていたことを示唆している。紹介は以上である。

明治・大正生まれの高齢者たちが子どもの頃に経験していた死は、今の子どもたちの経験とは比べようもないほど多様性がある。おそらく死とはどういうものなのかを理解する前から、「普通の人生の、普通の生活の中にある出来事」として「死」に触れていたのであろう。

とはいえ、大人にとっても子どもにとっても「予告なしに突然やってくる死」は、「死」に対する言い知れぬ恐怖をもたらしたことであろう。大人たちが協働して葬送を執り行うのは、それが「死」のもたらす混乱を収め、日常を取り戻すための方法だったからだ。そして大人たちは、子どもたちも意図的に役割をもたせて葬儀に参加させていた。そこが現在の風潮とは大きく異なる。

「日常のすぐ隣へ徐々にやってくる死」にまつわる体験談は、すなわち、死にゆく人を看取ったときの話であった。「死に目」に立ち合った逸話には、「お迎え」が来た様子を話して逝った人の話や、突然自分の死を予告して、翌日そのとおりに逝った人の話など、遺された人たちの心に、生と死を結ぶ「物語」の種をまいて旅立った人の話が少なくなかった。そのような逸話は、故人を見送った人たちの間で、何年たっても話題になった。不思議な出来事として口の端にのぼるそのような逸話は、遺された人たちの心に、素朴な信仰心のようなものを芽生えさせる種になったのではないかと思われる。

高齢者の歩んできた道

人は生まれて死んでいくから、人間の一生は、「生」を見て考え、その後で「死」を見ていくものだと、なんとなく思っていたが、多くの先人の聴き取りを通して見えてきたことは、生涯の中で、先に他者の「死」に出会い、その後に「生」に出会っているということである。自分の人生での順序から言えば、「生」に出会うことから始まるには違いないが、自分が生まれたことについては、自覚的にとらえていない。体験的には他者の「死」に出会うことから始まり、やがて、自分の子どもや、身近な者の誕生に出くわし、「生」を自覚的にとらえている。「死」との出会いを土台にして、「生」をよりよく生きようと自覚するようになった。それが、多くの高齢者の歩んだ道のように思えた。（田原 二〇〇八、二五六）

田原は、高齢者たちから聴き取った体験を、「死の民俗」と「生の民俗」の二部構成にして一冊の本にした。その際、あえて「死の民俗」を「生の民俗」の前に配置したことの理由を、このように記している。田原が最初に吐露した、まずは人生の前半で「生」について考え、その後「死」について考えるようになるものだと、なんとなく思っていたという感覚は、現在、日本で暮らす多くの人々が共有しているのではないか。しかし、先に紹介したように、田原が出会った明治・大正生まれの高齢者たちは、人生の初期から様々な形で「死」に出会っていた。人生の初期に「死」が日常にあったという意味では、明治・大正生まれの高齢者よりも、戦前・戦中に生まれた昭和生まれの高齢者の方が、ひときわ凄惨な体験をしている人が多いだろう。

とはいえ、やはり田原も高齢者たちから、昭和五十年頃、つまり一九七五年頃を境に、「死」が日常から急速に後退していったという話を聴いている。ということは、前述の感覚は、せいぜいこの四十年の間に形成されたものにすぎないということになる。それまでは、ずっと、「死」をどう受けとめるかという問題は、人生後期だけでの課題ではなかったのである。「死」は、人類史始まって以来、じつに長いあいだ、だれの日常生活の中にも——もちろん子どもたちの日常生活にも——溶け込んでいたのだ。「死」をどう受けとめるかという問題は、一生を通して向きあうような類のテーマだったのではないか。

田原が話を聴いた高齢者の大半は、農村地帯で生まれ育ち、地元を離れずに百姓として生きてきた人たちであった。田原は、「死」との出会いを、いのちを考える契機にして信心にたどり着いた高齢者たちの言葉の数々を紹介している（田原 二〇〇八、二三六－二四五）。信心の様相は十人十色で、必ずしも「明示的な教義を持つ宗教」への信仰心が篤い人ばかりではない。そういう人もいれば、ただ「毎朝毎晩、仏前に参って、仏前で如来さんにお礼を言ってからでないと、ご飯を頂いてもおいしくありません」（田原 二〇〇八、二三八）というような素朴な信心を明かす人もいる。また、田原は、「高齢者も、百歳前後になると悟りにも似た境地で、何時迎えが来てもかまわないというゆとりがある」（田原 二〇〇八、二四二）とも述べている。

百姓として一生をとおして、自然と対峙し、時に闘い、時に身を委ねて日々を重ねてきた高齢者は、人智の及ばぬものとのつきあい方に長けている「内なる自然」である。考えてみれば「生老病死」は、生物としてのヒトが必然的に抱えている「内なる自然」である（田原 二〇一四）。百姓として生きてきた高齢者たちは、自然とつきあうのと同じような感覚で、「内なる自然」ともつきあってきたのかもしれない。

では、百姓のように自然と対峙して生きてこなかった高齢者は、どのようにして人生の初期に出会った「死」を受けとめて生きてきたのか。田原のように群像としては示せないが、非常に象徴的な存在を二名挙げておこう。

まずは柳田邦男である。本書でも引用した『犠牲――わが息子・脳死の十一日』で「死」の問題を真正面からとりあげた柳田は、一九三六（昭和十一）年生まれで、大戦末期には空襲を体験し、「死」と隣り合わせの恐怖を味わった（柳田 一九九五）。そして終戦後、一年を待たずに、九歳で父親と次兄を看取った。父親は肺結核で長患いの末に、次兄は結核性の肋膜炎で半年余りの闘病生活の後、二人とも静かで穏やかに旅立ったという。

「あれから六十年近い歳月が流れた。私はあの戦中・戦後期に、田舎町の平凡な家庭で育ったのだが、自分の心の中を見つめると、そんな田舎の家庭をも、戦争、敗戦、国家経済の崩壊という大変動は巻き込まずにはおかないのだという問題意識が、からだの隅々にまで染みついているのに気づかされる。そして、自分の意識の深層には、自分の死については病気であれば静かに受容することができるだろうという気持ちと、戦争や災害・事故・公害などによる不条理な死については強く拒否する気持ちの両者が、ともに少年時代に根を張ったのだということが、はっきりとわかるようになった」（柳田 二〇一一、二三）。

その後の詳細は『僕は9歳のときから死と向きあってきた』にゆずる（柳田 二〇一二）。柳田は生涯にわたって死生に関わる複雑な問題に取り組み、深い洞察にもとづく提言を重ねてきた。柳田が、「死」と向きあい続ける自らの軌跡を、表現活動を通して発信することで、「死」の問題に向き合わざるをえなくなった多くの人々とつながり、時代を先取りした死生観の合意形成に貢献してきたことは万人の知るところであろう。

養老孟司もまた、人生の初期に「死」と出会っていた。養老は一九三七（昭和一二）年生まれで、柳田の一年下の学年にあたる。したがって養老も、戦争、敗戦、国家経済の崩壊という大変動に巻き込まれて生きてきたと言えるが、養老にとって人生最初の「死」の記憶は戦争にまつわるものではない。養老にとってのそれは、結核で寝込んでいた父親の姿であり、その延長線上にある父親との最後の交流の記憶であった（養老 二〇〇四）。

養老は四歳で父親と死に別れた。夜中に起こされ、父親の病床に連れていかれ、親戚に「お父さんにさようならと言いなさい」と促がされたが言えなかった。そんな幼い息子に父親は微笑みかけ、やがて喀血して亡くなった。この出来事が、養老のその後の人生に大きな影響を及ぼした。父親に「さようなら」を言えなかった男の子は、挨拶が苦手な少年となり、長じて医学を修めるも臨床医にはならず、解剖学者となった。これ以上の詳細は『死の壁』にゆずるが、養老は、自身が父親の死を本当に受けとめられたのは三十代になってからで、父親の死についてきちんと語れるようになったのは、五十歳を過ぎてからだと述べている。

「もしも父親が早くに亡くなっていなければ、私はもっと脳天気で社交的な人間になっていたのかもしれません。仕事もまったく別のものを選んでいたかもしれません。二人称の死というのは、さまざまな形で後遺症を残します。でも、その後遺症がいい、悪いということは簡単には言えない。そういうものをそもそも含んでいる、それが人生なのです」(養老 二〇〇四、一八二)。

養老は、当初は解剖学者という個性的な立場から、今ではさらに広い視野から死生についての味わい深い提言を重ねている(23)。

高齢者の役割

岡部健は、二〇一二年二月、仙台市内のとある教会で開かれた講演会で、「病院死率八割社会をつくったのは、われわれの世代(岡部は一九五〇年生まれ)だ」と話し、高齢者たちに「死に様を次の世代に見せなければいけない」と呼びかけた(桜井 二〇一四)。岡部が何を思ってそのように呼びかけたのか、講演時の活字録をもとに、岡部の真意が伝わるよう筆者が言葉を適宜補い体裁を整えたものを次に紹介する。

病院に行く最大の理由は家族で看取れないからです。そこには看取りに対する不安感があります。でも昭和二〇年代には、ほとんどの人が医者と関わらずに死んでいました。当時は家族と村の人で看取るための宗教性が当たり前にあったということです。

ここにいらっしゃる方は、在宅で看取りを経験しておられましょう？　しかし、みなさんのお子さんの世代は、だいたい病院死しか知りません。病院死八割、九割という社会になって、在宅死をお子さんたちが経験していない。そういう社会をつくったのは、じつはここにいるわれわれの世代です。「病院に入れば大丈夫だ」と言っているうちに、どうやって家族や村の人たちで看取っていたのか忘れてしまった。人の看取りを経験しないまま、自分の死を迎えようとしています。このようなことは人類始まって以来のことです。高齢者といわれている人たちの責任も重い。死に様を次の世代に見せなければいけない。

宗教性ということを考えても、人の死を見たことがないのに、宗教性もへったくれもないでしょう。人を看取り、その中で自分の中に芽生えた心が宗教性に大きな影響を与えるわけですから。その機会さえ与えてこなかったのが、ここ三〇年から四〇年の歴史です。自分たちがつくってきたのは間違ったシステムであるということを、よく認識して死に方を考えていかないとまずいのだと痛感しています。（桜井 二〇一四、七三－七四参照）

岡部は、本当は家で最期を迎えることを強く望みながらも、不安の強い家族や親族に遠慮して、在宅緩和ケアの利用はあきらめたほうがいいのではないかと悩む高齢患者に対しても、「家族に看取らせるのは、高齢者の義務ですよ」と言っていた。筆者はその言葉を初めて聞いた時、高齢の終末期患者に義務を説くことに違和感を覚えた。それである時、改めて岡部に「家で看取ってもらうことは、それほど患者にとってよいことなのか」と尋ねた。

終末期のがん患者の症状は、小康状態のときもあるが、最終的には押しとどめようもなく確実に下り坂をくだってゆく。死に向かう身体は非情だ。身体機能の異常が、その人をかたちづくっているあらゆるものを凌駕する。患者本人にとっても家族にとっても初めてのことが次々に起こる。たとえ在宅での緩和ケアが功を奏したとしても、抗いようもない病魔に圧倒され、儚くなってゆく人にとって、介護に不慣れな家族に世話をされることがそれほど良いことなのだろうか。患者にとっても家族にとっても、病人の身体を扱いなれている専門職に委ねられる方が、本当はよいのではないか。そんなことを考え、話したように思う。

その時も岡部は、筆者に、先に紹介した講演と同じようなことを懇々と説いた。なんとなくわかったような、しかし、義務という言葉の響きには、なんとなく違和感をぬぐえなかったような記憶がある。

あれから五年以上の歳月がたち、気づいたことがある。当時の筆者は、死にゆく人を支えつづけ、最期を看取るという営みには、家族、特にはじめて家族を看取る下の世代の「宗教性」を育む面があるということを、明確には意識化できていなかった。したがって、岡部が痛感していたと思われる、病院死率八割九割という社会を実現したことで、下の世代の「宗教性」を育む機会を奪ったことへの危機感も、共有できていなかった。

死にゆく家族を支え最期を看取るという営みは、家族の「共感を育む器」としての機能を最大限発揮する機会だということへの理解が浅かったのだ。家族がこの機能を取り戻さなくては、敗戦後、この国の発展を支えてきた多くの人々が再生させた社会への信頼感は、個人化という一大潮流に押し流され、やがて蜃気楼のように消えてしまうのではないか。社会を構成する基本的な組織を立て直す一歩が踏み出せるかどうか。岡部が言った「高齢者の義務」という言葉の背後には、そのような覚悟があったのではないかと思われる。

死にゆく過程を子どもや孫に見られるのは、当の本人にとっては、もしかすると辛いことも多いのかもしれない。しかし、死を覚悟した人が穏やかに息を引きとるのを見届けた子どもたちは、いたずらに「死」を怖がらなくなるようだ[24]。

遠からず「死」が訪れることを告げられ、介護を必要とする身になるということは、家族に負担をかけるばかりの存在になったということを意味するわけではない。それまでの生き様以上に、その後の生き様が、最期の姿が、後に遺される人たちのその後の人生に大きな影響を及ぼすのである。

4　結び

（1）「何かものすごく大変なこと」の正体

第一章で述べたように、筆者は、恩師への末期告知で生まれて初めて強い予期悲嘆を経験し、離島で暮らす人たちに見守られながら暗中模索していた時期に、「人が亡くなるって、悲しいことやんかぁ」という言葉に触れ、目から鱗が落ちるような経験をした。当時在籍していた大学院の研究室には、「死んだらせいせいするってこともある」という姿勢を肯定するような雰囲気があり、今思えば、筆者はまさに「公認されない悲嘆」を経験していた。そんな時耳にした「人が亡くなるって、悲しいことやんかぁ」という言葉は、これ以上傷つけられたくないと、いつのまにか張りめぐらせていた心の壁をスッと溶かした。それと同時に、「人が亡くなることを悲しむことは、普通のことだ」という感覚が、大学院にはなかったのだということに初めて気づき、愕然とした。この気づきは、「もしかすると東京や大阪などの大都市圏では、若い世代になればなるほど、「人が亡くなるのは悲しいことだ」という感覚が身についていないのではないか。子どもの頃から一度も身近な人を亡くしたことがなく、大事な人に死なれた人の姿を見聞きした経験もないまま育ってきたのだとしたら、それは仕方のないことなのかもしれない。しかし、そうだとすると、これは、何かものすごく大変なことが起こっているのではないか」という不吉な予感をもたらした。だが、それ以上具体的なことは、まだよくわからなかった。

二〇〇〇年代の初頭に、筆者が「何かものすごく大変なこと」としか表現できなかったものが何だったのかが、ここにいたってようやく明確になってきたように思われる。

当時、大学院のゼミに出席していた人たちの出生年を割り出すと、一九七五年頃から一九八〇年頃までの間に集中していた。ということは、ゼミの受講生の大半は、臨終の場が病院に移行してから生まれ、ほとんど「死」に触れることなく過ごしてきたと考えてよいだろう。筆者が、恩師の末期告知に強いショックを受け、それで「死」を研究テーマに選んだことは、最初に自己紹介をしたときに話したので、全員が知っていた。そのことが何か影響したのか、それとも何の関係もなかったのか、よくわからない。とにかく、筆者が「死」に直面した人の心理を探究し、ゼミでその成果を発表するのを、大方の人たちはとりあえず静観していたが、一部の人たちは明らかに苛立ち、否定的感情を隠そうとしなかった。そのため、筆者がゼミで発表するときは、異様な緊張感が漂うことが稀ではなかった。

しかし、身内に死なれ、「死」を知っていたごく少数の大学院生は、その場では押し黙っていたものの、筆者の発表を真剣に聴いていた。発表後、ひとりで帰路につく筆者に追いつき、「自分が棚上げにしてきた問題なので、とても関心がある」、「こういう発表を聴くことができて、本当に有難い」と言いにきてくれ、力づけられたこともあった。グリーフケアという言葉が、まだ広く世の中に知られる前のことである。年若き「死」の経験者たちは、胸中に悲嘆を閉じこめ、必死で前を向いて生きていた。

あの頃、大学院に在籍していた若者たちの多くが、他者の心の痛みがわからない、情緒的に問題がある人たちであったのかといえば、決してそうではない。むしろ非業の死を遂げた人や、不遇な身の上にある人に心を寄せ、人の世の不条理について社会に訴えかけるタイプの研究をしている人が多かった。ただ、「死」を経験したことがあった人は、きわめて少なかったのだ。社会に内在する権力構造に起因する問題を可視化し、弱者救済の一助となることを志している人は多かったが、「死」は、本質的に、人間の営みが生み出した不条理ではない。社会的弱者には共感的理解ができても、万人に訪れる「死」には不慣れだった若者たちは、「死」に翻弄されながら「死」と向きあい続ける者が、突然、日常生活圏内に入ってきても、胸中を察することができず、どのように接したらよいのかもわからなかったのだろう。

学問研究が客観的な議論を重んじることは知っていたが、「死んだらせいせいするってこともある」と平然と言える人がいることも、その人に批判的なまなざしを送るのではなく肯定的に捉える人が多かったことも、筆者にとっては衝撃的なことだった。じつは筆者も、上村麻里さんや中島たまみさんと同様、成長過程で祖父母から大きな影響を受けてきている。祖父は無口な人だったが、もしも祖母の前で「死んだらせいせいするってこともある」などと口にすれば、即座に「罰が当たる」と叱られ、口答えでもしようものなら、「どの口がそんなことを言うの」と追い討ちをかけられたことだろう。だが、そういう感覚が大学院にはなかった。これが、特に信仰をもたず、これまでに「死」を経験している人への接し方を身につける機会もなく生きてきた、日本の大都市圏に暮らす、ごく普通の若者たちの普通の反応、普通の感覚なのだとすれば、それは筆者にとって、とうてい超えられないジェネレーションギャップだと感じられたのである。

本書で検討してきたように、一九七五年頃までは、全国各地で、祖先祭祀や葬送儀礼、そして「看取りの文化」を通して、家族や親類縁者の中で継承されてきた他界観や霊魂観、死生観などが継承されていた。大切な人とは死別しても、その人のまなざしを意識して暮らすことが、自然なこととして身につくような物語が、身近な人たちの間で共有されてきた。このような文化的伝統が、特定の宗教を信仰していないことから無宗教だと思い込んでいる多くの日本人の宗教的観念を支えてきたのであろう。しかし、一九七五年前後から、子どもたちがこのような文化的伝統に親しむ機会は激減した。筆者が、二〇〇〇年代初頭に「何かものすごく大変なことが起こっている」としか表現できなかったものは、無宗教だという日本人の多くが、上の世代から脈々と受け継いできた宗教的観念に支えられ、知らず知らずのうちに身につけてきた良識を、当時の二十代の若者の多くが身につけていないのではないか、という気づきと、そこから広がったイメージ――これまで当たり前のこととして通じた良識が、通用しない社会が出現するというういやな予感と胸騒ぎ――だったのではないかと思われる。

(2) 高齢者問題を考える際の要諦

あれから約十五年がたった。一九七五年生まれの人たちは、今年四十代になる。高齢の家族が介護を必要とするようになったとき、誰が、どのようにして支えるかという問題は、今のところ、五十代以上の人たちにとっては現実的な問題だが、四十代以下の人たちにとっては、まだ少し距離がある[25]。しかし、今の四十代以下の人たちも順当にいけば、十年後、二十年後には、まずは親世代をどう支えるかという立場で、この問題と向きあうことになるだろう。その頃、「高齢の家族が介護を必要とするようになったら、他の家族がそれを支えるのは当たり前のことだ」という感覚は、果たしてどれぐらい残っているだろうか。

今や日本でも、高齢者の家族介護は「まさにストレスフルなもの」だと広く認識されており、親世代も子世代も、できる限り子世代に依存せずに暮らそうとする高齢者個々人の自助努力を高く評価する。自分が介護を必要とするようになっても、頼れる家族がいないと覚悟している人はもとより、家族(子どもたち)に迷惑をかけたくないと考えている高齢者たちも、最期まで自尊感情を保ったまま、ひとりで家で死ねる方法があれば知りたいと思っているようだ。しかし、実際のところ、現在の日本では、なかなか人はひとりで死ねるものではない。たとえば、上野千鶴子は緩和ケア医に、「ひとりで家で死ねますか」と尋ね、大丈夫だという回答を得ているが、それとて本当にひとりなのではなく、緩和ケアチームのスタッフたちが支えることが前提となっている（上野 二〇一三）。臨終の場が病院ではないだけで、医療と介護の専門職に頼っているという意味では、病院死と本質的に変わらない。だが、いつまでも、介護を必要とする高齢者を、医療と介護の専門職に任せておける時代が続くとはとうてい考えられない。

二〇一四年、日本では四人に一人が六五歳以上の高齢者という社会になった。今、私たちはそういう社会で暮らしている。しかし、この状態がずっと続くわけではない。『平成二六年版高齢社会白書』によると、高齢者人口は増加し続け、二〇四二年にピークを迎えてその後は減少に転じるが、少子化の影響で高齢化率（総人口に占める高齢者の割合）はその後も上昇し続けるという。一九七五年生まれの人が六十代になる二〇三五年には、三人に一人が六五歳以上の高齢者となり、二〇六〇年には二・五人に一人が六五歳以上の高齢者、四人に一人が七五歳以上の高齢者となるというのである[26]。

高齢者を支える下の世代は、もちろん全員が医療と介護の専門職になるわけではない。日本では今後、あらゆる領域で、働き盛りの世代の割合が目に見えて下降してゆく。今でさえ、介護職の給与が、労働量に見合わず低く抑えられていることはよく知られている。あらゆる職種で人手が不足するようになれば、労働条件の厳しい介護職の人手不足、人材不足に拍車がかかるのではないだろうか。そうなれば、それは非常に困った事態をもたらすことになるだろう。なぜなら、後期高齢者人口の増加は、認知症高齢者数の増加に大きな影響をおよぼすからである。これから何十年にもわたって、介護を必要とする高齢者は、増加することはあっても減少することはないだろう。

このような将来的に起こる確率が高い現実を見越して、私たちは、老い病み死にゆく人を、誰がどのようにして支え、看取るのかという問題を考えていかなければならない。それはとりもなおさず、今はまだ、高齢者介護とは無縁で暮らしている若い世代の人たちが歳を重ね、介護を受ける当事者としてこの問題に直面する年代になった頃に、高齢者が最期まで安心して暮らせる地域社会が実現できているように、準備する営みと直結しているのである。

(3) なぜ家族による高齢者介護に対する共通認識は変わったのか いつから「まさにストレスフルなもの」になったのか

じつは長寿社会における高齢者問題は、現代日本が初めて直面する社会問題ではない。近年の歴史学研究の成果によると、江戸時代にも、十八世紀前期から十九世紀前期にかけて、それまで五%前後で推移していた六十歳以上の人口が十五%を超えるような村や町が全国に広く出現したという(柳谷 二〇一一、八–九)。時の政権徳川幕府は、病気や老衰により自力で生活できなくなった者は、家族を中心とする近親者がそばに付き添って世話をし、看取ることが、もっとも人倫にかなった行為だとする養老思想を重んじる政策をとり、その影響は武家社会だけではなく、庶民層にもゆきわたっていた[27](柳谷 二〇一一、八一–一一二)。

江戸時代が幕を閉じ、明治時代になっても、家制度によって老親扶養は家督を継ぐ者が担うことが義務づけられた。「病気や老衰により自力で生活できなくなった者は、家族を中心とする近親者がそばに付き添って世話をし、看取ることが、もっとも人倫にかなった行為だ」とする考え方は、日本の「看取りの文化」を支える規範のひとつとして、ずっと引き継がれてきたのではないだろうか。そうだとすると、日本国内でも一九七五年頃までは、このような規範意識が広く浸透していたのではないかと思われる。だが、今では家族による高齢者介護は、「まさにストレスフルなものだ」と広く認知されている。いったいいつから、そのように変わっていったのだろうか。

家族介護問題の研究者たちによれば、その兆しは一九七〇年頃に現れはじめたという。[28] 家族介護者の惨憺たる状況を、はじめて広く世の人に知らしめたのは、有吉佐和子の『恍惚の人』だった（有吉 一九七二）。だが、その後もしばらく、「高齢者の世話は同居している家族がするのは当たり前だ」という考え方は根強く、たとえば、「一九七八（昭和五三）年の『厚生白書』は、人口の高齢化に拍車がかかる情況の中で、日本の親子同居率が先進諸国と比べて格段に高い事実を指して、「親子同居率の高さは、福祉予算の含み資産である」と言い切った」（樋口 二〇〇八、九）。一九七〇年代後半になっても、高齢者の経済的扶養と介護が必要になったときのお世話は、同居している家族がするのが当たり前だという考えが、公には通用していたのである。

ところが、八〇年代以降になると様子が一変する。老夫婦世帯・高齢単身者世帯が増大し、「異世代同居世帯における老人介護は老夫婦単独で行われる傾向」が強く、「老人家計は子世帯家計から独立・分離し恒常所得の枠で生活費規模が規定される。同様に介護においても子世帯と独立して配偶者間で行われる」といった事実が指摘されるようになる（大本 一九八八）。また、一九八六年に社会福祉法人全国社会福祉協議会が実施した「在宅痴呆性老人の介護者実態調査」は、公的援助のない家族介護の悲惨な実態を浮き彫りにし、今でいう「認知症」の高齢者の家族介護は、本格的な対策を要する「社会問題」

として認知されることとなった（上野 二〇一一、一一二）。

このような変化は、養老思想に由来する規範意識の後退を促がした。たとえば、毎日新聞の「第二一回家族計画世論調査」は、八〇年代半ばを境にして、それまで過半数を占めていた、「老親扶養意識」は「子どもとして当たり前の義務」、「よい習慣」という考えを肯定する人の割合が急減し、かわって「施設・制度の不備ゆえやむをえない」という考えを肯定する人が増大していることを示している（毎日新聞社人口問題調査会 一九九四）。

かくして一九八〇年代半ばから、家族（子世代）による高齢者介護は「まさにストレスフルなもの」だとする共通認識が形成されていった。別の言い方をすると、日本では、一九七〇年代半ばから、全体的に「死」に触れる機会が急速に減りはじめ、一九八〇年代半ばからは、壮年期の夫婦と子どもたちからなる家庭から「老」を排除することの正当性が認められはじめた、とも言えよう[29]。

「家族介護はまさにストレスフル」言説の誕生と発展

家族介護が社会問題として認知されるきっかけとなったのが、認知症高齢者の家族介護者の「まさにストレスフル」な状況だったからであろう。「家族介護を主題とする先行研究は主として、介護者の介護負担や、介護ストレスをめぐって蓄積されて来た」（上野 二〇一一、一一九）。

一九七二年に発表された『恍惚の人』は、確かに日本中の人々を震撼させたが、七五歳以上の高齢者が五十人に一人[30]という状況下では、まだほとんど他人事で、認知症に対する世間の理解は、一九八〇年代前半になってもあまり進んでいなかった[31]。近所の病院に連れて行っても、「病気ではないからべつに来なくていい」と言われる。では、どこに行けば、だれに聞けば、呆けはじめた家族への適切な対処の仕方を教えてもらえるのか。途方にくれながらも、目の前で起こっている事態には対処していくしかない。そういう状況の中で、呆けてゆく舅、姑の世話をしなければならなかった嫁たちのストレスは、「いったいいつまで続くのか」という、終着点が見えないがゆえの不安も重なり、ただならぬものであったと思われる。

そのような嫁たちの、「いったいなぜ、この私が介護しなければならないのか」という心の叫びは、フェミニズムの洗礼を受けた社会学者にとっては、看過できない問題だったのだろう。それは「なぜ女ばかりが看取るのか」という問いへと置き換えられ、「家族介護を主題としながら、介護関係にある家族のあいだの権力関係に踏みこむ」一連の研究へと発展した（上野 二〇一一、一二二－一二三）。

この「介護とジェンダー」を主題とする研究は、家族介護者への聞き取りを中心とした克明な事例調査で得た情報をもとに、「ある家族関係の中からどのようにして特定の介護者が出現してくるのか。介護者たちが、自分の担っている介護の仕事に対して感じていることをどのように語り、どのように解釈しているのか。介護をする者とされる者との関係に対して、介護そのものがどのような影響を及ぼすのか」（アンガーソン 一九九九、二）等々を探究するという方法を取る。そして、「家族」という社会の中に内在する権力構造を解き明かすと同時に、「家族」の帰属する社会に内在する権力構造と、それを支える様々な規範、および内面化された規範意識を浮き彫りにし、社会を構成する個々人の関係は平等であるべきだという前提にもとづいて、不平等解消のため、社会に向かって異議申し立てをおこなうことで、問題解決を図ろうとする志向性をもつ。

たとえば、「なぜ女ばかりが看取るのか」という問いには、「性別役割分業」の不当性を論じ、「なぜ、嫁のわたしばかりが」、「同居している家族ばかりが」という問いには、「長男の嫁の老親扶養・介護規範」、及び「同居家族規範」の不当性を論じ、論理的に社会への異議申し立てを行ってきた。家族介護が「まさにストレスフルなもの」であるという言説は、このような理論的裏づけを得て、正当な主張として、より広く社会に浸透していったのではないかと思われる。

また、家族介護研究は、介護者だけではなく介護される人の立場の弱さにも光をあててきた。「当事者と家族のニーズは、しばしば異なる場合がある。(中略) 介護・介助を受ける側はどうしても弱者の立場に立たされてしまう。当事者の真のニーズはここでは隠されてしまい、表には出てこなくなる。家族といえども、権力関係のひとつである」(中西・上野 二〇〇三、九二) という認識が共有され、介護を必要とする当事者の意思の尊重と自立支援の重要性を主張する動きがみられる。

家族介護研究は、「家族介護がよい」とする介護規範にも疑問を呈してきた。たとえば、春日キスヨは、別居していたときは関係性のよかった高齢者と子世代家族が、途中同居したことで関係性が悪化し、結果的に子世代家族が崩壊した事例などを挙げて、「家族愛は絶対ではない」、「家族愛」のパラドクス現象にはよほど自覚的に対処しなければいけないと警鐘を鳴らしている (春日 二〇〇一、一三七―一八〇)。

この「愛情のパラドクス」は、先に紹介した「近代家族論」でも論じられてきた概念で、「家族を「家族らしく」成立させている愛情 (中略) が、女性や家族の構成員への抑圧装置として働くことを問題とする」ものである (森 一九九四、六二)。管見するかぎり、主だった家族社会学者は、「家族」の崩壊現象と「家族愛」のパラドクス現象を踏まえて、高齢者問題を考えるにあたっては、もはや「家族」は頼れないもの、頼るべきものではないものだと見なし、「家族」はあてにせず、高齢者ひとりひとりの意思を尊重した老後が実現できるような社会福祉制度の整備に希望をつないでいるように見受けられる。(32)

「家族介護はまさにストレスフル」言説の問題点

さて、このように、高齢者の家族介護が「まさにストレスフルなもの」であることを認めたところから出発した従来の家族介護研究は、「家族愛」に対してきわめて懐疑的な立場をとる。主だった家族社会学者が示している今後の方向性は、下の世代の「家族」に迷惑をかけたくないと思っている高齢者や、頼りにできる「家族」のいない高齢者にも、理想的だと受けとめられるのではないだろうか。

だが、「家族」を高齢者介護から切り離す方向で社会福祉制度を整備するとしても、介護を必要とする人には、誰か支える人が要ることに変わりはない。その制度の中で働く人のことは、どう考えているのだろうか。子どもの日常生活の中から「死」も「老」も排除しておいて、いったいどれほどの子どもが不安を覚えることなく、高齢者に寄り添い支えることができる大人へと成長するだろう。

さらに、「死」も「老」も知らずに育った人たちが国政を動かす年代になった頃、彼らはひたすら増加を続ける高齢者、特に自力での生活が困難になった高齢者や認知症で意思疎通が図れなくなった高齢者を、どのように扱うだろうか。一九八〇年代に、壮年期の夫婦と子どもからなる家庭から「老」を排除することの正当性が認められはじめたように、今度は日本社会を支える生産性の高い世代の人たちの見えるところから、誰かの手を借りないことには生きつづけられない人を排除し、目をつぶってしまうことの正当性が認められはじめるのではないだろうか。生産性がなくなれば社会から排除され、打ち捨てられる。そのような社会で暮らし続けたいと思う人がいるだろうか。内部から崩壊してゆくのではないか。今、私たちの社会が直面している「家族」の崩壊現象は、その前兆なのではないのか。

従来の家族介護研究には、何かが決定的に欠けている。いったい何が欠けているのだろうか。

まず、従来の家族介護研究は、「死」を視野に入れていない。認知症の高齢者の家族介護者のストレスを増大させる要因のひとつは、介護の終着点が見えないところにある。従来の家族介護研究は、主に終わりの見えない介護の葛藤や苦悩に焦点をあててきた。介護を必要とする高齢者の病状が悪化し、最期が近づくと、病院が引き受けてくれた。そこから先のことについては、家族介護研究の射程外だとする暗黙の了解があるように見受けられる。家族介護研究は、病院死の時代の落とし子であった。病院では死ねない時代になっても、家族介護研究がとってきた問題解決の方法は、有効に機能するだろうか。

もうひとつ、従来の家族介護研究は、未成年の子どもも視野に入れていない。先に「家族といえども権力関係のひとつ」という言葉を引用したが、この言葉の背後には人権思想がうかがえる。成人である高齢者については、介護を必要とするようになっても個々人の尊厳が守られることが尊重され、介護する家族と対等な関係を保てなければならないとする考え方がある。しかし、成長過程にある子どもは、対等であるべき家族関係のなかに含まれていない。このような考え方は、戦後民主主義的であると同時に、まだ日本経済が右肩上がりの成長を続けていた時代に、社会の中心となって働いていた壮年期の人たちの思考感覚を強く反映しているのではないかと思われる。とはいえ、実際のところ、子どもたちは見ている。介護には直接関わらなくても、色々なことを感じ考えている。

日本人の国民性調査の結果は、高齢者だけではなく、あらゆる世代の人にとって「家族」は大切なものだと認識されていることを示していた。「家族」の崩壊が顕著な時代だからこそ、「家族」の「共感と同情の精神がなんのためらいもなく発揮される集団」(山極 二〇一二、三三四)という元型的なイメージが力をもつのだろう。その現象にどのような意味を読み取り、どのように進んでゆけばよいのか。高齢者問題を考えるにあたって、「家族愛」が諸悪の根源とばかりに個人化を促す方向になおも進もうとするのは、本当に妥当な判断なのだろうか。筆者には、どうにも肯定しがたいのである。

(4)「看取りの文化」の再構築に向けて

二〇〇〇年に施行された介護保険制度は、家族社会学者だけではなく、高齢者介護と福祉に関わる様々な人たちの思いを裏切って、いまだに、同居家族に依存する「日本型福祉」の枠組みから脱却していない。多様なライフスタイルをとる「家族」が存在している現実に即した制度設計になっていない。たとえば、遠距離介護をするしかない子世代は、経済的にも時間的にも体力的にも大きな介護負担を負うが、それに対する公的援助はなく、「なぜ、介護を必要とする親と同居しないのか」が語られる(中川 二〇一二)。壮年期の子世代は、既婚者は自分の築いた家庭の秩序と、単身者は自分自身の経済活動と、親世代、そのまた上の世代の身内への支援をどうすれば両立させられるのかという問題と直面させられる。老年期の親子、及び配偶者間の介護は、誰もが老化にともなう能力や体力の衰えと、健康不安を抱えながらの介護となる。高齢者介護は、「家族」のなかの特定の誰かだけでは担えない。それは確かだ。

だからといって、「家族に迷惑をかけたくない」と、日頃から下の世代の邪魔にならないように自助努力をし、最期までひとりで自立して生きていくことを前提にした人生設計を立て、前向きにがんばることが望ましいかといえば、それもどこかもの悲しい。そのおかげで、離れて暮らす子世代が、親のことは気にかけながらも、自分自身の生活の充実を優先しつつ子育てができたとして、そのライフパターンを踏襲することを心から望むだろうか。「家族に迷惑をかけたくない」と考える親世代の「家族愛」こそ、パラドキシカルなものなのではないだろうか。

「生老病死」は、言うまでもなく、誰もがまぬがれえない人生の不条理である。「まさにストレスフルなもの」だと社会に訴えたところで、どうにかなるような問題ではあるまい。私たちは否応なく「生老病死」のもたらす苦のある人生を生き、死んでいかなければならないのだ。神と一対一で向き合い、祈ることでその苦しみを受けとめ、受け入れるという宗教文化的伝統が息づく社会ならともかく、日本ではもともと、個人ではなく、家族や親類縁者と共に「生老病死」のもたらす苦を受けとめてきたのだ。その文化的伝統に根差した「看取りの文化」を、これからの時代に合う形で再生させることでしか、増加し続ける高齢者を、誰が、どのようにして支え、看取るのかという問題には対処できまい。

家族を看取る、親しい人を看取るという営みには、確かに大変なことが多い。家族介護者は、どれほど大きなショックを受け、非日常的な精神状態になっても現実に対応しなければならない。感情を揺り動かすものは、人と人とを結びつけることも、人と人とを遠ざけることも容易にする。主介護者は、自分自身の身に起こる大小様々な喪失体験だけでなく、死にゆく人の心身を襲う異常反応にも気圧される。それでも意識的に感情を抑えて自分にできることを見定め、意志表示をしたり実行したりすることが要求される。末期がん患者の終末期介護に限って言えば、それは内界に嵐を抱えながら理性を総動員して外界と交渉し、目前の問題に対処する営みだといえる。そのような極限的な状態をくぐり抜けてきた経験は、様々な立場の人々を客観的に理解し、共感する力を育む。

私たちがしなければならないのは、家族のなかの特定のだれかに負担と責任が集中しないように、介護を必要とする人とその人を支える人たちを、大勢で支えられる体制を整えることだ。それでもまだ「家族に迷惑をかけたくない」と考えてしまうという方には、本書の第三章から第六章をもう一度よく読んでいただけると幸いである。

あとがき

A先生が食道がんの末期で休職されることになったと知らされた日から始まった苦闘は、私の人生を、予想だにしなかった展開へと導くことになりました。

五里霧中　暗中模索　支離滅裂　七転八倒　大器晩成

竹本雄亮（東洋大学　二〇〇四）

これは、東洋大学が毎年公募している『現代学生百人一首』の入選作品のうちの一首です。ちょうど「死」と向きあいはじめて丸三年がたった頃に出会い、それまでの三年間の私の状態と、すがるしかない一筋の希望があまりにも見事に表現されているように思われ、一瞬で覚えてしまいました。もっとも、当時すでに三十代後半で、本気で研究者を目指す覚悟もできていなかった私は、「大器晩成にも程がある」と、ひとり心の中で突っ込みを入れていたのですが、あれからさらに十年以上の歳月をへて、ようやくこれまでの試行錯誤の成果が結実した本書を上梓できる運びとなりました。

本書は、二〇一四年三月に京都大学から博士号（人間・環境学）を授与された論文、「いかに『死』を受けとめたか――がん患者遺族の体験に学ぶ――」に加筆・修正を行ったものです。刊行にあたっては、京都大学の「平成二六年度総長裁量経費人文・社会系若手研究者出版助成」を受けました。

本書は、余命告知をされたがんの家族（近親者）を支え、看取ってから二、三年後の遺族（元主介護者）へのインタビュー調査をもとに、看取り経験のない多くの人々に、同時代を生きる人々がいかに「死」を受けとめ、死にゆく人と共に生き、看取ったのかを伝えることで喪われつつある看取りの文化の伝承経路への気づきを促し、安心して最期を迎えられる地域社会をつくるための議論に必要なたたき台を提供するために執筆したものです。

本書が拠りどころとしたインタビュー調査の調査協力者は三十名にも満たず、また、その多くは、葛藤や悲嘆などを含む極めて個人的な体験を美化せず、言葉を選びながら詳細に開示できる方々でした。はたして筆者が出会った方々を、がんの家族の終末期介護にあたった家族介護者の代表と見なしてよいのか、という批判的問いに応えるには、さらに多くの方々からご協力を得て、同様の調査を続けてゆくしかありません。そういう意味では不十分ですが、先端的な調査研究としての務めは果たせたのではないかと思います。また、本書が掲げた、「死」を受けとめながら、死にゆく人を支え、看取るという営みの多様な側面を描き出し、それを拠りどころにして、安心して最期を迎えられる地域社会をつくるための議論に必要なたたき台を提供するという当初の目的には、なんとかたどりつけたのではないかと思います。もちろんその試みが成功しているかどうかは、読者の判断にゆだねるしかありませんが、十四年間探究して来た「死」をテーマにした研究には、ひとまずここで区切りをつけることにし、今後は心機一転、「家族」で看取るということについて、新たに探究してゆきたいと考えています。

「死」と向きあい始めてから十四年、ここに至るまでには、本当にたくさんの方々のお世話になりました。この場を借りて謝辞を申し上げたく存じます。

まずはなによりも、これまでフィールドワークやインタビュー調査で出会った人生経験豊かな諸先輩方に、心より御礼申し上げます。第一章と第七章で触れた離島の方々に出会わなければ、私は「公認されない悲嘆」の痛みから解き放たれる瞬間をもつことも、研究者になるための第一歩を踏み出すこともできなかったでしょう。

また、インタビュー調査を通して出会った方々から受けた影響は、計り知れないものがあります。何人もの方とお会いし、その体験をうかがううちに、父を見送った後、私の内界を占領していた葛藤など、取るに足りないものだと思わざるを得なくなりました。中でも、本書では採り上げませんでしたが、子どもを亡くした親御さんの悲しみに触れたことが、大きな転機になったように思います。配偶者を懸命に支えて看取った方の多くが、子どもの人生に配慮し、自分自身の最期は「病院でいい」と本気で考えておられたことも、少なからず心に響きました。遺族調査で出会った方々は、人生の不条理に見舞われ、苦悩し葛藤を深めても、まっとうに生きて来た方ばかりでした。どの方の体験談にも深く打たれるものがあり、「この方たちのように、生きていきたい」と強く思いました。私は今、母と穏やかに暮らしています。

インタビュー調査の機会を与えて下さった故岡部健先生は、私が調査地に長期滞在できるようにお取り計らい下さいました。医療法人社団爽秋会の支援があったおかげで、父の死の一年半後に、私は生まれて初めて、生まれ育った関西から離れ、東北の地に居を移し、一年半もの間インタビュー調査に邁進することができたのです。

岡部先生は、惜しみなく支援しつつも、研究の詳細については「お好きにおやんなさい」と、一切口を出されませんでした。インタビュー調査は、なかなか事前の計画通りに進まず、次々と考えなければならない問題が出てきて暗中模索と試行錯誤が続きました。ですので、岡部先生の静観してくださる姿勢はとても有難かったのですが、時に不安に押し潰されそうになることもありました。そういう時、私は、週末に岡部村を訪ねました。そこには、豊かな自然と飲み仲間に囲まれて、リラックスした岡部先生がいらっしゃったからです。ですが、岡部先生に何か具体的なことを相談したことはありませんでした。なんだか楽しそうな岡部先生の表情を見ると、なぜかそれだけで満足して、気持ちを持ちなおすことができました。

岡部村に集まる人たちは、思い思いに自分の好きなことをしているだけで、他の人には干渉しません。干渉はしないのですが、来た人誰もが穏やかに和める時間を、とても大切にしていました。何度か岡部村に行くうちに、そこは私にとっても、研究を離れてリラックスできる場所になっていました。インタビュー調査を実施するための長期滞在は、さながら転地療養でした。あの頃、岡部村に集まっていた方々にも厚く御礼申し上げます。

本書を読んで下さった方には、私がどれほど岡部先生から強い影響を受けて今日があるかは一目瞭然だと思いますが、単に思想的なことに留まらず、岡部先生の日頃の生き方を間近で見せていただけたあの一年半が、どれほど私にとって貴重な年月だったかは、まだこれから先も、私自身が思い知ることになるのだろうと思っております。

私にとって、亡くなった恩師がどれほど多くのものを遺してくださったかを思い知るという経験は、心ならずもこの十四年間で、馴染みの深いものになってしまいました。臨床心理学の基礎を叩き込んで下さった故井上亮先生（大阪女子大学教授）は、期せずして悲嘆研究に導いて下さることになりました。井上先生への末期告知で、初めての悲嘆反応を経験していた私を受け入れ、指導して下さった故中村生雄先生（当時大阪大学教授）は、内界の混乱を抱えながら手探りで悲嘆研究に着手したものの、想像以上の逆風に弱音ばかり吐いていた私を大切に守り育てて下さったばかりか、博士前期課程修了後には東京大学に送り込み、最先端の場所で死生学を勉強できるように取り計らってくださいました。たった一年でしたが、東京大学に在籍した時期に、私は後に指導教官となって下さったカール・ベッカー先生とも、故岡部健先生とも、タナトロジー研究会の中心的なメンバーとも出会い、その後の人生が決まっていったのです。本書は、故人となった恩師たちに導かれて踏み出した道を、恩師たちの在りし日の記憶に助けられながら歩んでゆくなかで、自分なりに感じ考えたことを論理的に表現していく努力を続けていくうちに、なんとか書き上げることができた一書だとも言えます。

もちろん亡くなった恩師にばかりお世話になったわけではありません。

指導教官であったカール・ベッカー先生（京都大学教授）は、私が頑ななまでに自分の思いに忠実で、しかもなかなか前に進むことのできないでいるのを、最後まではらはらしながら辛抱強く見守ってくださいました。そのおかげで、今こうして、研究者のはしくれとしての一歩を踏み出すことができたと感謝しております。

また、鈴木岩弓先生（東北大学教授）は、私が調査地に滞在していた間、「室友」として東北大学大学院文学研究科の宗教学研究室にあたたかく迎え入れて下さった他、ゼミへの参加を許してくださったり、民俗調査に同行させてくださったりして、応援して下さいました。そのおかげで、多くの敬愛すべき友人たちと出会い、堅実に研究を続ける姿に励まされながら調査・研究を続けることができました。心より御礼申し上げます。

大倉得史先生（京都大学准教授）は、インタビュー調査を終えて京都に戻ってからも、聴き取った内容を論文化するにあたり、行きづまり苦しんでいた私に思い切った御助言を下さいました。加えて、杉万俊夫先生（京都大学教授）が、人間科学的研究の重要性を広く発信していて下さったおかげで、私は、質的心理学の方法論を自分なりに見出すという冒険にでることができました。結果的に大倉先生と杉万先生には、鈴木先生とともに博士論文の副査を引き受けていただくことになり、どれほどあたたかく見守って下さっていたのかを、その後も折に触れて感じることになりました。感謝してもしきれません。

これまでに参加させていただいた各種研究会の皆さまにも、研究を続けて行くうえでの大きな支えと刺激をいただいてまいりました。特にタナトロジー研究会なくして私の現在はないと思っております。

私が遺族調査に参加できたのも、タナトロジー研究会のメンバーのおかげですし、その他にも一緒に臨床死生学の教科書を出したり、あちこちでシンポジウムを開いたり、この研究会に所属するメンバーと多岐にわたる活動を共にし、一緒に歩んで来られたことを誇らしく思っております。故岡部先生とともにタナトロジー研究会を牽引して来て下さった竹之内裕文先生（静岡大学教授）のもとで、様々な活動をしてきた研究仲間たち、相澤出先生、大村哲夫先生、桐原健真先生、佐々木清志先生、鈴木亮三先生、高橋由貴先生、田代志門先生、成田憲史先生、日笠晴香先生、本村昌文先生、諸岡了介先生、山本佳世子先生にも、この場を借りて心より御礼を申し上げます。

また、遺族調査に際しては、日本緩和医療学会の研究プロジェクト「緩和ケアの質の評価に関する研究――J－HOPE　study」の志真泰夫先生、恒藤暁先生、森田達也先生、宮下光令先生、三條真紀子先生にも、研究計画書の作成段階からご指導いただき、大変お世話になりました。そのご指導のおかげで、公益財団法人日本ホスピス・緩和ケア研究振興財団の二〇〇八年度助成事業に採択されるという幸運に恵まれたのだと感謝しております。

この十四年間というもの、私は、何度も暗礁に乗りあげ、「もうダメなんじゃないか」と思いました。しかし、自力ではどうにもしようがないと半ばあきらめながら、それでも研究を続けていると、思いがけないところから救いの手が差し伸べられるということが度々ありました。そのおかげで、私は、常に誰かから支援していただいていることを実感しながら研究を続けることができました。老松克博先生（大阪大学教授）、川村邦光先生（大阪大学教授）、松下佳代先生（京都大学教授）、高橋義人先生（京都大学名誉教授）、そして大谷光真猊下（浄土真宗本願寺派前門主）にも、深く感謝しております。

本書の刊行にあたっては、株式会社ナカニシヤ出版の米谷龍幸様に一方ならぬお世話になりました。慌てず騒がず待ちつづけ、相談するといつも的確にフォローしてくださる米谷さんに担当していただけたことは、私にとって本当に幸運なことでした。改めて心より御礼申し上げます。

最後に、これまでの歩みを様々な形で応援してくれた家族と昔からの友人たちに、中でも今は亡き父と、今も元気でいてくれる母に感謝をささげて、筆をおきたいと思います。

二〇一五年二月

井藤美由紀

資料　調査の概要

1　インタビュー調査と研究の方法

（1）筆者の立ち位置

最初に、本調査における筆者の立ち位置を確認しておく。

第一章で述べた通り、本調査に取り組む前まで、筆者は臨床心理学を勉強しながら、日本の宗教民俗に着目して、悲嘆（grief）に関する研究を続けて来た。本調査研究はその延長線上にある。今回は、医療関係者から多大なる支援を頂いて調査を行なうことになったが[(1)]、調査研究においては、自然科学的な思考の枠組みは採用しない。杉万が提唱している「当事者（研究対象）と研究者の協同的実践の中から知識を紡ぎ出していく、もう一つの科学」である「人間科学」を志向する研究者として、遺族と向き合った（杉万 二〇〇九、五）。

ただ、本インタビュー調査の対象は死別二－三年後の遺族であることから、まだ悲嘆（grief）が癒えていない状態の人が含まれる可能性が大きい。遺族と接する時は、セラピストとなるための訓練を受けた者として、遺族にとって侵襲的な言動をしてしまわないよう細心の注意を払い、必要に応じてグリーフケア的な配慮もした。

しかし、遺族はもともと、グリーフケアを受けることを目的に、調査協力に応じたわけではない。そのことを重要視していたので、状況に応じて、筆者自身も父親を遺族たちと同時期に亡くしたことや、それ以前から死別後の悲嘆について研究してきたことは話したが、セラピストになることを前提として臨床心理学を勉強してきたことは口外しなかった。

（2）調査対象

本インタビュー調査の対象は、終末期がんの家族、および近親者を、主介護者として看取った遺族である。ただし、本調査は、在宅ホスピスの関係者と緩和ケア病棟の関係者が、それぞれ二〇〇七年度に実施した遺族への質問紙調査から派生した付帯研究であるため、調査対象者は、緩和ケア病棟、あるいは在宅ホスピスで、緩和ケアを受けて死去した患者の遺族に限定された。具体的には、次のとおりである。

a　緩和ケア病棟で家族を看取った遺族

日本ホスピス緩和ケア振興財団事業「緩和ケアの質の評価に関する研究」で実施された質問紙調査（二〇〇七年六月）において、インタビュー調査への参加に同意した東北地方の遺族。

（＊二十歳以上七十歳未満で認知症・精神疾患を有さないこと）

b　在宅ホスピスで家族を看取った遺族

在宅医療助成勇美記念財団事業「在宅ホスピスケアにおける終末期の精神的苦悩の緩和に関する調査研究――地域の伝統文化・死生観との関わりから」で実施された質問紙調査（二〇〇七年六月）において、インタビュー調査への参加に同意した遺族十五名。

（＊二十歳以上七十歳未満で認知症・精神疾患を有さないこと）

（3）調査手順

インタビュー調査は、二期に分けて実施した。前半は主に緩和ケア病棟で家族を看取った遺族の調査にあたり、後半は主に在宅ホスピスで家族を看取った遺族の調査にあたった。

a　緩和ケア病棟で家族を看取った遺族の調査

前期の調査は、二〇〇八年四月から六月の間に実施した。四月に日本ホスピス・緩和ケア研究振興財団事業事務局の協力を得て、二〇〇七年六月に実施された質問紙調査において、インタビュー調査への参加に同意した遺族のリストを受け取り、三十六名に研究趣意書と調査協力依頼書を送付した。同封した連絡票の返送によって協力意思を示した対象者に電話連絡を入れ、インタビューの場所と日時を決め、最終的に十三名の遺族と同意書を取り交わし、インタビューを実施した。

b　在宅ホスピスで家族を看取った遺族の調査

後期の調査は、二〇〇八年八月から二〇〇九年一月の間に実施した。二〇〇七年六月に、在宅医療助成勇美記念財団事業「在宅ホスピスにおける終末期の精神的苦悩の緩和に関する調査研究」（質問紙調査）を実施した研究者の協力を得て、インタビュー調査への参加に同意した遺族のリストを受け取った。さらに、緩和ケア病棟関係の遺族と条件を合わせるために、その中から、二〇〇六年度と二〇〇七年度にがんで亡くなった患者の遺族四十名をリストアップし、研究趣意書と調査協力依頼書を送付した。以下、前期と同様の手続きを踏まえて、最終的に十三名の遺族にインタビュー調査を実施した。

（4）調査内容

インタビュー調査の調査項目は、以下のとおりである。

A　医療への意見と要望。

B　終末期介護がもたらす精神的負担とその対処方法。

C　終末期介護がもたらす精神的充足感とその根拠。

D　家族を看取った体験が、死生観に及ぼした影響。

（5）調査方法

予定通りに実施できたこと

調査方法は、一回九十分程度の半構造化面接を二回実施することとした。場所は、個人情報の保護が可能で、なおかつ調査協力者がリラックスして話せる場所という条件に適う場所ということで、調査協力者の自宅（三十二名）か、当方で準備する場所[2]（四名）のどちらかを、調査協力者（＝遺族）に選択してもらった。調査担当者は、筆者の他、大半の調査に、前年に「在宅ホスピスにおける終末期の精神的苦悩の緩和に関する調査研究」（質問紙調査）を実施した研究者、および本調査の調査担当者の内一名が同席し、通常二名で行なった。[3]調査開始前に、調査方法と調査内容、およびインタビュー調査の内容は全て録音することなどを改めて説明し、同意書に署名を頂いてから、調査を開始した。

予定変更したこと

インタビュー調査を実施し始めると、すぐに壁にぶつかった。半構造化面接ということで、計画段階では、面接ガイドラインに沿って質問をして行くことにしていたが、それでは全く対話が続かなかった。調査担当者と調査協力者が、ほとんど何の情報も共有していなかったからである。筆者ら調査担当者は、計画をいったん白紙に戻して、調査項目についての情報を、より深いレベルまで聴き取れる方法を見出す必要性に迫られた。試行錯誤を経て、最終的にたどりついたのが、次の方法である。

1　最初に調査担当者が自己紹介と、本調査に携わることになった経緯を説明する。その際、①今後、高齢多死社会が進むと、否応なく多くの人が家族の終末期介護に関わらざるを得なくなること、②今後、初めて家族を看取ることになる多くの人たちにとって、少し先を歩いている先輩の体験談は、自分の身に引きつけて考えられる知恵の宝庫だと考えていることを伝え、③本調査でうかがう話の内容は、医療関係者だけではなく、これから家族を看取ることになる人たちにも公開したいと考えているので、そのつもりでご協力をお願いしたいと改めて伝えた。

2　調査担当者は、一年前に実施された質問紙調査の担当者から、調査協力依頼書の送付を許可された遺族について、氏名と現住所しか情報提供されておらず、そもそもの発端となった患者に関する情報も何も知らされていないことを説明する。

3　調査協力者の家族構成と、当該患者の終末期介護をしていた時期の家族状況を尋ね、傾聴する。(4)

4　当該患者の病状の推移（発症から看取るまで）を尋ね、傾聴する。

5　ここまでに話された内容の内、四つの調査内容に関することを、掘り下げて聴く。

なお、一回九十分程度という時間制限は、調査協力者の強い要望により延長されることがしばしばであった。(5) 調査回数（二回）についての変更（増やす方向）は、他の調査協力者との調査日程調整上、無理があるという判断から行なわなかった。調査時間の延長は、調査協力者の強い要望と調査担当者の現実的判断に、折り合いをつけるための妥協策であった。

(6) 分析手順

トランスクリプトの作成

録音した記録全てを活字に起こし、トランスクリプトを作成した。活字起こしは外部発注したが、研究・調査担当者が録音データと聞き合わせて修正した。

分析作業

分析の方法については、当初キーワード分析を行なう予定にしていたが、実際にしてみると、体験談の質感が損なわれ、この方法では筆者のイメージしていた「人間科学」の論文にはなり得ないということが明確になった。そのため、本研究に適した方法論を見つけ出すことにした。

基本情報の一覧表作成

最初に、調査協力者の基本情報として、性別、年齢、看取った人の性別、享年、調査協力者との関係（続柄）、死亡年月、末期告知後の闘病期間、調査協力者が主介護者として終末期介護を経験した回数、調査協力者の家族構成、故人が発病してから亡くなるまでの簡単な経緯、主介護者以外の介護支援者等を整理し、一覧表にした。全ての調査協力者に仮名をつけた。次に、各事例のトランスクリプトから、四つの調査項目に関わるデータを特定した。さらに、四つの調査項目では網羅できないが、調査協力者が特にこだわりをもって話していたことがうかがえたテーマや、それぞれのトランスクリプトを横断して頻出するテーマを抽出した。一つの項目・テーマについて、飛び抜けて情報量が多い事例、および、複数の事例が言及していたテーマを含んでいた事例をマーキングした。

データ整理ノートの作成

事例毎に、個人情報を特定できないように留意しながら、詳細な情報がわかるノートを作成した。

最初に、調査協力者の名前（仮名）生年、調査時の年齢、性別、本調査を依頼するきっかけになった故人の名前（仮名）生年、死亡時の満年齢、調査協力者との続柄を明示した。

続いて「A. 家族背景と●●さん（本調査を依頼するきっかけになった故人）を看取るまでの経緯」という項目を立て、概略を筆者の言葉でまとめた。

ノートのメイン・パートにあたる「B. ○○さんの言葉」（「　」内は○○さんの言葉、〈　〉は調査担当者の言葉）では、トランスクリプトの言葉遣いをそのまま引用する形で、様々な情報を整理して提示した。

このパートの記述の仕方は一様ではない。だが、徐々に大枠が定まっていった。まず、調査協力者（○○さん）が、本調査のきっかけとなった故人（●●さん）が末期告知をされた時、話者がどのように「死」を受けとめ、●●さんにどのように接し、世話をし、看取ったかがわかりやすくなるように、トランスクリプトの情報を時系列に沿って並べ直して（＊事例によっては並べなおす必要のないものもあった）提示した。その上で、トランスクリプトから、先にカテゴリー化した項目・テーマの中で情報量の多いもの、および、他の事例と共通のテーマに言及している箇所を重点的に抜き出し、整理して提示した。

トランスクリプトからノートへの転記を除外したものは次の通りである。

1　何度も重複して話された内容の語り中で、情報量が少なく、一連の他の語りがその内容を網羅していると判断した語り。

2　「いつ、誰が、どのような状況下で、誰、あるいは何に対して、何を思ったか、あるいは何をしたか」の内、複数の要素が抜け落ちており、インタビュー調査で得られたその話者の語り全体の中の、どこに位置づけたらよいのかが不明な語り。

3　何かを説明するために、話者が話したエピソードの中に、学術論文には適さないと思われる内容が含まれていた語り。

4　特定の個人や出来事に対する否定的な感情や思考に関する語りで、侵入的反すうが見られたもの[6]。

5　話者によっては、調査協力意思は確認できたが、結果的に大半が調査内容とほとんど関係がない話に終始したものもある。そのようなケースは、基本情報だけを記録した。

このノートを作成して行く過程で、筆者は、それぞれの調査協力者の行動や言動の背景にあるものを探究することになった。その作業は、筆者に、当該の調査協力者がたどってきた半生を、追体験しているような感覚に陥らせることが多かった。しかし、対話が深まらず、相対的に情報量が乏しい事例のノートは、驚くほどあっさりしたものになった。逆に、調査中は話があちこちに飛んだものでも、調査協力者の話の内容に一貫性があった場合は、整理して行く過程で、興味深いことに気づくことが多く、結果的にノートが非常に分厚くなった。

論文化する際は、このノートをもとにして構成・執筆を始めたが、行きづまる度にトランスクリプトを読み返し、録音データを聴き返し、ノートに収めきれなかった情報を再確認して、考察を進めていった。

（7）論文化

本論文の目的（死にゆく人を支える営みの多様な側面を伝えること）に適った論文を執筆するために、適切な事例を選択し論文化した。論文化の過程では、調査協力者の個々の主観的体験を、大きな文脈から俯瞰して記述することに努めた。具体的には、最新の悲嘆（grief）研究の知見、現代の日本社会の「死」をめぐる様々な現象や、終末期医療を取り巻く諸問題、話者が暮らしている地域の民俗文化等である。また、複数の事例を横断する見地からも考察を進め、最終的に包括的な結果に導いた。

（8）客観的妥当性の吟味

論文化する前に、インタビュー調査の成果の中間発表を、タナトロジー研究会で行なった[7]。本研究会には、調査に同席した研究者（専門分野：農村社会学、医療社会学、教育社会学）に加えて、臨床死生学に高い関心を持つ人文社会学系の研究者（専門分野：哲学、近代日本倫理思想史、国文学・比較文学、宗教社会学、臨床倫理学等）、さらには、主に在宅緩和ケアに従事する複数の医師、看護師、ソーシャルワーカー、チャプレン（専門分野：臨床心理学、宗教心理学）、一般市民らが参加する。タナトロジー研究会での発表とその内容に関する議論は、単なる成果発表ではなく、多様な立場から批判的意見や賛同を表明してもらったり、疑問に感じたことを指摘してもらうことで、発表者の思考の偏りを正す目的で行なった。

また、論文化した事例は、草稿段階で、客観的妥当性を吟味するために、調査に同席した者を含む共同研究者（医療社会学、農村社会学、宗教社会学、教育社会学）および、緩和ケアに従事する医師と複数名の看護師の助言を仰ぎ修正した。また、京都大学大学院人間・環境学研究科の大倉得史先生にも方法論についての助言を仰ぎ、取り組むべき課題をご教示頂いた。

（9）倫理的配慮

調査の開始に先立って、本調査・研究の科学性、倫理性については、京都大学大学院医学研究科医学部倫理委員会の承認を得た。

2 調査結果

（1）調査協力者に関する基本情報（＊詳細は図表を参照のこと）

a 緩和ケア病棟関係の調査協力者の基本情報

調査協力者となった緩和ケア病棟で家族を看取った遺族、全十三名の内訳は、男性三名、女性十名、年齢は、四十代三名、五十代五名、六十代五名であった。調査協力者と故人の関係は、血縁関係のある親子関係が六ケース、継母と継嗣（長男）というタイプの親子関係が一ケース、夫婦が五ケース、姉妹が一ケースとなっており、今回の調査対象者の中に、嫁姑および舅関係で看取った人は含まれていなかった。また、十三名の内七名は、調査実施時までに主介護者として家族（近親者）を複数回看取った経験があり[8]、四名（P－2、P－6、P－8、P－9）は、調査実施時に、介護を必要とする家族を抱えていた。

b 在宅ホスピス関係の調査協力者の基本情報

調査協力者となった在宅ホスピスで家族を看取った遺族、全十三名の内訳は、男性一名、女性十二名、年齢は、四十代一名、五十代五名、六十代七名であった。調査協力者と故人の関係は、血縁関係のある親子関係が三ケース（内一名は親が子を看取ったケース）、血縁関係のある伯母と姪が一ケース、嫁姑関係が二ケース、夫婦が六ケース、兄弟が一ケースであった。また、十三名の内七名は、調査実施時までに主介護者として家族（近親者）を看取った経験が複数回あり、六名（H－1、H－2、H－3、H－5、H－7、H－8）は、調

表資１　緩和ケア病棟関係遺族の基本情報（１）

	氏名(仮名)	話者性別	調査時話者年齢	話者－cl.	cl. 死亡年月	cl. 享年（満）	告知後の闘病期間	話者の看取経験
P－1	中沢理恵	女	46	長女－実父	2006. 6	75	7ヶ月	1回
P－2	上村麻里	女	46	妹－姉	2006. 2	50	1年8ヶ月	3回
P－3	中島たまみ	女	47	次女－実母	2006. 8	70	4年	3回
P－4	田島沙織	女	50	長女－実母	2006. 10	81	8ヶ月	1回
P－5	白石美佐子	女	55	妻－夫	2006. 10	55	2ヶ月	2回
P－6	渋谷敏幸	男	58	夫－妻	2006. 7	57	7ヶ月	2回
P－7	青山初恵	女	59	長女－実父	2006. 4	84	1年（？）	3回
P－8	牧野久子	女	59	長女－実母	2006. 5	89	4ヶ月	3回
P－9	中山辰雄	男	61	実父－長女	2006. 3	34	1年3ヶ月	1回
P－10	小泉志津江	女	61	妻－夫	2005. 9	58	6ヶ月	1回
P－11	里村明子	女	63	妻－夫	2006. 2	65	9ヶ月	1回
P－12	岡村陽子	女	63	妻－夫	2006. 3	64	2年	3回
P－13	寺田雄介	男	67	長男－継母	2006. 1	87	3ヶ月	1回

表資２　緩和ケア病棟関係遺族の基本情報（２）

	氏名(仮名)	PCU 入院前の状況
P－1	中沢理恵	cl. はずっと北海道で一人暮らしを続けながら入退院繰り返していた。病状の進行に伴い娘が父親を呼び寄せ、北海道の入院先から娘の家から通える場所にあるPCU に転院。
P－2	上村麻里	cl. は大腸がん発覚時、すでに最末期。手術して腫瘍を除去後は、自宅療養。闘病開始から１年５ヶ月後、歩行困難に。同時期に母親が糖尿病と心臓喘息で入退院を繰り返す中、長兄の脳腫瘍発覚。長兄の入院・手術に伴い、介護力不足のためcl. も一般病棟入院。３ヶ月後、PCU に。
P－3	中島たまみ	2004. 4. 多発性骨髄腫（末期）発覚。専門病院に１年３ヶ月通院。骨髄移植を拒否し、2005. 10. 緩和ケアの受けられる隣県の病院に転院。2006. 8. 自宅近くの PCU に転院。
P－4	田島沙織	末期がん発覚後、在宅ホスピスを利用し療養を続けるも、話者が仕事で日中不在時に心不全で倒れ、半日以上放置状態になった。→ PCU に入院。
P－5	白石美佐子	cl. の生存欲求強く、末期告知を伝えず一般病棟（２ヶ月）に入院しながら、保険適用外の治療を受けるために横浜のクリニックにも通院。症状の進行に伴い、本人には実情を伏せたまま PCU に移動。
P－6	渋谷敏幸	2005. 12. 末期告知、入院（２ヶ月）抗がん剤投与→通院で抗がん剤治療（２ヶ月）→2006. 4. 自宅で訪問看護利用（３ヶ月余）→2006. 7. PCU に入院。
P－7	青山初恵	2001. 悪性リンパ腫発覚、８ヶ月の入院治療で完治。しかし腸閉塞手術時、肝硬変発見された。→退院。小康状態続く。→2003. 肝臓がん見つかる。がんが見つかるたびに、切除手術のため入退院を繰り返す。→2006. 4. PCU に入院。
P－8	牧野久子	1990. 話者宅に話者の両親同居。cl. は同居前からストマ装着。後遺症で３年毎に入院を繰り返す。2005. 1頃から cl. の病状急激に悪化。激痛訴えるも、病名不明のまま症状悪化の一途を辿る。→2005. 12. がん末期の告知。→2006. 1. PCU に。
P－9	中山辰雄	2004. 12. 大腸がん（末期）発覚→2005. 1. 入院手術→通院で抗がん剤治療（母親：躁うつ病再燃）→入院して抗がん剤投与（母親躁うつ病悪化）奏功せず→2006. 12. PCU に。
P－10	小泉志津江	2005. 1. 酷い頭痛で歯科医、脳神経外科受診も原因不明。→2005. 4. 神経内科に検査入院。非常に珍しい症例のがん。治療法不明。放射線治療奏功せず。→2005. 6. PCU への移動勧告。移動申し込むも４ヶ月待ち。→2005. 8. 他院の PCU に。
P－11	里村明子	2005. 5. 余命告知。PCU 入院希望。自宅療養しながら順番待ち。→2005. 8. PCU に。
P－12	岡村陽子	一般病棟で２ヶ月入院後、PCU に転院。
P－13	寺田雄介	cl. は、話者夫婦に生活全般を依存していたが、ストマを装着した体には指一本触れさせなかった。2005. 10. 末期がん発覚一般病棟（１ヶ月）入院。放射線治療奏功せず。→2005. 11. 自宅で訪問看護利用（20日）→2005. 12. PCU に。

表資3　緩和ケア病棟関係遺族の基本情報（3）

	氏名(仮名)	cl. 終末期の話者の家族状況	主介護者以外の介護関与者
P－1	中沢理恵	話者（S.38）の家族は長男（S.62）長女（H.4）次女（H.8）と単身赴任中の夫（S.31）。cl. はPCU入院まで独居。	兄嫁（初日が看取り）
P－2	上村麻里	話者（S.37）、母（T.14）、長兄（S.28）、Cl.＝姉（S.31）。次兄は家族（妻・子ども2人）と東京在住。	次兄の妻＝元看護師
P－3	中島たまみ	話者（S.36）、夫（S.35）、長女（S.61）、次女（H.1）。近所に cl. と実父（S.4）が2人暮らし。姉（S.33）は家族とアメリカ在住。	父、長女。姉。叔母＝cl. の妹（S.13）、次女。
P－4	田島沙織	話者（S.33）、cl.（T.14）の2人暮らし。話者の兄（S.33）は、難病の息子とうつ病の妻と3人で近郊に暮らす。	なし。
P－5	白石美佐子	話者（S.28）、cl.（S.26）、長男（S.57）が同居。長女（S.52）は家族（夫・子ども1人）と東京在住。	長女。長男。
P－6	渋谷敏幸	話者（S.25）、cl.（S.24）、次男（S.53）が同居。隣家に話者の父（T.8）と母（T.15）。長男（S.51）は家族と東京在住。	cl. の妹
P－7	青山初恵	話者（S.24）、夫（S.20）、次男（S.51）。長男（S.54）は市内で独居。	叔父＝cl. の弟（S.11）。次男。入院時、妹（S.32）弟（S.28）。
P－8	牧野久子	話者（S.24）、長女（S.47）、cl.（T.6）、実父（T.2）で同居。夫（S.23）は東京に単身赴任。次女（S.50）も東京で一人暮らし。	自宅では父親（T.2）。PCU入院時は、家族と母方親戚多数協力。
P－9	中山辰雄	話者（S.22）、妻＊（S.20）、cl.（S.47）が同居。次女（S.49）はアメリカ在住。（妻：躁うつ病で要介護）	なし
P－10	小泉志津江	話者（S.22）、cl.（S.22）の2人暮らし。長女（S.47）は結婚して町内に。長男（S.49）は横浜で一人暮らし。	なし。
P－11	里村明子	話者（S.20）、cl.（S.16）、長男（S.47）、長女（S.51）が同居。	なし。
P－12	岡村陽子	話者（S.20）、cl.（S.17）、長女，長男の4人暮らし。近隣には親戚縁者多数在住。	長女。長男。
P－13	寺田雄介	cl. と話者（S.13）妻（S.17）。長男家族はアメリカ在住。長女家族は東京在住。	cl. の長女

表資２－１　在宅ホスピス関係遺族の基本情報（１）

	氏名(仮名)	話者性別	調査時話者年齢	話者－cl	cl.死亡年月	cl.享年(満)	告知後の闘病期間	話者の看取経験
H－1	松永礼子	女	48	嫁－姑	2006.9	71	1年4ヶ月	1回
H－2	北川恵美子	女	51	妻－夫	2007.1.	52	1年4ヶ月	1回
H－3	原田純子	女	54	次女－実父	2006.11	83	5ヶ月	2回
H－4	坂口智子	女	55	長女－実母	2005.5	85	3ヶ月	2回
H－5	後藤冨美子	女	57	妻－夫	2005.9	56	6ヶ月	4回
H－6	岡本裕美	女	58	妻－夫	2006.10	60	3年7ヶ月	1回
H－7	片岡芳江	女	61	長女－実父	2006.7	85	8ヶ月	1回
H－8	内山史恵	女	61	嫁－姑	2006.4	89	2年	4回
H－9	八木 弘	男	61	兄－弟	2006.12.	56	1年半	1回
H－10	奥村由美子	女	63	妻－夫	2005.11	66	1年3ヶ月	1回
H－11	奥田涼子	女	65	妻－夫	2006.6	69	2年4ヶ月	2回
H－12	古賀優子	女	69	妻－夫	2005.12	79	1年3ヶ月	2回
H－13	吉野啓子	女	69	姪－伯母	2006.1	95	1年弱	2回

図表資2－2　在宅ホスピス関係遺族の基本情報（2）

	氏名(仮名)	在宅移行前の状況
H－1	松永礼子	2005.5すい臓がん（末期）発見。入院して抗がん剤投与。→6月退院。以後、通院治療。→2006.6入院。→2006.8.本人の意思を尊重して在宅に。
H－2	北川恵美子	cl.の勤務先でもある親族が経営する病院への入院を勧められるが、それまでの経過の中で話者に十分な状況説明がなされておらず、強い不信感から在宅を強硬に選択。
H－3	原田純子	2002.7.脳梗塞で入院。左麻痺。→2002.11.退院。自宅療養。→2006.4.排尿困難に。前立腺がん。腎臓に影。→7.肺に転移。→10.在宅に。
H－4	坂口智子	cl.は夫と死別後、長年独居。→2000.話者の家から近いケアハウスに入居。胃ガン（末期）発見後、ケアハウス入居のまま在宅に。
H－5	後藤富美子	2003.9.悪性リンパ腫（2期）抗がん剤治療で寛解。→再発・抗がん剤投与・寛解を繰り返す。→2004.11.放射線治療・免疫療法。→2005.7.痛みのため通院不可能に→在宅へ
H－6	岡本裕美	目に異常→2003.脳に転移。悪性リンパ腫判明。→入院・手術・放射線治療を繰り返す。→2003.3.脳に障害残る。→2003.8.網膜剥離。入院。動けなくなる→9.在宅に。
H－7	片岡芳江	2005.12.肺がん（末期）脊髄に転移。通院で痛みの緩和。→2006.5.在宅に。
H－8	内山史恵	自宅介護していた義母（がん末期）が入院中、義姉がくも膜下出血でPCUに入院。ケアマネの介入により、義姉は介護付き有料老人ホームに、義母は特別養護老人ホームで在宅利用することに。
H－9	八木 弘	1963.統合失調症発症→2004.急性すい炎→2005.すい臓がん（末期）手術後通院治療→2006.8.一般病棟入院→2006.12.緩和ケア病棟入院待ちの間在宅利用することに。
H－10	奥村由美子	2004.8腎盂がん（末期）発見。入院・抗がん剤投与→12月退院。状態安定。→6月入院して放射線治療。状態悪化。→7月末、在宅に。
H－11	奥田涼子	肺がん（末期）発見後、抗がん剤投与の時だけ入院し、通院治療を続けていた。病院で看取ることは考えなかった。最期は岡部医院に。
H－12	古賀優子	2004.4.肺がん（末期）。本人の意思で治療はせず自然に任せることに。→8月まで仕事。9月人と会わなくなった。11月頃よく近所を散歩（7000歩／日）。→12月在宅利用開始。
H－13	吉野啓子	2005.2.急に痛みを訴えはじめた。胃がん（末期）。それまで圧迫骨折で何度も入院したことあり。在宅に。

図表資2－3　在宅ホスピス関係遺族の基本情報（3）

	氏名(仮名)	cl. 終末期の話者の家族状況	支援者以外の介護関与者
H－1	松永礼子	話者の舅姑（舅＝S. 8 & cl. ＝S.10.）と話者夫婦（夫＝S.34&話者＝S.35)、話者の長男（S.57）長女（S.60）次女（S.62）が同居。犬1匹・猫2匹。	cl. の長女（S.40）が週1～2度日中介護。次男（S.36）夫婦は実質的に非協力。
H－2	北川恵美子	cl.（S.29）と話者（S.31）夫婦は、cl. の仕事の関係で東京から地元仙台に戻り、話者の母（S.3）の家で暮らしていた。長男（S.59）と長女（S.61）は、東京の家から大学に通っていた。	精神面で、話者の姉、子ども達。東京で同じ教会に通っていたクリスチャン仲間。
H－3	原田純子	話者（S.29）と夫（S.30）夫婦に、介護の必要な話者の実母（T.12)、長男（S.55）長女（S.58)、次女（S.62）が同居。	長女と次女。ヘルパーさん。
H－4	坂口智子	小学校の教頭である話者（S.27）は夫（S.27）と二人暮らし。[長女（S.52）長男（S.54）次女（S.58）は独立。] 話者の長兄（S.19）は神奈川、次兄（S.22）は東京在住。	長兄が週1で見舞いに。
H－5	後藤冨美子	cl. 夫婦（cl. ＝S.24&妻＝S.25）と長女（S.52）長男（S.55）の4人家族。cl. は単身赴任中に発症。妻は夫の両親を見送った後、自分の両親を介護中。夫は最末期まで自分ひとりで病気に対処。	長男と長女。
H－6	岡本裕美	cl. と話者（S.25）と次女（S.55）が同居。次女は勤めているので、主介護者は話者。長女（S.52）は結婚して家族（夫・長女）と埼玉在住。最期の1週間は帰省したが、看取りは話者と次女だけで。	介護に手はかからなかった。精神面では、長女、次女とも協力的。Cl. の友人も。
H－7	片岡芳江	cl. 夫婦（cl. ＝T.11&妻＝T.14）と長女夫婦（夫＝S.18&長女＝S.22）が同居。長女夫婦の子（長女＝S.43&長男＝S.49）は結婚して近所に住んでいる。	叔父（cl. の弟）夫婦（叔父＝S. 9 &叔母＝S.15)、主介護者の妹（S.25)、長女と長男の嫁（S.53）
H－8	内山史恵	夫（S.20）と話者（S.22）の二人暮らし。大型犬1匹。くも膜下の義姉は介護施設に預け、義母を家に引き取り看取った。長男は就職して独立。	精神面では介護仲間とペット（たぶん夫も)。労働力という意味では、ヘルパー。
H－9	八木 弘	話者（S.22.）と継母と妹（S.24。知的障害者）の3人暮らし。姉（S.18）は家族と埼玉。生母は話者10歳の時病死。12歳で父親再婚。父親は1991死去。Cl.（S.25）は話者が23歳の時統合失調症発症。	なし（末期がんだと判明してからは「密着介護」していた）
H－10	奥村由美子	cl.（S.14）と話者（S.20）夫婦と長女（S.44）に、離婚して戻ってきた次女（S.46）と孫（長女 ,H.16）の5人暮らし。娘2人は仕事があり、話者は介護と当時1歳の孫の世話をしていた。	精神的支えは、娘2人と姉（S.10)。死別後は20年来の友達と家族（娘2人と孫)。
H－11	奥田涼子	cl.（S.12）と話者（S.18）夫婦と、次女（S.45）・長男（S.47）の4人暮らし。長女（S.44）は市内で一人暮らし。	メンタルケアは長女（S.44)。車の運転等は次女（S.45)。たくさんの人に支えられた。
H－12	古賀優子	cl.（T.15）と話者（S.12）の2人暮らし。長女（S.37）と次女（S.40）は結婚し家族と市内に住んでいる。	直前まで普通に暮らしていたので、介護に手はかからなかった.
H－13	吉野啓子	話者（S.13）と夫（S.11）夫婦に、長女（S.43）次男（S.47)、cl.（M.45）が同居。長男（S.45）は東京で家族と暮らしている。話者も夫も、大病経験あり。	長女。

査実施時に、介護を必要とする家族を抱えていた。

（2）本調査の調査協力者の特徴

本調査の調査協力者は、家族の介護中、深刻な精神的危機状態に陥った時期があったとしても、途中で主介護者としての責任を放棄したり、虐待に走ったりした人はいなかった。また、経済的にゆとりのある家庭の主婦や、親族から経済的支援を得て主介護者の役割を担っていた人の割合が高く、生活保護受給者等、経済的に困窮している人は皆無だった。

全調査協力者二十六名の内十四名は、調査実施時までに、主介護者として家族や近親者を看取った経験をもっていた。また、調査実施時に十名が、家族および近親者の介護をしていた。結果的に、本調査には、家族介護と終末期ケアおよび看取り経験の豊富な人たちが集まることになった。

ただ、興味深いことに、大半の調査協力者が、自分の体験を「特殊だ」と思っていた。その原因は様々だったが、簡単に言えば、「身近なところに、自分と同じような体験をしていて、無理なく深い話ができる人を見つけられなかった」ために、「特殊」だと表現したことがうかがわれた。

日本では、長らく悲嘆に陥っている人には深く介入せず、気にかけながらそっとしておくことを肯定する風潮が強かった。そのあたりのことを土居健郎は、「日本人には、個人的な悲しみを外に出したくない、内に秘めておきたいというそれこそ非常にプライヴェートな感情があります。本当に自分と悲しみを分かち合える人にはその悲しみを出すけれども、そうではない場合は一種の微笑みの影にそれを隠してしまうのです」と分析している（土居　一九七二、一四五）。これは、一九七二年に出版された『「甘え」の構造』の一節であるが、この風潮は現在も日本各地で根強く残っていると思われる。[9] そのような中で「本当に自分と悲しみを分かち合える人」を見つけられなかった人は、ひとりで悲しみに縁どられた記憶を抱え込むことになる。

本調査の調査協力者の中には、その記憶を誰かに吐き出し、整理し、肯定的な評価が得られたことを実感し、自己肯定感を高め、その記憶を自分の心の内に収めなおすこと（それがまさにグリーフケアなのであるが）を、潜在的に望んでいた人が多数含まれていたと察せられる。しかし、そういう一面をもちつつも、調査時も家族を介護中だった人は、現在進行形の問題意識と連動する形で、「医療への意見と要望」について、多くのことを話されるケースが目立った。(10)

注

第一章

（1） この論文の邦訳についてはフロイト（一九七〇）を参照のこと。

（2） 以下の5つを対象喪失と呼ぶ。①愛や依存の対象の喪失、②住み慣れた社会的人間的環境や役割からの別れ、③自己価値の毀損・低下、④自己の所有物の喪失、⑤身体的喪失・身体機能の障害・身体的自己像の損傷（小此木一九七九）。

（3） 悲哀と悲嘆をどう使い分けているかということについては諸説ある。臨床分野のなかでも精神分析学では悲哀を用いる傾向が強いが、交換可能な用語だと考えてよさそうである。平山（一九九七）は、「悲哀は喪失体験後の心理的過程であり、悲嘆は、症状ないし反応をさし、前者は悲しみを縦断的に見、後者はそれを横断的に見ているという点において差があるように思われる。しかし実際の臨床の場ではこの区別は難しい」と述べている（平山一九九七、八六）。

（4） たとえば、Rosenblatt（1983）や Wortman and Silver（1987）を参照のこと。

（5） たとえば、Stroebe and Stroebe（1991）や Wortman and Silver（1989）を参照のこと。

（6） たとえば、Klass（1996）や Klass and Heath（1996）を参照のこと。

（7） 日本グリーフケア研究所は、二〇一〇年に聖トマス大学から上智大学に移管され、現在は拠点を大阪市に移している。二〇〇九年九月に開講したグリーフケアについての公開講座（連続十五回　定員三百名）の公募初日には、七百通の応募はがきが届いたとのことである（タナトロジー研究会 in 十和田公開シンポジウム「死を受けとめる」（桐原編 二〇一〇）。

（8） たとえば土居健郎は、「日本人には、個人的な悲しみを外に出したくない、内に秘めておきたいという、それこそ非常にプライヴェートな感情があります。本当に自分と悲しみを分かち合える人には、その悲しみを出すけれども、そうではない場合は一種の微笑みの陰にそれを隠してしまうのです」と述べている（土居 一九七二、一四五）。
（9） 「公認されない悲嘆」（Disenfranchised grief）とは、その人が悲嘆の渦中にあるにもかかわらず、周囲の人たちの共感的理解が得られず、悲嘆を経験することや支援を求めることが社会的に容認されないような悲嘆のことである。ドカは、「公認されない悲嘆」として、「死別した相手との関係が大きな喪失体験に相当する関係だと認められていない場合」「悲嘆を生じさせた喪失体験が社会的に大きな喪失体験として認められていない場合」「遺された人が悲嘆を体験していることが認められていない場合」「死の状況が社会的に共感を持たれにくい場合」「悲嘆の表し方がそれぞれの社会や文化における暗黙の規範から外れる場合」の五つを挙げている。（Doka 2008）
（10） 「生命の文化・価値をめぐる「死生学」の構築」が、どのような問題意識と目的をもって立ちあげられ、どのようなことに力点を置いた活動を志していたかについては、島薗進（二〇〇三）を参照のこと。
（11） 末木は、近代哲学において死は、実際には必ず到達するはずなのに、理論的には到達不可能であるかのように扱われ、「その先」を考えることは禁止されてきたと指摘した上で、死の問題を考えるうちに「これまでの哲学」が「自らの死を問題にしようとしてきていた」その「問題設定の仕方に誤りがあったのではないか」ということに気がついたと述べている（末木 二〇〇八）。
（12） このプロジェクトの活動は高い評価を受け、二〇〇七年からはグローバルCOE「死生学の展開と組織化」に発展した。
（13） 「第12回日本ホスピス・在宅ケア研究会　特別企画3『今、看取りを考える』」 http://www.soshukai.jp/thanatology/files/kikaku20040912takenouchi.pdf （医療法人社団爽秋会ウェブサイト、二〇一〇年六月三日閲覧）
（14） 岡部の来歴とその思考、及びタナトロジー研究会に託した役割については、岡部ほか（二〇〇九）を参照のこと。

（15）筆者は、二〇〇四年度に東京大学大学院に研究生として在籍し「死生学」を学んだ後、二〇〇五年度は地元に戻り、実家近くの財団法人たんぽぽの家の傘下である「ケアする人のケア研究所」のアルバイトスタッフとして、色々な経験をさせていただいた。今振り返ってみると、二〇〇五年度は、福祉現場を母体とする活動組織に身を置きながら、自らの研究の方向性を模索していた年だといえる。

（16）筆者は、一九九八年四月大阪女子大学学芸学部人間関係学科に編入学し、A先生こと井上亮教授に師事し臨床心理学を学んだ。同大学は二〇〇〇年三月に卒業したが、井上先生には、筆者が大阪大学文学部の研究生になることが決まった二〇〇一年三月まで何かとお世話になった。

二〇〇一年七月から二〇〇二年十二月までは、ユング派のアナリストである川戸圓先生（元大阪府立大学大学院人間社会学研究科人間科学専攻臨床心理学分野教授）の「ユング心理学」勉強会に参加した。

また、二〇〇二年度には大阪大学大学院人間科学研究科の臨床心理学特講（第二学期開講）を受講し、二〇〇三年三月からは同研究科臨床教育学講座臨床心理学研究分野教授、老松克博先生に師事。本調査のため東北地方に拠点を移した二〇〇八年四月までに、計一一三時間指導を受けた。

第二章

（1）厚生労働省（二〇一三）『人口動態統計（確定数）統計表』「5－6　死亡の場所別にみた年次別死亡数百分率」によると、一九五一年に自宅で亡くなった人の割合は、八二・五％であった。

（2）一九七六年の医療施設で亡くなった人の割合は四八・三％（内訳、病院死率：四三・五％、診療所死率：四・八％）。それに対して自宅死率は四六・三％であった（厚生労働省 二〇一三）。

（3）人口動態統計調査では、一九八九年から介護老人保健施設を、一九九五年からは老人ホームを、「死亡の場所」の選択肢に含めた。ちなみに二〇〇五年にこれら福祉施設で死亡した人の割合は、二・八％（介護老人保健施設〇・七％、老人ホーム二・一％）であった。

（4）厚生労働省（二〇一三）『人口動態統計（確定数）統計表』「5－1 年次別にみた性別死亡数・率（人口千対）及び死亡性比」を参照のこと。

（5）国立社会保障・人口問題研究所（二〇一二）『日本の将来推計人口（平成24年1月推計）』「表10－13 死亡数」を参照のこと。

（6）小林（二〇〇九）、スライドNo.29.を参照のこと。

（7）この文章は、スライドに挿入するため簡略化されており、前後の文脈から推察すると、「緩和ケア」は緩和ケア病棟の意味で用いられていると考えられる。（厚生労働省 二〇〇八、一七）。

（8）岡部健は、もともと循環器系の外科医で、心肺同時移植の研究をしていたこともあり、延命にこだわった時期もあった。しかし、岡部の延命至上主義を打ち砕いた患者との出会いと別れを経て、一九九三年、宮城県立がんセンターに勤務していた頃、岡部は同僚の医師や看護師らとボランティアで在宅ホスピスケアを始めた。やがて、岡部は、終末期患者にとって病院での入院生活が、医療者の想像をはるかに超える不安に苛まれるものだという事実を直視するようになり、患者にとっても家族にとっても自宅こそが望ましい療養場所なのだと確信をもつようになった。一九九七年、岡部はがんセンターを辞めて在宅ホスピス岡部医院を開業した。「基本的に治らない」患者を専門的に診るために何をすればよいのか、教科書的なものは何もなかった。しかし、「必要なことは、全部患者さんが教えてくれる」というのが岡部の持論で、実際、岡部は患者と家族の言葉に耳を傾け、できるだけ要望に応えようとした。同時に、専門的な医療知識については自信をもってわかりやすく患者や家族に伝えた。やがて岡部医院は「在宅さん」という愛称で呼ばれるようになり、口コミで評判が広がり、開業四年後には年間百人以上も看取る、国内屈指の在宅ホスピスになっていた。在宅での看取りを普及させることは、岡部のライフワークとなった。以上は、筆者が直接、岡部から聴いた話をもとにしている。岡部の人となりについては、奥野（二〇一三）に詳しい。

（9）岡部は、タナトロジー研究会に集まる人文学系の若手研究者たちに期待をかけ、自分の問題意識をわかりやすい言葉遣いで伝え、対話を通して育てたことでも知られる。筆者も岡部に恩義を感じる者の内の一人である。

（10）厚生労働省によると、政府は二〇〇四年度から「がん研究の推進」、「がん予防の推進」、「がん医療の向上とそれを支える社会環境の整備」を三本柱とする「第3次対がん10か年総合戦略」に基づいて、がん対策に取り組み始めた。厚生労働省でも、二〇〇五年五月に「がん対策推進本部」を設置し、「第3次対がん10か年総合戦略」を推進してきた。このような流れを反映しているのか、二〇〇五年以降、在宅緩和ケアや末期がん患者と家族に関する研究が急に増加している（厚生労働省 二〇〇七、一）。

（11）たとえば、小林（二〇〇五）、北野（二〇〇五）、繁澤ほか（二〇〇六）、柴田・佐藤（二〇〇七）、堀井ほか（二〇〇八）、山口・柳原（二〇〇八）、小林・森山（二〇一〇）、石井ほか（二〇一一）を参照のこと。

（12）調査の開始に先立って、本調査・研究の科学性、倫理性については、京都大学大学院医学研究科医学部医の倫理委員会の承認を得た。

（13）京都大学大学院人間・環境学研究科の大倉得史先生には、何度も方法論についての助言を仰ぎ、取り組むべき課題をご教示頂いた。

（14）本調査は、緩和医療関係者が実施した質問紙調査から派生した付帯研究であり、そもそも調査の機会を、医療関係者からいただいている。また、調査の実施に当たっては、平成二十年度日本ホスピス・緩和ケア研究振興財団の助成を受けたほか、医療法人社団爽秋会からも多大なる御支援を賜った。

（15）「都市圏は、日常的な活動の空間的な広がりに着目して定義される結節地域であり、一般に、中心都市と、それと社会的・経済的に密接な関係を有する周辺地域、すなわち郊外、が統合されて形成される。（中略）日本においては、公式の都市圏として総務庁統計局による「大都市圏」と「都市圏」の定義があるが、それらは政令指定都市と人口五十万人以上の大都市を中心都市とする大規模な都市圏に限定されている」（金本・徳岡 二〇〇二、一一二）。

「総務省の設計する大都市圏・都市圏は日本の都市的集落を設定するものではない。その目的においては総務省の公式な定義は存在しておらず、各研究者が独自の設定を行っている」（長田 二〇〇五、二一）。本研究で「仙台都市圏」と表記する場合、宮城県が指定した仙台市を中心とする広域行政推進地域（通称「仙台都市圏」）を指すこととする。

（16）仙台都市圏広域行政推進協議会「仙台都市圏のプロフィール」（仙台都市圏広域行政推進協議会ウェブサイト、http://www.sendaitoshiken.jp/syokai/index.html 二〇一二年二月二五日閲覧）を参照のこと。

（17）たとえば、ホーランド・ローランド編（一九九三、六三–八三）を参照のこと。

（18）死生学の系譜に連なる、臨床分野と人文学分野の学際領域に位置づけられる悲嘆研究の先行研究としては、金子（二〇〇九）や、鷹田（二〇一二）などがある。

第三章

（1）志津江さんは、初めて良雄さんの病状の説明を聞いたときから、かなり深刻な「悲嘆」（grief）を経験していたと考えられる。ここでいう悲嘆とは、坂口の文章を引用すると、「「喪失に対するさまざまな心理的・身体的症状を含む、情動的（感情的）反応」であり、心身症状を伴う「症候群」ともいわれる」ものである。「悲嘆には、悲しみや怒りなど特徴的な反応はいくつかあるが、絶対的な反応というものはない。個人間で悲嘆の差異は大きく、個人内においても時間と共に悲嘆は変化する」。（坂口 二〇一〇、四）志津江さんの悲嘆反応は、突然告げられた良雄さんの死を予期させる深刻な病状と、良雄さんの病気の進行の早さ、良雄さんとのこれまでの関係性その他、様々な要素を考え合わせると、正常反応の範囲内で捉えて問題ないと思われる。死別後二年経過しても、一部解離が見られるほど、深刻な打撃を受けたと解釈するのが妥当だと思われる。

（2）円山誓信によれば、「ホスピス」は元来、いのちに関わる病の患者のみならず、家族の物理的・心理的負担に対して専門家チームが積極的に働きかける一連の行為を表す言葉であり、医療施設を表す用語ではなかったという

（円山 一九九一、九三）。

（3） 当時は、体験入院を除くと、緩和ケア病棟への入院は、そのままそこで最期を迎えることを意味するケースが多く、自ら希望して退院し、自宅で緩和ケアを受けて最期を迎える患者は少なかった。現在では、在宅緩和ケアのレスパイトサービス（家族介護者に休憩をとってもらうための支援）として、緩和ケア病棟を利用することが増えてきている。また、二人部屋のある緩和ケア病棟もできており、今後しばらく緩和ケア病棟は、社会的ニーズに応じて多様な展開を見せるのではないかと思われる。

（4）「普段は遠く離れたところに住んでいて、年老いた親の面倒は一切看ないし、「忙しい」と言ってろくに見舞いにも来なかったくせに、いよいよ容態が危なくなった段階で突然出て来て、「聞いてない！」「説明しろ！」「しかるべき医療機関に移して出来るだけの医療を！」などと大声で騒ぎ立てる「自称親思い」の人を指しています。（中略）。本人は人生の最期を愛着のある地元で迎えたいと思っているのに、カリフォルニアの親戚が出てくると、突然縁もゆかりもない都会の大病院に連れて行かれ、延命のために大量の管につながれてスパゲッティのようにされ、不本意な死を迎えることになります」（村上 二〇一三、一四九－一五〇）。村上は、緩和ケア医ではなく、高齢化率の高い地方都市で地域医療に取り組む医師なので、イメージしている「親戚」像が、小泉夫妻のケースとはずれている。しかし、村上の文章からは、いわゆる「遠くから来た親戚」が、医療従事者からどのように見られているかが如実に伺えるので、参考までに紹介しておく。

（5） WHO（世界保健機構）が二〇〇二年に発表した緩和ケアの定義は、次のとおりである。「緩和ケアとは、生命を脅かすような疾患による問題に直面している患者とその家族に対して、疾患の早期よりその痛みやその他の身体的問題、心理社会的問題、スピリチュアルな問題に関して的確な評価を行い、それが障害とならないように予防したり、対処したりすることで、Quality of Life を改善するアプローチである」（日本語訳は、特定非営利活動法人日本ホスピス緩和ケア協会ウェブサイト　http://www.hpcj.org/what/definition.html　引用。二〇一三年五月二十六日閲覧）。

（6）　特定非営利活動法人日本医療政策機構「あなたの思いを聞かせてください！がん対策に関するアンケート調査結果報告」（厚生労働省平成二二年度がん対策評価・分析事業）、二二頁（がん政策情報センターウェブサイトhttp://ganseisaku.net/pdf/inquest/gantaisaku.pdf 二〇一三年五月二六日閲覧）を参照のこと。

（7）　中山辰雄さんは、長女が末期告知を受けた後、奇跡が起こることを願いつつ、同時に長女になるべく苦しみや痛みを味わわせたくないと願っていた。主治医から治療の限界と緩和ケアへの移行を勧められたとき、自分が長女のために求めていた医療が「緩和ケア」という名前で存在していたことを初めて知り、そういう医療があったことに驚き安堵したと語った。上村麻里さんと渋谷敏幸さんも、患者に付き添って病院に行ったとき、初めて緩和ケア病棟に足を踏み入れ、きわめてよい印象を受けたと語った。これは本調査の協力者に際立った特徴であるが、全員、緩和ケアに出会えたことを感謝していた。また、医療者への要望として、約半数の協力者が、「緩和ケアについての正しい理解を普及すること」を挙げた。

（8）　「これまで、「がん難民」という言葉は、使う人により多様に解釈されており、現時点ではコンセンサスのある定義は存在していない。（中略）。治療は尽きたと医師から宣告されたが、国内未承認の最新の抗がん剤治療を受けるべく医師を捜し求めているがん患者などは、最も深刻な狭義の「がん難民」といえる。より広義には、自分にあった治療を受けたいが適切な情報がなく前に進めないがん患者、過去に受けた治療に納得できず後悔を持ち続けるがん患者なども、「がん難民」と呼ばれている」。「治療説明時もしくは治療方針決定時いずれかの場面において、不満や不納得を感じたがん患者」を「がん難民」と定義すると、「がん患者の53％が「がん難民」であることが定量化された。これは日本のがん患者128万人のうち68万人に相当する。また、治療方針選択に不納得の「がん難民」は、がん患者全体の27％を占め、33万人に相当することが明らかになった」（がん患者会調査研究委員会 二〇〇六：七－八）。

（9）　たとえば、Miyata et al.（2004）、吉田・平井（二〇一〇）、田代（二〇一三）を参照のこと。

（10）　たとえば、古村ほか（二〇一一）や中村・大西（二〇〇六）を参照のこと。

(11) ちなみに、プライマリーケア(一次医療)とは、ちょっとした風邪をひいたり、何らかの軽度の症状が出たり、あるいは持病があったりする場合に、受診する医療機関(かかりつけ医、家庭医等)が提供する医療で、すべての臨床医に必要な能力とされる。それに対して、肺炎のように、珍しいわけではないが、入院を必要とするような病気に対する医療を二次医療と呼び、さらに、まれな病気や、あるいはがんのように、その診断や治療に高度な技術を必要とするレベルの医療を高次医療と呼ぶ(森 二〇一三、二)。

(12) 「老年人口割合を見ると、平成二二(二〇一〇)年現在の二三・〇%から、出生三仮定推計とも平成二五(二〇一三)年には二五・一〜二%で四人に一人を上回り、その後出生中位推計では、平成四七(二〇三五)年に三三・四%で三人に一人を上回り、五十年後の平成七二(二〇六〇)年には三九・九%、すなわち二・五人に一人が老年人口となる」(国立社会保障人口問題研究所『日本の将来推計人口(平成24年1月推計)——平成23(2011)年〜平成72(2060)年——結果の概要』三頁。http://www.ipss.go.jp/syoushika/tohkei/newest04/gh2401.pdf 二〇一三年八月一三日閲覧)。

第四章

(1) たとえば、小林裕美(二〇〇五)、北野(二〇〇五)、繁澤ほか(二〇〇六)、柴田・佐藤(二〇〇七)、堀井ほか(二〇〇八)、山口・柳原(二〇〇八)、小林・森山(二〇一〇)、石井ほか(二〇一一)を参照のこと。

(2) 奥村さんに限らず、どの遺族についてもいえることだが、介護中にあった出来事やそれについてどう感じ考えたかについての語りは豊富で、様々な視点から論考することができる。だが、本項において奥村さんの事例は、看取りに至る介護経験を振り返ってみたとき、総合的にみて「楽しかった」と述べたケースとしてとりあげている。インタビュー調査では、医療・福祉関係者への要望や提言も聴いたが、それは別の機会に論じることとし、ここではあえてとりあげない。

(3) 緩和ケアのなかで、がん性疼痛の緩和は最も重要視されている領域だと思われるが、痛みのメカニズムについてはまだ解明されていないことも多く、疼痛管理（ペインコントロール）が上手く行かないことは少なくない。

（4）病気に苦しむ家族のために、看護師のようなことをして直接役立てたことを「よかった」と振り返った遺族は、奥村由美子さんだけではなかった。介護経験が豊富なベテラン家族介護者の中には、家族の病気や状態について、新人看護師や医師より豊富な情報と的確な対応ができる人もいる。熱心な家族介護者の中には、「実は、看護師（あるいは医者）になりたかったけど、なれなかった」という過去をもつ人が複数おられた。

（5）ちなみに長女は、誠司さんが亡くなった直後、外出したとき、歩いている人がロボットに見えたという。「人が生きている」ということが、不思議に思えたとも話されていた。長女も強い悲嘆反応を経験していたことが察せられるが、父親を看取った後、すっかり力を落としてしまった母親に代わって葬儀を取り仕切り、実質的な喪主を務めたのは彼女だった。その後も彼女は、長く深い悲嘆に陥った母親を傍らで支えてきた。母親が父親を看取るまでの日々を「楽しかった」と表現することに違和感を抱いたとしても、理解できないことではない。

（6）インタビュー調査時、敏幸さんと調査担当者二名が向かい合って座ったテーブルの端には、写真立てに収められた純子さんの写真が飾られていた。敏幸さんは純子さんのことを、ずっと「この人」としか言わなかったが、そのときはいつも、その写真に視線をあてていた。

（7）柳原和子は、一九五〇年生まれのノンフィクション作家。一九九七年、卵巣がんに罹患していることが発覚。五年生存率二〇％と告げられるも、奇跡の生還を遂げる。その経験をもって著したのが、『がん患者学――長期生存を遂げた患者に学ぶ』（柳原 二〇〇〇）である。

「著書に『「在外」日本人』、『カンボジアの二十四色のクレヨン』（晶文社）、『「二十歳、もっと生きたい」』（編集、草思社）など。これまで、筋ジストロフィー、医療過誤、薬害エイズ訴訟などに深い関心をよせ、作品を発表してきた。自らが母と同じがんを患った三年間の体験を徹底的に記録し、同時に末期・再発・進行がんの長期生存者と現代日本のがん医療に警鐘をならす専門家にインタビューしたのが本書である」（柳原 二〇〇〇、より引用）。

それ以後も精力的に、がん医療や患者学、医療過誤等の問題に取り組んだが、二〇〇四年に再発、二〇〇八年に逝去した。
（8） 三週間に一回、検診を受けに病院に行く時は、敏幸さんも付き添って行っていた。その時に医療用麻薬の取り扱いの指導を受けたり、訪問看護に来てくれる担当の看護師と話をする機会があったりしたようだ。
（9） 後藤冨美子さんは、看取り経験豊富な介護者で、次章にて義母を看取った時の経緯を詳しく紹介する。本章では、初めて看取った人の予期悲嘆の探究をテーマにしているが、初めて看取った人の中では、後藤さんほど、末期の家族と暮らすことの大変さを、客観的に、しかも端的に表現している人がいない。引用する後藤さんの言葉は、本章のテーマの本質を損ねるものではなく、理解を深めるために必要だと判断したので引用した。
（10） 終末期の患者を自宅で看ている場合、主介護者の目の届きやすい部屋に病人を寝かせるのは、よくあることである。

第五章

（1） たとえば、Kagawa-Singer and Kassim-Lakha（2003）、Kehl（2005）、Kagawa-Singer（2011）を参照のこと。
（2） さらに、両家とも家柄の格は高かったが、戦中戦後の動乱期から、親が経済的に大変苦労してきたということや、親が社交的とは言えず、気楽に近所づきあいを楽しむことなど考えられない人柄であったことも共通している。
（3） このことについては、波平（二〇〇四）や、田原（二〇〇八）に詳しい。

第六章

（1） 祖母は、昭和三十七年生まれの麻里さんが小学校六年生の時に亡くなったということなので、昭和四十八－九年に亡くなったと考えられる。日本で病院死が自宅死を上回ったのは、昭和五十一（一九七六）年のことである。
（2） 精神科病棟の看護師の仕事内容については、西川（二〇〇七）が参考になる。

(3) 麻里さんが、例外的に家族の入院を知らせたいとこは、同時期に親の介護をしており、しかも、その親の入院先が依子さんと同じ病院だったため、隠せなかったそうだ。

(4) 麻里さんの両親は共に大正生まれで、親子の年齢差は三十七 - 八歳である。その兄弟であるおじおばたちと、麻里さんには、世代の差による価値観の違いが顕著であった。

(5) 麻里さんは、「がんだ！」と思ったが、実際には急性糖尿病だった。

(6) 内山史恵さんは、昭和二十二年生まれの主婦で、ロマンティック・ドール教室を自宅で主宰する人形作家でもある。内山さんは十年ほど前に、実家の母親の認知症が進み、父親ひとりで面倒を見るのが大変になったので、自宅に両親を引き取り介護を始めた。それからインタビュー調査時までの間に、両親を看取り、実家を整理し、末期がんの義母を看取り、調査時はくも膜下出血の発作で倒れ、重度の後遺症が残った夫の姉の世話をしていた。内山さんも、重篤な症状に陥った家族を二人同時に介護する経験を何度かしてきており、息つく暇なく看取りに至る介護と死後の後始末をしてきた状況は、上村さんと似ていた。

(7) この存在を、本論では今後「たましい」と呼ぶことにする。

(8) 死後に行くべき世界を、本書では今後「あの世」と呼ぶことにする。

(9) 仙台張子の松川だるまのこと。「仙台地方の旧家を訪ねると、神棚などに大小いくつかの達磨をずらりと並べ祀っているのを見かけることがあります。これが松川だるまで、藩政時代、伊達藩の松川豊之進が創作したものと言われています」(http://datemon.blog57.fc2.com/blog-category-16.html 二〇一一年十月二十四日閲覧)。

(10) 田原（二〇〇八）。本書に納められている聴き取りが実施されたのは、二〇〇一年から二〇〇七年までで、対象者数は全部で百二十一名だった。

(11) たまみさんは、母親の月命日に必ず墓参りに行くだけではなく、何かふと話したくなったら、お墓に行って話すという。麻里さんが、依子さんと母親の死後、鴨居にかけられていた歴代の遺影をはずし、小さなサイズにして、親しみやすい写真立てに入れて飾り直したことは、先に紹介した通り。つまり、依子さんは住空間の低い位置

（より日常生活に近い場所）に亡くなった人たちの居場所をつくり直していた。

第七章

（1）戦前の家制度下の家族については、小山（一九九一）、牟田（一九九六）に詳しい。
（2）ちなみに「死観」とは、死の問題に対して個々人が為す様々な意味づけを指す。金児が用いた死観尺度は、「苦しみと孤独」「浄福な来世」「無関心」「未知」「家族との別離」「勇気」「挫折」「自然な終焉」の八つの死観で構成されていた。
（3）たとえば坂本（一九九〇）、新村（一九九一）、柳谷（二〇一一）を参照のこと。
（4）二〇一三年の調査では、二〇〇八年より「家族」の回答率が二ポイント下がった。しかし、「子ども」と「愛情・精神」が各一ポイントずつ上昇している。「生命・健康・自分」も一ポイント下がったが、そちらは「金・財産」に一ポイント移行したと考えると、この五年間で国民が「一番大切と思うもの」の内容は、さほど変わっていないと考えてよいように思われる。
（5）この調査は一九八〇年から五年毎に行なわれており、第7回の二〇一〇年の調査は、日本及び、アメリカ・韓国・ドイツ・スウェーデンの五か国で実施された。調査対象者は、六十歳以上の男女個人（施設入所者は除く）で、各国とも千サンプル回収を原則とし、調査員による個別面談聴取調査が行なわれた。
（6）藤崎は、日本と韓国においても、単身世帯では「子ども」の他、「親しい友人・知人」「兄弟・姉妹」の回答率がわずかに高いことを指摘している。
（7）この調査では、子どもとの同居率の高い日本と韓国のみ、同居している子がいる場合といない場合に分けて、別居している子どもとの接触頻度を比較したデータもある。それによると、同居している子がいる世帯の方が、いない世帯よりも、別居している子の接触頻度は低くなっていた。しかし、同居している子がいない親世帯に、別居している子が接触する程度も、「ほとんど毎日」と「週に一回以上」を合わせても五六・五％で、依然として五ヶ国中最も低かった。

（8）たとえば、Thomese et al.（2005）, Jerrone, D., and G. C. Wenger（1999）, Steinhagen-Thiessen, E., and M.Borchelt（1999）を参照のこと。

（9）婚姻状況は、既婚者十一名、婚姻歴はあるが配偶者と死別した人が三十八名、婚姻歴のない人は四名で、配偶者と死別した女性が過半数を占めている。ちなみに、都市部の特別養護老人ホームは従来型施設であるのに対し、郡部の特別養護老人ホームはユニットケア施設であった。このユニットケア施設は、台所を中心に共同利用できるリビングと入居者のプライバシーが保たれる個室、趣味などで使用できるセミプライベート空間などで構成されており、そこに専属介護士が配置されている施設で、サービス付き高齢者住宅に類似する施設であった。

（10）たとえば落合ほか（二〇〇七a）、（二〇〇七b）、岩井・埴淵（二〇一〇）、ホリオカ（二〇一二）を参照のこと。

（11）二〇〇一年から二〇〇三年にアジア（中国、台湾、シンガポール、韓国、タイ、日本）で現地調査をした落合恵美子らは、「対象地域ではほとんどどこでも世帯を超えた親族のつながりが強く、どこまでが家族でどこからが親族なのか、切れ目が曖昧なほど密接な日常的交流がある」（落合ほか 二〇〇七a、一八）と、アジア諸国における家族の相互扶助機能の高さを指摘している。落合らは、そういった国々と比較していることを前提にしながら、「日本においても親族の役割は重要だが、他の社会に比べると目立って小さい」（落合ほか 二〇〇七b、二八九）と述べている。特に日本の高齢者については「高度経済成長期以降、公的年金制度が確立・充足して行くなかで、子どもから経済的に自立した生活を営める」人が増え、介護についても一九九〇年代以降、高齢者が利用できる公的制度が拡大し、二〇〇〇年には介護保険制度が始まるという流れのなかで、「子どもから自立した生活を志向する意識」が強まったと論じている（落合ほか 二〇〇七b、二九八）。

（12）この四ヶ国のなかで最も早く近代化を遂げた日本は、科学技術の発展の恩恵を享受し、いち早く他者に気兼ねすることなく自由に暮らせる生活環境を手に入れた。たとえば、様々な家電製品の開発と普及は家事の省力化をうながし、建築技術や冷暖房機器の改良によって居住空間は密閉されて快適になった。コンビニエンスストアやファーストフードで、必要最低限のものはだいたい何でも手軽に入手できる。近年のインターネットや携帯電話の普及は、だれとも直接顔を合わさずに、キーワード検索を使って自分が知りたい情報に簡単にアクセスし、外部サービスを手軽に利用することを可能にした。そのため、今のところ、ある程度経済力と情報収集力があれば、身近な人間関係や公的支援機関の支援を頼らなくても不自由なく暮らしていける人が多い。そのことが、相互扶助機能の全般的な低下の背景にあると考えられる（春日 二〇一〇、山極 二〇一二等を参照のこと）。

(13) たとえば常葉ほか（一九七九）、東京都立教育研究所（一九八三）、上薗（一九九四）、仲村（一九九四）、山岸・森川（一九九五）、兵庫・生と死を考える会（二〇〇三）、竹中ほか（二〇〇四）、兵庫・生と死を考える会（二〇〇五）、長崎県教育委員会（二〇〇五）、赤澤（二〇〇六）、舘野（二〇〇九）を参照のこと。

(14) たとえば佐藤・齊藤（一九九九）、兵庫・生と死を考える会（二〇〇五）を参照のこと。

(15) たとえば東京都立教育研究所（一九八三）、仲村（一九九四）、赤澤（二〇〇六）、舘野（二〇〇九）を参照のこと。

(16) たとえば山岸・森川（一九九五）、舘野（二〇〇九）を参照のこと。

(17) 管見によれば、国内では、高校生までの児童・生徒達の死別体験に関する悉皆調査は実施されていない。そもそも死別体験の調査には倫理的観点から反対する声も多く、ハードルが高いため小規模な調査であっても実施が非常に難しい。そこで、ここでは、数少ない調査研究の中から、全国的な傾向として捉えるには無理があるかもしれないが、比較的母数が大きく信頼性の高い調査研究を選んで紹介することにした。

(18) たとえば安藤ほか（二〇〇四）、中里（二〇〇六）を参照のこと。

(19) たとえば橋本ほか（一九九三）、荒井（一九九四）、田中ほか（二〇〇一）、隈部（二〇〇六）、鹿村ほか（二〇〇七）、富松・稲谷（二〇一二）を参照のこと。

(20) なお、堀江は、宗教を「信じる／信じない」と回答する時、想起される宗教のイメージは「教団」で、宗教は

「大切だ／大切ではない」と回答する時に想起される宗教のイメージは、葬儀などの「儀礼」だと解釈して、このように述べたことを明らかにしている。

(21) 石井研士は、終戦後継続的に実施された複数の世論調査の結果から、信仰の有無を問う質問の回答率を追い、戦後の日本人の宗教観の変化を概観している。それによると、終戦後間もない昭和二十年代（一九四五年から一九五五年）には、おおよそ六から七割が信仰有りと回答していたが、昭和三十年代に入ると目に見えて信仰有の回答率は下降してゆき、一九七五年頃にいったん下げ止まり、そこから三割代の時代がしばらく続く。しかし、じりじりとした低下は未だに続いており、二〇〇〇年代以降は二割代が続いている（石井 二〇〇七、一‐三二）。

(22) 田原は、百人余りの高齢者に会い聴き取りをして、気づかされたことの一つとして、「その地で生まれ、地を這うようにして生きて来た人々の中に代々の知恵が集積しているように思える」ということを挙げている（田原 二〇〇八、九）。さらに、二〇一四年には、主に広島県央の古老から聴き取った話を、『百姓と仕事の民俗――広島県央の聴き取りと写真を手がかりにして』として世に送り出している（田原 二〇一四）。

(23) たとえば、養老（二〇〇四）、養老（二〇一四）、養老・隈（二〇一四）を参照のこと。

(24) たとえば田原（二〇〇八、三三‐四三）、柳田（二〇一一、二四‐二八）、養老・隈（二〇一四、八‐九）を参照のこと。

(25) 介護を必要とする高齢者を支える家族介護者は、五十代以上から七十代の女性が大半を占めており、その下の世代は家族介護の主力とはなっていない（内閣府（二〇一四）『平成26年版高齢社会白書』二十五‐二十七頁）。

(26) 本書の二八頁の図、及び内閣府（二〇一四）『平成26年版高齢社会白書』三‐六頁を参照のこと。

(27) 江戸幕府は、家長に老親の看取りの責を担わせ、具体的な介護の心得を教育したほか、身内の者が病気や老衰により自力で生活できなくなった時、看病と看取りに専念するため休暇が取れる制度も整えていた（柳谷 二〇一一、八一‐九六）。このような幕府の方針は庶民層にもゆきわたり、家族の縁に恵まれない独り身の高齢者は、五人組など地域社会の相互扶助機能に委ねられた。ただ、いずれにしても、看取りの期間が長期に渡ると、世話する者たちにかかる負担は様々な問題を生んでいた。また、豊かな経済力を持ち、外部資源を利用できる富裕層と、そうではない階層とでは、看取りの様相に大きな差異が生じた（柳谷　二〇一一、一〇一－一〇七）。

(28)　たとえば春日（二〇〇一）、樋口（二〇〇八）、上野（二〇一一）を参照のこと。

(29)　このことについては、春日キスヨが次のように述べている。「「愛情中心」・「夫婦中心」・「子どもの教育中心」の核家族単位の結びつきを強調する「近代家族」は、もともと原理的には老親世代をそこから排出していくという性格を孕んでいた。そして、八〇年代以降、そうした性格が明確に顕在化し、高齢者が病に倒れたときに「家族」ケアを担う「家族とはだれであるか」が確定しがたくなっているのが現代日本の状況だといえよう」（春日　二〇〇一、十三）。

(30)　一九七五年当時、六五歳以上の高齢者は十四人に一人、七十五歳以上の高齢者は五十人に一人しかいなかった（本書の二八頁の図を参照のこと）。

(31)　一九八七年一月に亡くなった筆者の祖母も、晩年に認知症が進み、最後の三ヶ月は施設で預かってもらった。一九八三年頃、認知症の症状が現れはじめ、奇妙な行動が多くなってきた祖母に、どう対応すればよいのかわからず、病院や市役所など、色々なところに相談に行っていた母が、「家族がイジメたから、こうなったのではないか」と言われ、非常に傷つき、怒り、ショックを受けていたことを覚えている。

(32)　たとえば春日（二〇〇一）、上野（二〇一一）を参照のこと。

資料

（1）　本調査は、緩和医療関係者が実施した質問紙調査から派生した付帯研究であり、そもそも調査の機会を、医療関係者からいただいている。調査の実施に当たっては、平成二十年度日本ホスピス・緩和ケア研究振興財団の助成、及び医療法人社団爽秋会から多大なる御支援を賜った。

（2）　医療法人社団爽秋会の施設内の一室を貸していただいた。爽秋会関係者には、調査協力者の来訪中、関係者以外の者と顔を合わせることがないよう、ご配慮いただいた。なお、爽秋会の施設を選んだ四名のうち三名は、自宅に病人を抱えていた。残り一名は、当方が準備した場所（選択肢：二箇所）の内のひとつが、その人にとって愛着のある地域にあったことが決め手となった。

（3）どうしても調査協力者の都合と、調査担当者の都合が合わなかった時は、調査担当者一名で調査を実施した。

（4）「傾聴」の程度であるが、最終的に、調査担当者は最初に質問をした後、非言語的な反応（相槌や表情など）で話者の話を聴いていることを示しはするが、言葉はほとんど差しはさまず、話者の話の流れをさえぎらないようにした。話者の話が、調査項目から脱線して行っても関心をもって聴き続け、話者が自分から本題に戻るのを待った。また、話者の話すペースが遅く、言葉が途切れたり、沈黙が続いたりしても、話者が口を開くのを待ちつづけるというところに落ち着いた。

（5）調査担当者は、一回九十分程度という時間制限に留意しながら調査を行なおうとしたが、多くの調査協力者は、時間を超過しても話を止めようとせず、調査を続けることを強く望んだ。調査協力者にとって侵襲的な面接になることを懸念し、当初はどう対応すべきか悩んだが、白石美佐子さんの亡き娘さんを想う言葉が、筆者の先入観を突き崩した。

白石さんは、本調査のきっかけとなった患者（夫）を看取る前に、次女（享年二十歳）を悪性黒色腫で亡くしていた。脳転移のせいで、最後はまぶたも自力で閉じられない状態になったという。白石さんは、初対面の挨拶をすると、夫のことではなく、次女の話を始められた。筆者は、白石さんの明るく女性らしい雰囲気にそぐわない、あまりにも過酷な体験を知るや、驚きとショックで泣き出してしまった。その時、白石さんも泣きながら、慈愛に満ちた表情で、「わたし、ずっと良ちゃんのこと、話したかったの」とおっしゃった。

筆者はそれまで、心のどこかで、調査協力依頼に応じて下さったとはいえ、悲しい記憶を思い出させるような調査に協力させることに対して後ろめたさを感じていた。しかし、白石さんの「ずっと話したかった」という言葉に、自分の考えが一面的で、浅薄だったことに気づかされた。白石さんは、次女が「どんなに可愛い娘だったか」、

「どんなにいい子だったか」、「良ちゃんの早過ぎる死が、遺された家族のきずなをどれだけ強くしたか」、アルバムを開き、思い出の残るものを見せてくださりながら、長い時間お話しくださった。次女との記憶——あるいは物語——を話す中で、当時の御主人の行動を思い出し、気持ちを汲んだり、反省したり、いたわったりしておられた。ひとしきり次女の思い出話が終わると、お昼ご飯を手早く用意して下さった。すすめられるままに昼食を頂いている時に、調査の本題である、ご主人の病気の発症から看取りまでの経緯を、話しはじめられた。

調査協力者は、調査依頼者の思惑を超えて、話したいことをもっておられる。それを十分聴き取ってからでないと、本当の意味で、依頼した趣旨の調査を進めることはできないのだということを知った、貴重な体験だった。

その日以降、筆者は、調査協力者の精神状態がある程度安定していると判断できた場合は、その意向を尊重し、制限時間のしばりも緩めることに決めた。

(6) 侵入的な反すうが認められる否定的な感情や思考は、悲嘆反応のひとつと考えられる。そういった否定的感情や思考は、共感的に受けとめてくれる聴き手に出会ったり、時間をかけて新たな日常性を獲得して行ったりするなかで別の視点を得、変容し、沈静化することが多いが、沈静化しない場合は、複雑性悲嘆が疑われる。複雑性悲嘆経験者との対話内容には守秘義務が発生するとの倫理的判断から、否定的感情や思考の侵入的反すうが見られた対話内容は、ノートに転記するデータの中から除外した。

(7) 中間発表は、計三回行なった。「ターミナルケアを考える——PCUで家族を見送った遺族の経験談より」(二〇〇八年十一月二十一日発表)、「ご遺族からのメッセージ——岡部医院遺族調査より」、および「現代人の死生観1——愛娘を看取ったAさんのこころの軌跡」(二〇〇九年六月十二日発表)、「グリーフケアを考える——ある父親の日記によせて」(二〇〇九年十月十日発表)である。

(8) 介護経験の豊富な人は、経験知を拠りどころにして、終末期介護にまつわる様々な問題に対処していることが多い。したがって、本調査のきっかけとなった患者以外の家族(近親者)を介護したときの経緯や、看取りまでの経緯を詳しく聴くことになったケースもあった。ただ、それらは本調査の実施中に派生的に聴き取れた体験談であり、聴き取った内容の質や量にかなりの差異がある。そのため、基本情報のなかにそれらの体験談の内容に関する情報は含めないことにする。

(9) ただ、個人主義が浸透し、地域コミュニティの在り方が問われはじめて久しい大都市圏では、二〇〇〇年代後半から、グリーフケアへの関心が高まり、自ら「ケア」を求めてアクションを起こす人々の増加が顕著になった。(桐原編 二〇一〇、七六、一二一–一二三)。仙台にも様々な規模の遺族会はあるが、調査当時(二〇〇八年度)、知名度はそれほど高くなかった。本調査の協力者の中では、在宅ホスピス関係の遺族二名が、在宅ホスピスの看護師がボランティアで毎月一回行なっている遺族会に参加していた。

(10) 本書では「医療への意見と要望」について多くは扱わず、機会を改めて論文化する予定である。

参考文献

【和文・五十音順】

相澤出（二〇〇九）「地域で生き、地域で最期を迎える」岡部健編『在宅緩和医療・ケア入門』薬ゼミ情報教育センター、三六－四四頁。

相澤出（二〇一三）「医療過疎地域における在宅緩和ケアの展開――宮城県登米市における在宅療養支援診療所の試みから」『社会学研究』第九二号、九一－一一三頁。

赤澤輝和・森田達也（二〇一〇）「遺族からみた終末期がん患者の負担感に対する望ましいケア」運営委員会編『遺族によるホスピス・緩和ケアの質の評価に関する研究』財団法人日本ホスピス・緩和ケア研究振興財団、七五－七九頁。

赤澤正人（二〇〇六）「児童の死の概念に関する研究」『臨床死生学』第一一巻、二四－三三頁。

有吉佐和子（一九七二）『恍惚の人』新潮社。

アンガーソン、C　平岡公一・平岡佐智子訳（一九九九）『ジェンダーと家族介護――政府の政策と個人の生活』光生館。

朝日新聞社（二〇一一）「朝日新聞全国世論調査詳報――2009年9－10月郵送調査（日本人の死生観）」『ジャーナリズム』二四八号、一〇七－一八八頁。

荒井保男（一九九四）「老年期と死」荒井保男・星薫編著『老年心理学』放送大学出版　一七四－一九六頁。

安藤清志・松井豊・福岡欣治（二〇〇四）「近親者との死別による心理的反応――予備的検討」『東洋大学社会学紀要』第四一巻第二号、六三－八三頁。

安藤泰至・高橋都責任編集（二〇一二）『終末期医療』丸善出版。

猪飼周平（二〇一〇）『病院の世紀の理論』有斐閣。

井口高志（二〇〇七）『認知症家族を生きる――新しい認知症ケア時代の臨床社会学』東信堂。

石井研士（二〇〇七）『データブック現代日本人の宗教　増補改訂版』新曜社。

石井容子・宮下光令・佐藤一樹（二〇一一）「遺族、在宅医療、福祉関係者からみた、終末期がん患者の在宅療養において家族介護者が体験する困難に関する研究」『日本がん看護学会誌』第二五巻第一号、二四－三六頁。

板橋春夫（二〇一〇）『生死――看取りと臨終の民俗／ゆらぐ伝統的生命観』社会評論社。

伊藤美也子（一九九七）「がん患者の療養における配偶者の情緒体験と悲嘆作業」『日本赤十字看護大学紀要』第一一巻、六八－七四頁。

井藤美由紀（二〇〇四）「答志の土葬――死別後の悲嘆に関する一考察」大阪大学大学院文学研究科修士論文（未公刊）。

井藤美由紀（二〇〇八）「「生と死の教育」を考える――生活に根ざした伝統的死生観から」『ホスピスケアと在宅ケア』第一六巻第一号、二九－三八頁。

井藤美由紀・田代志門（二〇〇八）「在宅ターミナルケアを阻害する要因――緩和ケア病棟を選択した遺族に対するインタビュー調査の概要」平成19年度財団法人ファイザーヘルスリサーチ振興財団国内共同研究助成事業成果報告（未公刊）。

井藤美由紀（二〇〇九）「死別の悲しみとそのかなた」清水哲郎監修、岡部健・竹之内裕文編『どう生き　どう死ぬか――現場から考える死生学』弓箭書院、二〇五－二二三頁。

井藤美由紀（二〇一二）「亡き人との〈絆〉と宗教の力」『論集』第三九号、八三－一〇二頁。

稲葉昭英（二〇一一）「第二章基本属性」『平成22年度「第7回高齢者の生活と意識に関する国際比較調査」結果（全体版）』http://www8.cao.go.jp/kourei/ishiki/h22/kiso/zentai/pdf/3-2.pdf（二〇一四年九月十四日閲覧）。

岩井紀子・埴淵知哉編『データで見る東アジアの健康と社会――東アジア社会調査による日韓中台の比較3』ナカニシヤ出版。

岩崎朗子・池田紀子・石川利江・鈴木真理子・田村正枝（二〇〇二）「がん患者の心理的ケアに関する研究：がん告知に対する医療者・患者の認識及び看護婦の役割について」『長野県看護大学紀要』第四巻、八五－九三頁。

上野千鶴子（二〇〇七）『おひとりさまの老後』文春文庫。

上野千鶴子（二〇〇九）『男おひとりさま道』文春文庫。

上野千鶴子（二〇一一）『ケアの社会学――当事者主権の福祉社会へ』太田出版。

上野千鶴子・古市憲寿（二〇一一）『上野先生、勝手に死なれちゃ困ります――僕らの介護不安に答えてください』光文社新書。

上野千鶴子・小笠原文雄（二〇一三）『上野千鶴子が聞く、小笠原先生、ひとりで家で死ねますか？』朝日新聞社。

大井妙子（二〇一一）「児童期における死と生の理解に関する研究の展望――発達的変化および関連する要因について――」『九州大学心理学研究』第一二巻、八七－九五頁。

大岡頼光（二〇〇四）『なぜ老人を介護するのか――スウェーデンと日本の家と死生観』勁草書房。

大倉得史（二〇〇八）『語り合う質的心理学――体験に寄り添う知を求めて』ナカニシヤ出版。

大出春江（二〇〇七）「在宅の看取りと家族」山岸健編『社会学の饗宴Ⅰ 風景の意味――理性と感性』三和書籍。

大西秀樹（二〇〇九）「がん患者家族へのアプローチ」『精神神經學雜誌（Psychiatria et neurologia Japonica）』第一一一巻一号、七九－八四頁。

大本圭野（一九八八）「寝たきり老人の在宅介護と家計構造(1)」『季刊――社会保障研究』第二四巻第二号、二〇五－二二〇頁。

岡部健（二〇〇九）「在宅緩和ケアの必要性」岡部健編『在宅緩和医療・ケア入門』薬ゼミ情報教育センター、八－一七頁。

岡部健・相澤出（二〇一二）「看取りの文化を創る」『Medico』第四二巻第一号、八－一〇頁。

岡部健・相澤出・竹之内裕文（二〇〇九）「在宅ホスピスの現場から――臨床死生学という課題」清水哲郎監修　岡部健・竹之内裕文編『どう生きどう死ぬか――現場から考える死生学』弓箭書院、一三－二七頁。

岡部健・相澤出・竹之内裕文・桐原健真（二〇〇八）「日本社会における「死の文化」変容――在宅ホスピスの現場から見えてくるもの」『公衆衛生』第七二巻六号、四八三－四八九頁。

岡本拓也・安藤満代（二〇一〇）「遺族からみた終末期がん患者に対する宗教的ケアの必要性と有用性」運営委員会編『遺族によるホスピス・緩和ケアの質の評価に関する研究』財団法人日本ホスピス・緩和ケア研究振興財団、八〇－八五頁。

小川洋子・河合隼雄（二〇一一）『生きるとは、自分の物語をつくること』新潮文庫。

小此木啓吾（一九七九）『対象喪失』中央公論社。

奥野修司（二〇一三）『看取り先生の遺言――がんで安らかな最期を迎えるために』文藝春秋。

長田進（二〇〇五）「都市圏設定に関する一考察――日本・アメリカ合衆国・英国の定義を比較する」『慶応義塾大学日吉紀要社会科学』第一六号、一五－二八頁。

落合恵美子（二〇〇〇）『近代家族の曲がり角』角川書店。

落合恵美子（二〇〇四）『21世紀家族へ――家族の戦後体制の見かた・超えかた［第三版］』有斐閣、（初版は一九九四年発行）。

落合恵美子・山根真理・宮坂靖子（二〇〇七a）「序章　アジアの家族とジェンダーを見る視点――理論と方法」落合恵美子・山根真理・宮坂靖子編『アジアの家族とジェンダー』勁草書房。

落合恵美子・山根真理・宮坂靖子（二〇〇七b）「結章　アジアの家族とジェンダーの地域間比較」落合恵美子・山根真理・宮坂靖子編『アジアの家族とジェンダー』勁草書房。

垣添忠生（二〇〇九）『妻を看取る日――国立がんセンター名誉総長の喪失と再生の記録』新潮社。

葛西好美（二〇〇七）「末期がん患者を家で看取る家族の心理状態――過去10年間の文献レビュー」医療看護研究、第三巻第一号、一〇九－一一三頁。

春日キスヨ（二〇〇一）『介護問題の社会学』岩波書店。

春日キスヨ（二〇一〇）『変わる家族と介護』講談社現代新書。

金子絵里乃（二〇〇九）『ささえあうグリーフケア――小児がんで子どもを亡くした15人の母親のライフストーリー』ミネルヴァ書房。

金児暁嗣（一九九四）「大学生とその両親の死の不安と死観」『大阪市立大学文学部紀要』第四六巻、五三七－五六四頁。

金児恵（二〇〇六）「家族やペットとの死別体験が死観・宗教観・生命観に及ぼす影響」次世代死生学論集編集委員会編『次世代死生学論集』東京大学大学院人文社会系研究科、二三三－二四一頁。

金本良嗣・徳岡一幸（二〇〇二）「日本の都市圏設定基準」『応用地域学研究』第七巻、一－一五頁。

上薗恒太郎（一九九四）「子どもの死の判断における年齢ごとのカテゴリの類似性」『長崎大学教育学部教育科学研究報告』第四五巻、一一－二五頁。

河合隼雄（一九九二）『対話する生と死』潮出版。

河合隼雄・柳田邦男（二〇〇二）『心の深みへ――「うつ社会」脱出のために』講談社。

川島大輔（二〇〇五）「老年期の死の意味づけを巡る研究知見と課題」『京都大学大学院教育学研究科紀要』第五一巻、二四七－二六一頁。

川島大輔（二〇〇六）「老年期にある浄土真宗門信徒の死への態度と宗教性」『京都大学大学院教育学研究科紀要』第五二巻、二六六－二七九頁。

川島理恵・行岡哲男（二〇一一）「救急現場における「看取り」のあり様」『Medico』第四二巻第一号、四－七頁。

がん患者会調査研究委員会（二〇〇六）「「がん難民」数の推計」『政策提言 Volume5　がん患者会調査報告――「が

ん難民」解消のために』https://www.hgpi.org/handout/2010-04-16_34_317692.pdf（二〇一三年五月二六日閲覧）。

岸本寛史（一九九九）『癌と心理療法』誠信書房。

北野綾（二〇〇五）「ホスピス外来に通院するがん患者とともに生きる家族の体験の意味」『日本看護科学会誌』第二五巻第二号、一二－一九頁。

桐原健真編（二〇一〇）『東北大学臨床死生学研究報告』東北大学臨床死生学研究会。

茎津智子・小林千代・井上由紀子・岩本喜久子・岡田洋子・工藤悦子（二〇〇九）「小学生を持つ親が子どもと「死」について話すことの意識と実態」『天使大学紀要』第九巻、八一－九二頁。

國森康弘（二〇一二）『いのちつぐ「みとりびと」』全四巻、農山漁村文化協会。

隈部知更（二〇〇六）「日本人の死生観に関する心理学的基礎研究――死への影響に及ぼす4要因についての分析」『健康心理学研究』第一九巻、一〇－二四頁。

倉石あつ子（二〇〇〇）「嫁の看取り――介護と看護」『フォーラム』第一八巻、四七－六五頁。

厚生労働省（二〇〇七）「がん対策推進基本計画」http://www.mhlw.go.jp/shingi/2007/06/dl/s0615-1a.pdf#search=%E3%81%8C%E3%82%93%E5%AF%BE%E7%AD%96%E5%9F%BA%E6%9C%AC%E6%B3%95+2004（二〇一四年八月二一日閲覧）。

厚生労働省（二〇一〇）「終末期医療に関する調査概要」第一回終末期懇談会 http://www.mhlw.go.jp/stf/shingi/2r9852000000yp23-att/2r9852000000ypwi.pdf（二〇一四年八月二一日閲覧）。

厚生労働省（二〇一三）『人口動態統計（確定数）統計表』http://www.e-stat.go.jp/SG1/estat/GL08020103.do?_toGL08020103_&listID=000001108739&requestSender=estat（二〇一四年七月二〇日閲覧）。

郷堀ヨゼフ・細江容子・シコラ・ヤン・得丸定子（二〇〇九）「介護施設における高齢者の社会的ネットワーク――介護理念・地域性・家族関係・性別等による影響の観点から」『教育実践学論集』第一〇巻、一五九－一七〇頁。

国立社会保障・人口問題研究所（二〇一二）『日本の将来推計人口（平成二四年一月推計）――平成23（2011）年～

平成72（2060）年――結果の概要』http://www.ipss.go.jp/syoushika/tohkei/newest04/gh2401.pdf（二〇一三年八月十三日閲覧）。

小林秀幸（二〇〇九）「医療と介護の『絆』を考える――行政の立場から」http://ro-sen.jp/sympo/32-1.pdf（二〇一〇年六月十八日閲覧）。

小林裕美（二〇〇五）「在宅ターミナル療養者を看取る家族の思いと訪問看護師の支援――主介護者側から見た視点で」『日本赤十字九州国際看護大学 intramural research report』第三巻、七七－九〇頁。

小林裕美（二〇〇八）「ターミナルケアにおける予期悲嘆（anticipatory grief）の定義に関する文献的考察」『日本在宅ケア学会誌』第一二巻一号、六二－六八頁。

小林裕美・森山美知子（二〇一〇）「在宅で親や配偶者の看取りを行う介護者の情緒体験と予期悲嘆」『日本看護科学会誌』第三〇巻四号、六一－一六頁。

古村和恵・宮下光令・木澤義之・川越正平・秋月伸哉・山岸暁美・的場元弘・鈴木聡・木下寛也・白髭豊・森田達也・江口研二（二〇一一）「進行がん患者と遺族のがん治療と緩和ケアに対する要望――821名の自由記述からの示唆」『Palliative Care Research』第六巻二号、二三七－二四五頁。

古村和恵・森田達也・赤澤輝和・三條真紀子・恒藤暁・志真泰夫（二〇一二）「迷惑をかけてつらいと訴える終末期がん患者への緩和ケア――遺族への質的調査からの示唆」『Palliative Care Research』第七巻一号、一四二－一四八頁。

小山静子（一九九一）『良妻賢母という規範』勁草書房。

近藤功行・小松和彦（二〇〇八）『死の儀法――在宅死に見る葬の礼節・死生観』ミネルヴァ書房。

斎藤清二・岸本寛史（二〇〇三）『ナラティブ・ベイスト・メディスンの実践』金剛出版。

坂井さゆり・宮坂道夫（二〇〇八）「欧州におけるホスピス・緩和ケアの概念と倫理的問題」『生命倫理』第一八巻第一号、六六－七四頁。

坂口幸弘（二〇一〇）『悲嘆学入門――死別の悲しみを学ぶ』昭和堂。

坂本佳鶴恵（一九九〇）「扶養規範の構造分析――高齢者意識の現在」『家族社会学研究』第二巻、五七－六九頁。

桜井厚・小林多寿子編（二〇〇五）『ライフストーリー・インタビュー――質的研究入門』せりか書房、一二九－一八三頁。

桜井厚・山田富秋・藤井泰編（二〇〇八）『過去を忘れない――語り継ぐ経験の社会学』せりか書房。

桜井恭二編（二〇一四）「追録　講演「あなたは病院で死にますか?」」『故岡部健先生　追悼緊急シンポジウム報告集「医師岡部健が最後に語ったこと」』心の相談室（非売品）。

佐藤智編集代表　鈴木荘一・村松静子編集委員　平原佐斗司編集幹事（二〇〇八）『明日の在宅医療　第三巻在宅での看取りと緩和ケア』中央法規出版株式会社。

佐藤比登美・齋藤小雪（一九九九）「現代の子どもの死の意識に関する研究」『小児保健研究』第五八巻第四号、五一五－五二六頁。

佐藤まゆみ・増島麻里子・柴田純子・神間洋子・櫻井智穂子・眞嶋朋子・小坂美智代・伊藤道子・本田彰子（二〇〇六）「終末期がん患者を抱える家族員の体験に関する研究」『千葉看護学会会誌』第一二巻一号、四二－四九頁。

三條真紀子（二〇一〇）「終末期のがん患者を介護した遺族の介護経験の評価と健康関係ＱＯＬ」「遺族によるホスピス・緩和ケアの質の評価に関する研究」運営委員会編『遺族によるホスピス・緩和ケアの質の評価に関する研究』財団法人日本ホスピス・緩和ケア研究振興財団、一二三－一二八頁。

鹿村眞理子・高橋ゆかり・柴田和恵（二〇〇七）「中高年の死に対する態度――性、年齢、職業による違い」『日本看護学会論文集　看護総合』第三八巻、一七二－一七四頁。

繁澤弘子・安藤祥子・前川厚子（二〇〇六）「高齢な終末期がん患者と家族の在宅における療養体験」『日本看護医療学会雑誌』第八巻一号、三一－三九頁。

柴田純子・佐藤禮子（二〇〇七）「在宅終末期がん患者を介護している家族員の体験」『千葉看護学会会誌』第一三巻

一号、一一八頁。

柴田純子・佐藤まゆみ・増島麻里子・泰圓澄洋子・眞嶋朋子・櫻井智穂子・小坂美智代（二〇一一）「日本における終末期がん患者を抱える家族員の体験」『千葉看護学会会誌』第一六巻二号、一九－二六頁。

信濃毎日新聞社文化部（二〇一〇）『大切な人をどう看取るのか――終末期医療とグリーフケア』岩波書店。

島薗進（二〇〇三）「死生学試論（一）」『死生学研究』二〇〇三年春号、一二－三五頁。

島薗進（二〇〇七）『スピリチュアリティの興隆――新霊性文化とその周辺』岩波書店。

島薗進（二〇一一）「死生学を臨床現場に活かす」『Medico』第四二巻第一号、一－三頁。

島薗進（二〇一二a）『日本人の死生観を読む――明治武士道から「おくりびと」へ』朝日新聞出版。

島薗進（二〇一二b）『現代宗教とスピリチュアリティ』弘文堂。

清水健史（二〇〇四）「がん患者の家族に対する心理的援助――悲嘆から回復した遺族の介護体験の分析」『淑徳大学大学院研究紀要』第一一巻、一〇五－一二三頁。

清水哲郎編（二〇〇七）『高齢社会を生きる――老いる人／看取るシステム』東信堂。

清水哲郎監修　岡部健・竹之内裕文編（二〇〇九）『どう生きどう死ぬか――現場から考える死生学』弓箭書院。

清水哲郎（二〇一一）「臨床死生学の現場を訪ねて」『Medico』第四二巻第一号、一七－二二頁。

ジャンケレヴィッチ、V　仲澤紀雄訳（一九七八）『死』みすず書房。

新城拓也（二〇一一）「遠くから来た親戚」『緩和ケア医新城拓也のブログ　Dr.Takuya の心の映像』http://drpolan.cocolog-nifty.com/blog/2011/07/post-f23b.html（二〇一三年五月二〇日閲覧）。

新村拓（一九九一）『老いと看取りの社会史』法政大学出版局。

新村拓（二〇〇一）『在宅死の時代――近代のターミナルケア』法政大学出版局。

末木文美士（二〇〇八）「死者から出発する哲学」『THE LUNG perspectives』第一六巻第四号、九三－九六頁。

杉井潤子（二〇〇六）「祖父母と孫との世代間関係――孫の年齢による関係性の変化」『奈良教育大学紀要』第五五巻

第一号、一七七－一八九頁。

杉万俊夫（二〇〇七）「人間科学――当事者と研究者の協同的実践」『家族療法研究』第二四巻第三号、三－七頁。

杉万俊夫（二〇〇九）「人間科学における主観的言説の重要性」『集団力学』第二六巻、一－一三頁。

鈴木荘一（二〇一一）『ひとはなぜ、人の死を看とるのか』人間と歴史社。

仙台都市圏広域行政推進協議会（発行年不明）「仙台都市圏のプロフィール」http://www.sendaitoshiken.jp/syokai/index.html（二〇一二年二月二五日閲覧）。

大坊郁夫（二〇〇三）「社会的スキル・トレーニングの方法序説――適応的な対人関係の構築」『対人社会心理学研究』第三号、一－八頁。

鷹田佳典（二〇一二）『小児がんを生きる――親が子どもの病いを生きる経験の軌跡』ゆみる出版。

竹中和子・藤田アヤ・尾前優子（二〇〇四）「幼児の死の概念」『看護学統合研究』第五巻二号、二四－三〇頁。

竹之内裕文（二〇〇七）「「看取りの文化」の再構築へ向けて――間へのまなざし」清水哲郎編『高齢社会を生きる――老いる人／看取るシステム』東信堂、九五－一一六頁。

田代志門（二〇一三）「病院勤務医のがん患者への予後告知の現状――在宅緩和ケア遺族調査から」『緩和ケア』第二三巻第五号、四一一－四一五頁。

舘野知都（二〇〇九）「児童の死の概念」『作新学院大学人間文化学部紀要』第七巻　八一－九六頁。

田中愛子・後藤正幸・岩本晋・李恵英・杉洋子・金山正子・奥田昌之・國次一郎・芳原達也（二〇〇一）「青年期および壮年期の「死に関する意識」比較研究」『山口医学』第五〇巻、六九七－七〇四頁。

谷村千華・松尾ミヨコ・平松喜美子（二〇〇二）「患者の死にゆくプロセスを共に歩んだ家族の体験に関する質的研究――告知を拒否した状況下における家族の体験」米子医学雑誌、第五三巻五号、二四四－二五三頁。

谷村千華・松尾ミヨ子・平松喜美（二〇〇四）「終末期がん患者へのがん告知を拒否した家族の体験」『日本がん看護学会誌』第一八巻二号、三八－四六頁。

田原開起（二〇〇八）『死と生の民俗――産湯に始まり、湯灌で終わる』近代文芸社。

田原開起（二〇一四）『百姓と仕事の民俗――広島県央の聴き取りと写真を手がかりにして』未来社。

丹下智香子（二〇〇四）「青年前期・中期における死に対する態度の変化」『発達心理学研究』第一五巻第一号、六五－七六頁。

長聡子・川本理恵子・永松有紀・阿南あゆみ・竹山ゆみ子・金山正子（二〇〇八）「がん患者の家族に関する看護研究の動向と課題」『産業医科大学雑誌』第三〇巻二号、一九七－二一三頁。

常葉恵子・伊東和子・岡田洋子・岡堂哲雄（一九七九）「児童期における死の概念の発達」『聖路加看護大学紀要』第六巻、三一－四一頁。

寺崎明美・小原泉・山子輝子・間瀬由記・林洋一（一九九九）「高齢女性の配偶者死別における悲嘆と影響要因」『老年精神医学雑誌』第一〇巻二号、一六七－一八〇頁。

土居健郎（一九七二）『「甘え」の構造』弘文堂。

東京都立教育研究所（一九八三）「子供の「生と死」に関する意識の研究」東京都立教育研究所相談部児童生徒研究室。

統計数理研究所（二〇〇九）「集計結果 #2.7 一番大切なもの（時系列結果）」『日本人の国民性調査』http://www.ism.ac.jp/kokuminsei/table/data/html/ss2/2_7/2_7_all.htm（二〇一四年一一月一日閲覧）。

統計数理研究所（二〇〇九）「集計結果 #2.7 一番大切なもの（調査実施回別結果）」『日本人の国民性調査』http://www.ism.ac.jp/kokuminsei/table/data/html/ss2/2_7/2_7_20132.htm（二〇一四年一一月一日閲覧）。

東洋大学（二〇〇四）『第十七回　現代学生百人一首』。

得丸定子・吹山八重子（二〇〇五）「悲嘆を伴う死別に関する意識調査――小・中・高等学校の児童・生徒を対象として」『日本家庭科教育学会誌』第四七巻第四号、三五八－三六七頁。

富松梨花子・稲谷ふみ枝（二〇一二）「死生観の世代間研究」、『久留米大学心理学研究』第一一号、四五－五四頁。

内閣府（二〇一一）『平成22年度「第7回高齢者の生活と意識に関する国際比較調査」結果（全体版）』http://www8.cao.go.jp/kourei/ishiki/h22/kiso/zentai/pdf/1.pdf（二〇一四年九月一四日閲覧）。

内閣府（二〇一四）『平成26年版高齢社会白書（全体版）（PDF形式）』http://www8.cao.go.jp/kourei/whitepaper/w-2014/zenbun/26pdf_index.html（二〇一四年七月二〇日閲覧）。

中井久夫（一九八五）「ジル・ドゥ・ラ・トゥレット症候群の少年の長期治療について」『臨床心理学事例研究』第一二号、七四－八一頁。

中川敦（二〇一二）「第5章　遠距離介護と同居問題――「なぜ?」はどのように語られるのか」三井さよ・鈴木智之編『ケアのリアリティ――境界を問いなおす』法政大学出版局。

中川雅子・小谷亜季・笹川寿美（二〇〇八）「日本における終末期がん患者の家族のケアに関する文献的考察」『京都府立医科大学看護学科紀要』第一七号、一一－二一頁。

中里和弘（二〇〇六）「青年期における祖父母との死に対する認識と死別反応についての検討」『生老病死の行動科学』第一一巻、一一－二〇頁。

中西泰子（二〇〇九）『若者の介護意識――親子関係とジェンダー不均衡』勁草書房。

中西正司・上野千鶴子（二〇〇三）『当事者主権』岩波新書。

中村喜美子・大西和子（二〇〇六）「大学病院に入院する終末期がん患者の家族の思いに関する研究」『三重看護学誌』第八巻、二一－三一頁。

仲村照子（一九九四）「子どもの死の概念」『発達心理学研究』第五巻第五号、六一－七一頁。

波平恵美子（二〇〇四）『日本人の死のかたち――伝統儀礼から靖国まで』朝日新聞社。

ニーメヤー、R・A著　鈴木剛子訳（二〇〇六）『〈大切なもの〉を失ったあなたに――喪失をのりこえるガイド』春秋社。

ニーマイアー、R・A編　富田拓郎・菊池安希子監訳（二〇〇七）『喪失と悲嘆の心理療法――構成主義による意味の探究』金剛出版。

西川勝（二〇〇七）『ためらいの看護――臨床日誌から』岩波書店。

日本医療政策機構「あなたの思いを聞かせてください！がん対策に関するアンケート調査結果報告」（厚生労働省平成22年度がん対策評価・分析事業）http://ganseisaku.net/pdf/inquest/gantaisaku.pdf（二〇一三年五月二六日閲覧）。

日本ホスピス緩和ケア協会「WHO（世界保健機関）の緩和ケアの定義」http://www.hpcj.org/what/definition.html（二〇一三年五月二六日閲覧）。

野田正彰（一九九二）『喪の途上にて――大事故遺族の悲哀の研究』岩波書店。

橋本篤孝・中村公美・柳井美香・横内敏郎・鶴田千鶴（一九九三）「死に対する態度は加齢とともにどうかわってくか」『老年精神医学雑誌』第四巻第一号、五一－五八頁。

早坂裕子（二〇〇六）「がん患者の在宅ターミナルケアが直面する諸問題」『季刊社会保障研究』第四二巻二号、一七四－一八四頁。

樋口恵子（二〇〇八）「家族のケア――家族へのケア」上野千鶴子・大熊由紀子・大沢真理・神野直彦・副田義也編『家族のケア――家族へのケア』岩波書店。

兵庫・生と死を考える会（二〇〇三）「幼児・児童の死生観についての発達段階に関する意識調査」財団法人二一世紀ヒューマンケア研究機構平成一五年度助成研究報告。

兵庫・生と死を考える会（二〇〇五）「子どもの成長に寄与する「いのち」の教育のあり方」www.hyogo-c.ed.jp/~inochi/pdf/0/2005_1.pdf（二〇一四年六月二二日閲覧）。

平山正実／A・デーケン編（一九八六）『身近な死の経験に学ぶ』春秋社。

平山正実（一九九七）「死別体験者の悲嘆について」松井豊編『悲嘆の心理』サイエンス社。

広井良典（二〇〇〇）『ケア学―越境するケアへ』医学書院。

広井良典（二〇〇九）『コミュニティを問いなおす――つながり・都市・日本社会の未来』筑摩新書。

藤崎宏子（二〇一一）「第三章家族生活」『平成22年度「第7回高齢者の生活と意識に関する国際比較調査」結果（全体版）』http://www8.cao.go.jp/kourei/ishiki/h22/kiso/zentai/pdf/3-3-6-1.pdf（二〇一四年九月十四日閲覧）。

フロイト、S　井村恒郎・小此木啓吾他訳（一九七〇）「悲哀とメランコリー」『フロイト著作集6』人文書院。

ホーランド、J・C／J・H・ローランド編集　河野博臣・濃沼信夫・神代尚芳監訳（一九九三）『サイコオンコロジー――がん患者のための総合医療　3』メディサイエンス社。

堀井たづ子・光木幸子・嶌田理佳・大西小百合（二〇〇八）「在宅療養中の終末期がん患者を看病する家族の心情と療養支援に関する質的研究」『京都府立医科大学看護学科紀要』第一七巻、四一―四八頁。

堀江宗正（二〇一四）「日本人の死生観をどう捉えるか――量的調査を踏まえて」http://repository.dl.itc.u-tokyo.ac.jp/dspace/bitstream/2261/55822/1/Horie_201404.pdf（二〇一四年一〇月二八日閲覧）。

ホリオカ、C・Y（二〇一二）「不況期・老後における家族内の助け合いの国際比較」『家族社会学研究』第二四巻第一号、一九―二五頁。

毎日新聞社人口問題調査会（一九九四）『第二二回家族計画世論調査』毎日新聞社。

円山誓信（一九九五）「死の医療化とターミナル・ケア」黒田浩一郎編『現代医療の社会学――日本の現状と課題』世界思想社、二四五―二六二頁。

円山誓信（一九九一）「ホスピスの歴史」黒岩卓夫編『宗教学と医療』弘文堂、三―一一九頁。

三井さよ・鈴木智之編（二〇一二）『ケアのリアリティ――境界を問いなおす』法政大学出版局。

牟田和恵（一九九六）『戦略としての家族』新曜社。

村上智彦（二〇一三）『医療にたかるな』新潮社。

村瀬孝生（二〇一一）『看取りケアの作法』雲母書房。

森謙二（一九九四）「最近の家族論の展開」『比較家族史研究』第八号、六〇―六八頁。

メイヤロフ、M　田村真・向野宣之訳（一九八七）『ケアの本質――生きることの意味』ゆみる出版。

森臨太郎（二〇一三）『持続可能な医療を創る――グローバルな視点からの提言』岩波書店。

諸岡了介・相澤出・田代志門・岡部健（二〇〇八）「現代の看取りにおける〈お迎え〉体験の語り――在宅ホスピス遺族アンケートから」『死生学研究』第九号、二〇五（一四二）－二二三（一二四）頁。

諸岡了介（二〇一一）「現代民話と〈お迎え〉体験」『社会科研究』第三二号、一－一二頁。

柳田邦男（一九九五）『犠牲――わが息子・脳死の11日』文芸春秋。

柳田邦男（二〇一一）『僕は9歳のときから死と向きあってきた』新潮社。

柳谷慶子（二〇一一）『江戸時代の老いと看取り』山川出版社。

柳原和子（二〇〇〇）『がん患者学――長期生存を遂げた患者に学ぶ』晶文社。

柳原清子（二〇〇八）「がん患者家族の意思決定プロセスと構成要素の研究――ギアチェンジ期および終末期の支援に焦点をあてて」『ルーテル学院研究紀要』第四二巻、七七－九六頁。

山折哲雄（一九九〇）『死の民俗学――日本人の死生観と葬送儀礼』岩波書店。

山岸明子・森川由美子（一九九五）「子どもの死の概念の発達――認知発達による変化と大人への同化の観点から」『順天堂医療短期大学紀要』第六巻、六六－七五頁。

山極寿一（二〇一二）『家族進化論』東京大学出版会。

山口小百合・柳原清子（二〇〇八）「在宅ターミナルケアにおける家族の「死の看取りのプロセス」の構造化」新潟大学医学部保健学科紀要、第九巻一号、四五－五六頁。

山崎浩司（二〇一〇）「インフォーマルケア論と相互作用論の視座――死と看取りの社会学の展望」『社会学年報』第三九号、四五－四九頁。

山田慎也（二〇〇七）『現代日本の死と葬儀――葬祭業の展開と死生観の変容』東京大学出版会。

山田昌文（二〇〇四）「家族の個人化」『社会学評論』第五四巻第四号、三四一－三五四頁。

山田昌文（二〇〇五）『迷走する家族――戦後家族モデルの形成と解体』有斐閣。

やまだようこ（二〇〇〇）『人生を物語る――生成のライフストーリー』ミネルヴァ書房。

やまだようこ（二〇〇七）『喪失の語り――生成のライフストーリー』新曜社。

やまだようこ編（二〇〇七）『質的心理学の方法――語りをきく』新曜社。

結城康博・平野智子（二〇一一）『介護と看取り――老後をどう生き、「最期」をどこで迎えるか――』毎日新聞社。

養老孟司（二〇〇四）『死の壁』新潮社。

養老孟司（二〇一四）『身体巡礼――ドイツ・オーストリア・チェコ編』新潮社。

養老孟司・隈研吾（二〇一四）『日本人はどう死ぬべきか?』日経BP社。

吉田沙蘭・平井啓（二〇一〇）「『患者・家族の希望を支えながら将来に備える』ための余命告知の在り方」「遺族によるホスピス・緩和ケアの質の評価に関する研究」運営委員会編『遺族によるホスピス・緩和ケアの質の評価に関する研究』財団法人日本ホスピス・緩和ケア研究振興財団、八六－九〇頁。

吉田敏浩（二〇〇二）『夫婦が死と向きあうとき』文芸春秋。


【欧文・アルファベット順】

Aldrich, C. K.（1974）“Some Dynamics of Anticipatory grief,” B. Schoenverg, A .C. Carr, D. Petetz, and A. H. Kutscher（eds.）, *Anticipatory Grief*, New York: Columbia University Press.
Anngela-Cole, L. and M. Busch（2011）“Stress and Grief among Family Caregivers of Older Adults with Cancer: A Multicultural Comparison from Hawai'i,” *Journal of Social Work in End-Of-Life and Palliative Care*, 7, no.4: 318–337.
Arling, G.（1976）“The Elderly Widow and Her Family, Neighbors and Friends,” *Journal of Marriage and Family*, 38, no. 4: 757–768.
Ball, J. F.（1977）“Widow's Grief: The Impact of Age and More of Death,” *Omega*, 7: 307–333.
Chapman, K. J., and C. Pepler（1998）“Coping, Hope, and Anticipatory Grief in Family Members in Palliative Home

Care," *Cancer Nursing*, 21, no.4: 226–234.

Clayton, P. J., J. A. Halikas, W. L. Maurice, and E. Robins (1973) "Anticipatory Grief and Widowhood," *British Journal of Psychiatry*, 122, no.566: 47–51.

Deutsch, H. (1937) "Absence of Grief," *Psychoanalytic Quarterly*, 6, no. 1: 12–22.

Doka, K. J. (2008) "Disenfranchised Grief in Historical and Cultural Perspective," In Stroebe, M. S., R. O. Hansson., H. Schut., and W. Stroebe (eds.), *Handbook of Bereavement Research and Practice: Advances in Theory and Intervention*, Washington, DC: American Psychological Association: 223–240.

Doka, K. J. (2002) *Disenfranchised Grief: New Directions, Challenges, and Strategies for Practice*, Champaign, Il: Research Press.

Duke, S. (1998) "An Exploration of Anticipatory Grief: The Lived Experience of People during Their Spouses' Terminal Illness and in Bereavement," *Journal of Advanced Nursing*, 28, no.4: 829–839.

Fulton, R. (2003) "Anticipatory Mourning: A Critique of the Concept," *Mortality*, 8, no.4: 342–351.

Fulton, R., and D. J. Gottesman (1980) "Anticipatory Grief: A Psychological Concept Reconsidered," *British Journal of Psychiatry*, 137: 45–54.

Fulton, R., and J. Fulton (1971) "A Psychosocial Aspect of Terminal Care: Anticipatory Grief," *Omega*, 2: 91–100.

Futterman, E. H., I. Hoffman and M. Suashin (1972) "Parental Anticipatory Mourning," B. Schoenberg, A. C. Carr., D. Peretz and A. H. Kutscher (eds.), *Psychosocial Aspects of Terminal Care*, New York: Columbia University Press.

Gabbay B. B., S. Matsumura., S. Etzioni, S. M. Asch, K. E. Rosenfeld, T. Shiojiri, P. P. Balingst, and K. A. Lorenz (2005) "Negotiating End-of-life Decision Making: A Comparison of Japanese and U.S. Residents' Approaches," *Acad Med*, 80, no.7: 617–621.

Gerber, I., R. Rusalem., N. Hannon., D. Battin and A. Arkin (1975) "Anticipatory Grief and Aged Widows and Widowers," *Journal of Gerontology*, 30, no.2: 225–229.

Gilliland, G., and S. Fleming (1998) "A Comparison of Spousal Anticipatory Grief and Conventional Grief," *Death Studies*, 22, no.6: 541–569.

Gomes, B. and I. J. Higginson (2006) "Factors Influencing Death at Home in Terminally Ill Patients with Cancer: Systematic Review," *British Medical Journal*, 332, no.7540: 515–521.

Jerrome, D., and G. C. Wenger (1999) "Stability and Change in Late-life Friendship," *Ageing and Society*, 19, no.6: 661–676.

Kagawa-Singer, M., and S. Kassim-Lakha (2003) "A Strategy to Reduce Cross-Cultural Miscommunication and Increase the Likelihood of Improving Health Outcomes," *Academic Medicine*, 78: 577–587.

Kagawa-Singer, M. (2011) "Impact of Culture on Health Outcomes," *Journal of pediatric hematology/oncology*, 33, Suppl 2: S90–95.

Kehl, K. (2005) "Recognition and Support of Anticipatory Mourning," *Journal of Hospice and palliative Nursing*, 7, no.4: 206–211.

Klass, D. (1996) "Ancestor Worship in Japan: Dependence and the Resolution of Grief," *Omega Journal of Death and Dying*, 33, no. 4: 279–302.

Klass, D., and A. O. Heath (1996) "Grief and Abortion: Mizuko Kuyo, the Japanese Ritual Resolution," *Omega Journal of Death and Dying*, 34, no. 1: 1–14.

Klass, D., P. R. Silverman, and S. L. Nickman (1996) *Continuing Bonds: New Understandings of Grief*, New York: Taylor & Francis.

Laslett, P. (ed.) (1972) *Household and Family in Past Time*, Cambridge: Cambridge University Press.

Lebow, G. (1976) "Facilitating Adaptation in Anticipatory Mourning," *Social Case Work*, 57, no.5: 458–465.

Lindemann, E. (1944) "Symptomatology and Management of Acute Grief," *American Journal of Psychiatry*, 101, no. 2: 141–148.

Miyata H., H. Tachimori, M. Takahashi, T. Saito, and I. Kai (2004) "Disclosure of Cancer Diagnosis and Prognosis: A Survey of the General Public's Attitudes toward Doctors and Family Holding Discretionary Powers," *BMC Med Ethics*, 5: E7.

Ngo-Metzger, Q., KJ. August, M. Srinivasan, S. Liao, and F. L. Meyskens (2008) "End-of-life Care: Guidelines for Patient-centered Communication," *Am Fam Physician*,77, no.2: 167–174.

Rando, T. A. (1983) "An Investigation of Grief and Adaptation in Parents Whose Children Have Died from Cancer," *Journal of Pediatric Psychology*, 8: 3–20.

Rando, T. A. (Ed.) (1986a) *Loss and Anticipatory Grief*, Lexington: MA. Lexington Books.

Rando T. A. (1986b) "A Comprehensive Analysis of Anticipatory Grief perspective process, and Problem," T. A. Rando (Ed.), *Loss and Anticipatory Grief*, Lexington: MA. Lexington Books: 3–37.

Rando T. A. (1993) *Treatment of Complicated Mourning*, Champaign. Il: Research Press.

Rando, T. A. (2000a) "Anticipatory Mourning: A Review and Critique of the Literature." T. A. Rando (ed.), *Clinical Dimensions of Anticipatory Mourning: Theory and Practice in Working with the Dying, Their Loved ones, and Their Caregivers,* Champaign. Il: Research Press: 17–50

Rando, T. A. (2000b) "Anticipatory Mourning: What it is and why we need to study it," T. A. Rando (ed.), *Clinical Dimensions of Anticipatory Mourning: Theory and Practice in Working with the Dying, Their Loved ones, and Their Caregivers*, Champaign. Il: Research Press: 1–13

Rando, T. A. (2000c) "The Six Dimensions of Anticipatory Mourning," T. A. Rando (ed.), *Clinical Dimensions of Anticipatory Mourning: Theory and Practice in Working with the Dying, Their Loved ones, and Their Caregivers*, Champaign.

Il: Research Press: 51–101.
Reed, A. W. (1974) "Anticipatory Greif Work." B. Schoenverg, A .C. Carr, D. Petetz, and A. H. Kutscher (eds.), *Anticipatory Grief*, New York: Columbia University Press.
Rolland, J. (1994) *Families, Illness, and Disability: An Integrative Treatment Model*, New York: Basic Books.
Rosenblatt, P. (1983) *Bitter, Bitter Tears: Nineteenth Century Diarists and Twentieth Century Grief Theories*, Minneapolis: University of Minnesota Press.
Siegel, K., and L. Weinstein (1983) "Anticipatory Grief Reconsidered," *Journal of Psychosocial Oncology*, 1: 61–73.
Speece, M. W. and S. B. Brent (1984) "Children's Understanding of Death: a Review of Three Components of a Death Concept." *Child Development*, 55: 1671–1686.
Steinhagen-Thiessen, E., and M. Borchelt (1999) "Morbidity, Medication, and Functional Limitation in Very Old Age," P. Baltes and K. Mayer (eds.) *The Berlin Aging Study: Aging from 70 to 100*, Cambridge: Cambridge University Press: 131–166.
Stroebe, M., and W. Stroebe (1991) "Does Grief Work Work," *Journal of Consulting and Clinical Psychology*, 59, no. 3: 479–482.
Stroebe. W., and M. S. Stroebe (1987) *Bereavement and Health*, Cambridge: Canbridge University Press.
Sutherland, N. (2009) "The Meaning of Being in Transition to End-of-Life Care for Female Partners of Spouses with Cancer," *Palliative and Supportive Care*, 7, no.4: 423–433.
Sweeting, H. N., and M. L. M. Gilhooly (1998) "Anticipatory Grief: A Review," *Social Science and Medicine*, 30, no.10: 1073–1080.
Thomese, G. C. F., T. G. van Tilburg, M. I. Broese van Groenou, and C. P. M. Knipscheer (2005) "Network Dynamics in Later Life," M. L. Johnson and V. L. Bengtson (eds.), *The Cambridge Handbook of Age and Ageing*, Cambridge:

Cambridge University Press: 464–467.

Weisman, A. D. (1974) "Is Mourning Necessary?" B. Schoenverg, A .C. Carr, D. Petetz, and A. H. Kutscher (eds.), *Anticipatory Grief*, New York: Columbia University Press.

Wenger, G. C., R. Davies, S. Shahtahmasebi, and A. Scott (1996) "Social Isolation and Loneliness in Old Age: Review and Model Refinement," *Ageing and Society*, 16: 333–358.

Wortman, C. B., and R. C. Silver (1987) "Coping with Irrevocable Loss," VandenBos, G. R. and B. K. Bryant (eds.), *Cataclysms, Crises and Catastrophes: Psychology in Action*, Washington DC: American Psychological Association: 189–235.

Wortman, C. B., and R. C. Silver (1989) "The Myths of Coping with Loss," *Journal of Consulting and Clinical Psychology*, 57, no. 3: 349–357.

Yamamoto, J., K. Okonogi, T. Iwasaki, and S. Yoshimura (1969) "Mourning in Japan," *American Journal of Psychiatry*, 125, no. 12: 1660–65.

ら行

な行

は行

ま行

や行

か行

さ行

た行

人名索引

や行

ら行

た行

事項索引

井藤美由紀（いとう みゆき）

京都大学大学院人間・環境学研究科修了。

博士（人間・環境学）。

佛教大学・園田学園女子大学非常勤講師。

著書：『どう生き、どう死ぬか―現場から考える死生学』（共著、弓箭書院、2009 年）、論文「亡き人との〈絆〉と宗教の力」（『論集』、2012 年）他。

いかに死を受けとめたか
終末期がん患者を支えた家族たち

2015 年 3 月 31 日　初版第 1 刷発行

著　者　井藤美由紀
発行者　中西健夫
発行所　株式会社ナカニシヤ出版
〒606-8161　京都市左京区一乗寺木ノ本町 15 番地
Telephone　075-723-0111
Facsimile　075-723-0095
Website　http://www.nakanishiya.co.jp/
Email　iihon-ippai@nakanishiya.co.jp
郵便振替　01030-0-13128

印刷・製本＝亜細亜印刷／装幀＝白沢　正／カバー写真＝林　貴啓

ISBN 978-4-7795-0928-5